JN017021

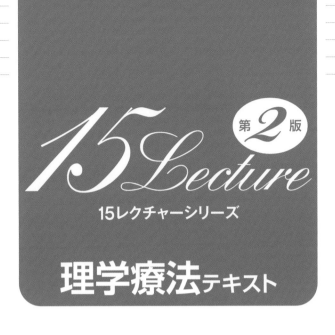

15レクチャーシリーズ

第2版

理学療法テキスト

運動器障害理学療法学 II

総編集

石川 朗

責任編集

河村廣幸

中山書店

総編集 ——————— 石川　朗　神戸大学生命・医学系保健学域

編集委員（五十音順）——— 木村雅彦　杏林大学保健学部理学療法学科
　　　　　　　　　　　　 小林麻衣　晴陵リハビリテーション学院理学療法学科
　　　　　　　　　　　　 玉木　彰　兵庫医療大学大学院医療科学研究科

責任編集 ——————— 河村廣幸　森ノ宮医療大学総合リハビリテーション学部理学療法学科

執筆（五十音順）——— 河村廣幸　森ノ宮医療大学総合リハビリテーション学部理学療法学科
　　　　　　　　　　　 田中暢一　ベルランド総合病院理学療法室
　　　　　　　　　　　 都留貴志　市立吹田市民病院リハビリテーション科
　　　　　　　　　　　 前田　薫　森ノ宮医療大学総合リハビリテーション学部理学療法学科
　　　　　　　　　　　 三木屋良輔　森ノ宮医療大学総合リハビリテーション学部理学療法学科

刊行のことば

　本15レクチャーシリーズは，医療専門職を目指す学生と，その学生に教授する教員に向けて企画された教科書である．

　理学療法士，作業療法士，言語聴覚士，看護師などの医療専門職となるための教育システムには，養成期間として4年制と3年制課程，養成形態として大学，短期大学，専門学校が存在しており，混合型となっている．どのような教育システムにおいても，卒業時に一定水準の知識と技術を修得していることは不可欠であるが，それを実現するための環境や条件は必ずしも十分に整備されているとはいえない．

　これらの現状をふまえて15レクチャーシリーズでは，医療専門職を目指す学生が授業で使用する本を，医学書ではなく教科書として明確に位置づけた．

　学生諸君に対しては，各教科の基礎的な知識が，後に教授される応用的な知識へどのように関わっているのか理解しやすいよう，また臨床実習や医療専門職に就いた暁には，それらの知識と技術を活用し，さらに発展させていくことができるよう内容・構成を吟味した．一方，教員に対しては，オムニバスによる講義でも重複と漏れがないよう，さらに専門外の講義を担当する場合においても，一定水準以上の内容を教授できるように工夫を重ねた．

　具体的に本書の特徴として，以下の点をあげる．

・各教科の冒頭に，「学習主題」「学習目標」「学習項目」を明記したシラバスを掲載する．
・1科目を90分15コマと想定し，90分の授業で効率的に質の高い学習ができるよう1コマの情報量を吟味する．
・各レクチャーの冒頭に，「到達目標」「講義を理解するためのチェック項目とポイント」「講義終了後の確認事項」を記載する．
・各教科の最後には定期試験にも応用できる，模擬試験問題を掲載する．試験問題は国家試験に対応でき，さらに応用力も確認できる内容としている．

　15レクチャーシリーズが，医療専門職を目指す学生とその学生たちに教授する教員に活用され，わが国における理学療法の一層の発展にわずかながらでも寄与することができたら，このうえない喜びである．

2010年9月

総編集　石川　朗

序　文（第2版）

　2011年に『運動器障害理学療法学Ⅰ・Ⅱ』が発刊されてから早10年が過ぎました．第1版は幸いにも，皆さまの思いがけないほどのご支持をいただき，多くの大学，専門学校において教科書として採用していただきました．この場を借りて，採用校および読者の皆さまに深謝いたします．

　さて，運動器障害においてはこの10年で思いのほか数多くの診療ガイドラインが改訂となり，内容の変化も大きなものでした．そのため，読者の皆さまより本書についても改訂版の発刊を促すご意見を数多く聞くようになりました．

　そこで今回，ガイドラインやそのほかの新しい知見を加え，大幅に刷新した第2版を発刊する運びとなりました．特に，2020〜21年度は運動器障害の分野における改訂が目白押しで，疾患によってはかなり広範囲におよぶアップデートを必要としました．改訂作業はたいへんではありましたが，最終校正に至るまで，最新の情報を取り入れ続けたこともあり，読者の皆さまに満足していただけるような仕上がりになったのではないかと思います．また，多くの書籍にあるような，改訂するごとに内容が充実した分，難解になるようなことにならないよう十分に配慮いたしました．

　さらには，第1版の序文で述べましたとおり運動器障害の理学療法は，歴史的にも理学療法の基本的な考えや手技を多く含んでおり，最初に読むべき技術書・教科書としての役割も担っています．本書はよりその基本を色濃く残すよう意識して制作しています．運動器障害理学療法の教科書であるという局所的な概念ではなく，理学療法の基礎を学ぶための始まりの書籍として手に取っていただければと思います．それ以外にも，図版はカラー化され，レイアウトもさまざまな工夫を施し，より読みやすくなったものと思います．

　この『運動器障害理学療法学　第2版』が，これから理学療法士に向けて第1歩を踏み出していく学生の皆さんのみならず，すでに臨床で活躍されている理学療法士の方々にも手に取っていただければ，その内容を十分役立てていただけるものと自負しております．本書が，理学療法士として先に進むための礎の一端を担うことができれば幸いに思います．

2021年7月

責任編集　河村廣幸

序　文（初版）

　一般の人たち，あるいは入学間もない学生がイメージする「リハビリテーション」といえば，運動器障害に対する理学療法ではないでしょうか．たとえば，牽引やホットパックなどを受け，足首に重りを巻いて膝関節を伸展させたり，滑車運動器で肩の可動域運動をしたりしている姿が目に浮かぶものと思います．さらには，腰痛や五十肩，リウマチ，骨折など疾患自体もイメージしやすく，また行われている運動療法や物理療法も馴染みがあるものが多いかと思います．そのため，本書の内容は学生諸氏が理学療法を理解する上でスムーズに入り込むことができるかと思います．しかしながら，じっくりと本書を眺めてもらえば解るかと思いますが，何となく一律に行われているようにみえる運動器障害の理学療法も，疾患や病態により緻密な論理に基づいて行われていたり，あるいは想像もしなかったほど深く考えられた理論から成り立っていたりします．本書では運動器疾患についてエキスパートの先生方に，運動器障害の理学療法について導入として理解しやすく，しかも読み進めていくうちに難なく高度な知識が身につくように書いていただきました．

　また，本書の構成は他の15レクチャーシリーズとはやや異なり，多くの項目については2レクチャーで完結するように構成しています．一般的な授業形態は，座学は座学のみ，実技は実技のみに片寄るため，初期のうちはなかなか理学療法の実際を理解しづらいかと思います．そこで，一つ目のレクチャーでは，疾患について理学療法を行うのに必要な整形外科的な情報を再学習した上で，理学療法評価治療へと話を続け，知識として理解してもらいます．二つ目のレクチャーでは，一つ目の座学として学習した疾患とその理学療法を，引き続き実技で実際に体験してもらえるように構成しました．これは，単なる机上の知識ではなく，理学療法士として実際に行動へ繋げることを意識してのものです．さらに実技の内容は，実際に行う上での注意点や，一般的な方法との違いなどを強調し，疾患あるいは障害固有の問題に対応できるようにしています．

　以上のように，内容的にはやや欲張ったものになったため，『運動器障害理学療法学』は1巻に収めきれず2巻構成となってしまいましたが，その分余裕をもった授業展開ができ，理解しやすいものとなったかと思います．

　本書が，学生諸氏の理学療法への理解を深め，そのおもしろさを甘受してもらえれば幸いに思います．

2011年8月

責任編集　河村廣幸

15レクチャーシリーズ
理学療法テキスト／運動器障害理学療法学Ⅱ　第2版
目次

頸部疾患（1）
総論

19 腰部疾患（2）
実習：評価と治療
河村廣幸　33

20 脊椎手術（1）
総論
河村廣幸　45

脊椎手術（2）
実習：術後の評価と治療

肩関節周囲炎（1）
総論

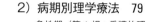

肩関節周囲炎（2）
実習：評価と治療
田中暢一　77

肩の外傷（1）
総論
田中暢一　87

25 肩の外傷（2）
実習：評価と治療

26 膝靱帯損傷と半月板損傷（1）
総論
都留貴志　107

27 膝靱帯損傷と半月板損傷（2）
実習：評価

28 膝靱帯損傷と半月板損傷（3）
実習：治療

足関節捻挫，アキレス腱損傷，ハムストリングの肉離れ（1）
総論
前田 薫　139

運動器障害理学療法学Ⅰ・Ⅱ　第2版

シラバス

本書では，16〜30を収載

一般目標	運動器障害に対する理学療法は，他の障害に対する理学療法と共通するものも多く，また，基本となるものも多い．そのため，この講義では基本的な手技について，その理論が理解でき，実際に手技が実行できるようになることを目標とする．構成としては，個々の運動器障害について簡単に説明し，その障害に対する評価と治療方法についての考え方を示し，次に実習として検査と治療手技が行えるようにしていく．また，手術に伴う理学療法に関しては，元来の運動器障害とは考えを新たにしなくてはならないため，別項として扱うこととした．

回数	学習主題	学習目標	学習項目
1	組織再生・修復 (1) 総論	筋肉，結合組織，神経，骨の組織修復について理解する．組織再生に伴う理学療法実施上の注意点を理解する	炎症過程，組織別の修復過程，修復過程にあわせた治療理論
2	組織再生・修復 (2) 実習：炎症の評価と治療	炎症の5徴候についての基本的な評価手技が実践できる	問診，視診，触診，周径測定，筋力，関節可動域検査，疼痛スケール，機能障害，炎症治療
3	骨折と脱臼 (1) 総論	骨折と脱臼の定義と病態，変形治癒，遷延治癒について理解する．骨折と脱臼の治療原理 (保存的治療と観血的治療) について理解する	骨折の分類，骨折の治癒過程と合併症，治療法 (外固定，内固定，創外固定)，脱臼の分類，脱臼の治療
4	骨折と脱臼 (2) 実習：評価と治療	骨折と脱臼全般に通じる評価と治療について理解し実践できる	問診，視診，触診，関節可動域運動，筋力増強トレーニング，ADLトレーニング (杖，松葉杖)
5	骨折と脱臼 (3) 高齢者の四大骨折―橈骨遠位端骨折，上腕骨近位端骨折	高齢者の運動特性について理解する．橈骨遠位端骨折，上腕骨近位端骨折について理解する．代表的な保存的治療と観血的治療について理解する	高齢者の運動特性，橈骨遠位端骨折と上腕骨近位端骨折における発生機序，分類，保存的治療と観血的治療
6	骨折と脱臼 (4) 高齢者の四大骨折―大腿骨近位部骨折，脊椎圧迫骨折	大腿骨近位部骨折，脊椎圧迫骨折について理解する．代表的な保存的治療と観血的治療 (人工骨頭や内固定) について理解する．脳卒中片麻痺と大腿骨近位部骨折の関係を理解する．骨折予防について理解する	大腿骨近位部骨折と脊椎圧迫骨折における発生機序，骨折の分類，基本的な手術 (人工骨頭，CHS，ガンマネイルなど)，脳卒中片麻痺と骨折の関係，骨折予防
7	骨折と脱臼 (5) 実習：高齢者の四大骨折―評価と治療	高齢者の四大骨折それぞれに対する評価と治療について実践できる．骨折予防トレーニングを実践できる	問診，視診，触診，バランス評価，健脚度，関節可動域運動，筋力増強トレーニング，ADLトレーニング，骨折予防トレーニング
8	変形性股・膝関節症 (1) 総論	変形性関節症の病態，基本的な整形外科的治療，理学療法の目的について理解する	変形性股関節症と変形性膝関節症における病態，分類，手術，X線学的評価，理学療法
9	変形性股・膝関節症 (2) 実習：評価と治療	変形性股・膝関節症および人工関節手術後に対する基本的な評価と治療手技が実践できる．各人工関節術後のリスク管理と評価，基本的治療ができる	問診，視診，形態測定，徒手筋力検査，物理療法，関節可動域運動，筋力増強トレーニング
10	人工股・膝関節置換術 (1) 総論	人工関節の適応，構造と機構について理解する．それぞれの手術における術所見読解のポイントがわかる．各人工関節術後のリスクについて理解する	人工骨頭置換術，人工股関節全置換術，人工膝関節全置換術の適応，構造と機構，術所見，人工関節術後の合併症
11	人工股・膝関節置換術 (2) 実習：日常生活動作トレーニング	人工関節術後のリスクを考慮した治療，日常生活指導ができる	ADLトレーニング，家庭での運動プログラム
12	関節リウマチ (1) 総論	関節リウマチについて病態が理解できる．一般的な整形外科的治療，内科的治療について理解できる	関節リウマチ，悪性関節リウマチ，リウマチ類縁疾患，リウマチの進行過程と理学療法の関係
13	関節リウマチ (2) 実習：評価と治療	関節に負荷をかけない評価，治療が行える．関節負荷を軽減する動作を実践できる	問診，視診，触診，関節可動域検査，徒手筋力検査，物理療法，関節可動域運動，筋力増強トレーニング，家庭での運動プログラム，ADL指導
14	末梢神経損傷 (1) 総論	末梢神経損傷の病態と損傷程度による回復過程が理解できる	セドンの分類，運動麻痺，感覚障害，自律神経機能異常，診断，手術療法
15	末梢神経損傷 (2) 実習：評価と治療	末梢神経損傷の回復過程に即した評価と治療が実践できる	徒手筋力検査，関節可動域検査，感覚検査，クロナキシー，神経・筋再教育，筋力増強トレーニング，関節可動域運動，装具療法

回数	学習主題	学習目標	学習項目
16	頸部疾患（1） 総論	代表的な頸部疾患の病態について理解する．神経根症と脊髄症の違いについて理解する	頸椎症，頸椎症性脊髄症，頸椎椎間板ヘルニア，後縦靱帯骨化症
17	頸部疾患（2） 実習：評価と治療	神経根症と脊髄症の症状に対する評価ができる．症状別に理学療法が実践できる	問診，視診，触診，感覚検査，疼痛検査，各種反射検査，スピードテスト，関節可動域検査，徒手筋力検査，筋力増強トレーニング，家庭での運動プログラム，ADL トレーニング
18	腰部疾患（1） 総論	腰部の構造と運動機構について理解できる．腰痛を伴う疾患について，その病態が理解できる	腰部の構造，腰部にかかる負荷，腰椎椎間板ヘルニア，腰部脊柱管狭窄症，腰椎分離症，腰椎すべり症，椎間関節症，いわゆる腰痛症，変形性脊椎症，腰椎捻挫
19	腰部疾患（2） 実習：評価と治療	腰痛の評価から治療を選択できる．疾患別に治療が実施できる	問診，視診，触診，疼痛検査，関節可動域検査，徒手筋力検査，感覚検査，各種反射検査，関節可動域運動，ストレッチ，姿勢矯正運動，マニピュレーション，腰痛体操，ADL トレーニング，物理療法
20	脊椎手術（1） 総論	脊椎手術と対応する理学療法について理解する．術所見読解のポイントがわかる	髄核摘出術，開窓術，椎弓形成術，脊椎固定術
21	脊椎手術（2） 実習：術後の評価と治療	術後の神経障害に対する評価と治療が理解できる．頸椎術後理学療法プログラムを実践できる	問診，視診，触診，関節可動域検査，徒手筋力検査，関節可動域運動，筋力増強トレーニング，自主トレーニング
22	肩関節周囲炎（1） 総論	肩関節の構造と機能が理解できる．肩関節周囲炎の病態が理解できる	肩の構造と機能，障害部位，肩峰下滑液包炎，腱板断裂，上腕二頭筋長頭腱炎，石灰沈着性腱板炎，狭義の五十肩（凍結肩）
23	肩関節周囲炎（2） 実習：評価と治療	肩関節周囲炎の評価ができる．肩関節周囲炎の種々の病態に対応した治療ができる	疼痛の評価，関節可動域検査，徒手筋力検査，物理療法，筋力増強トレーニング，関節可動域運動，棒体操ほか自主練習
24	肩の外傷（1） 総論	外傷による肩関節障害の病態が理解できる．整形外科的治療について理解できる	肩関節障害の発生機序，腱板断裂，外傷性肩関節脱臼，関節唇損傷，鏡視下手術
25	肩の外傷（2） 実習：評価と治療	肩の外傷の評価ができる．カフトレーニングを中心とする肩の外傷の治療が実践できる	問診，視診，触診，疼痛評価，関節可動域検査，有痛弧徴候，腱板機能評価，肩の装具，筋力増強（カフ）トレーニング，関節可動域運動
26	膝靱帯損傷と半月板損傷（1） 総論	膝関節損傷の発生機序と病態が理解できる．整形外科的治療について理解できる	前十字靱帯損傷，後十字靱帯損傷，内側側副靱帯損傷，半月板損傷
27	膝靱帯損傷と半月板損傷（2） 実習：評価	膝関節固有の障害に対する評価ができる	問診，視診，触診，筋力検査，特殊テスト，不安定性テスト，パフォーマンステスト
28	膝靱帯損傷と半月板損傷（3） 実習：治療	膝関節固有の障害に対する治療ができる	物理療法，関節可動域運動，筋力増強トレーニング，固有受容感覚トレーニング，スポーツトレーニング
29	足関節捻挫，アキレス腱損傷，ハムストリングの肉離れ（1） 総論	足関節捻挫，アキレス腱損傷，ハムストリングの肉離れについて病態が理解できる．整形外科的治療について理解できる	足関節捻挫，アキレス腱損傷，ハムストリングの肉離れ，保存療法，手術療法
30	足関節捻挫，アキレス腱損傷，ハムストリングの肉離れ（2） 実習：評価と治療	急性期から慢性期にかけての評価・治療が実践できる	問診，視診，触診，関節可動域検査，徒手筋力検査，RICE，テーピング，物理療法，筋力増強トレーニング，関節可動域運動

16 頸部疾患（1）
総論

到達目標

- 頸部疾患の病態を理解する．
- 頸椎症の病態を理解する．
- 頸椎症性脊髄症の病態・症状を理解する．
- 頸椎椎間板ヘルニアの病態・症状を理解する．
- 頸椎後縦靱帯骨化症の病態・症状を理解する．

この講義を理解するために

　この講義では，頸部疾患，特に頸椎症，頸椎症性脊髄症，頸椎椎間板ヘルニア，頸椎後縦靱帯骨化症の病態を学びます．頸椎は生命を維持する脳幹の下部と上肢機能をつかさどる頸髄を保護しているため，その頸部周辺組織の障害は，さまざまな病態を引き起こします．また，頸髄は体幹・下肢へとつながる脊髄中枢神経の経路であるため，そこでの異常は全身の機能障害を生じさせる可能性があります．したがって，頸部疾患の病態を理解するには，機能解剖から疾患の病理，病態，症状まで幅広く学習する必要があります．

　頸部疾患の病態を学ぶにあたり，以下の項目をあらかじめ学習しておきましょう．

　　□ 脊椎と脊髄の解剖を学習しておく．

　　□ 頸椎の運動学について学習しておく．

　　□ 脊髄髄節レベルと支配される骨格筋，感覚支配領域を学習しておく．

講義を終えて確認すること

　　□ 頸部の機能と障害の関係について理解できた．

　　□ 頸部疾患の病態を理解できた．

　　□ 頸部疾患の症状を理解できた．

　　□ 頸部疾患の診断・治療を理解できた．

講義

1. 頸部の構造

1）頸椎・脊髄神経

頸椎柱は頭蓋と第1胸椎（T1）のあいだに介在し，7個の頸椎が6個の椎間板と7対の椎間関節および靱帯などで連結され，それらが全体として軽度前彎して連なっている．頸椎柱の運動は多様であり，大きな可動性を有することが特徴である．このことは，頸椎の可動性を許容する椎間板や関節に退行変化を生じさせやすい．

頸椎の各高位から分岐していく脊髄神経は前根（運動神経）と後根（感覚神経）から構成され，それらは合流して神経根となり硬膜管より離れ，各椎間孔を通る．

C1神経根はOc/C1椎間より，C2神経根はC1/C2椎間から出て，後頭神経を形成する．そしてC7/T1椎間のC8神経根まで8対の神経根がある（**図1，2**）.

2）椎間板

各椎体間には線維軟骨である椎間板が介在している．椎間板は，コラーゲン線維束が円周状に層状構造をつくって，高い圧力に耐えられるよう線維輪を形成し，その中心部にはプロテオグリカンを豊富にもつ髄核が存在している（**図3**）．そのような含水性に富む椎間板の機能の一つに，鉤椎関節（ルシュカ関節，**図4**）の負荷の軽減がある．しかし，特にC4/C5，C5/C6，C6/C7椎間板は，中年以降に含水率の低下や変性を生じやすく，鉤椎関節の増加した圧力が骨棘形成を促すことがある．結果，脊髄神経根の出口を侵害し，末梢神経分布に沿った疼痛や筋力低下などの絞扼性神経障害の素地をつくる．

3）筋肉

頸部の運動に関与する筋は大別すると頸部の筋と背部の筋に区別される（**図5～7，表1**）．これらの筋群は左右一対となって存在する．左右の同名筋が同時に作用した場合には矢状面での屈曲・伸展運動となり，一側だけの作用では，同側側屈あるいは反対側への回旋運動を伴う．頸部の屈曲は，胸鎖乳突筋，椎前筋群の収縮で生じ，舌骨筋群や斜角筋が補助的に作用する．胸鎖乳突筋はその走行から肢位によって頸部の屈曲・伸展のいずれにも作用するが，相対的には屈曲が強い．また，頸部の伸展は，

MEMO

頸椎（cervical spine, cervical vertebrae）
7つの椎体より成り，上からそれぞれC1～C7と称す．

MEMO

頸椎における関節可動域
後頭骨（Oc）と環椎（C1）間における環椎後頭関節での屈曲，伸展は約15°であるが，側屈はわずかしか生じない．頸部全体では屈曲70°，伸展80°可能である．環軸関節では，本来回旋運動が主な運動であり，約50°可能であるが，約15°の屈伸運動も可能である．側屈は主に中央部から下位頸椎で生じ15°～20°の可動性がある．

ルシュカ（Luschka）関節

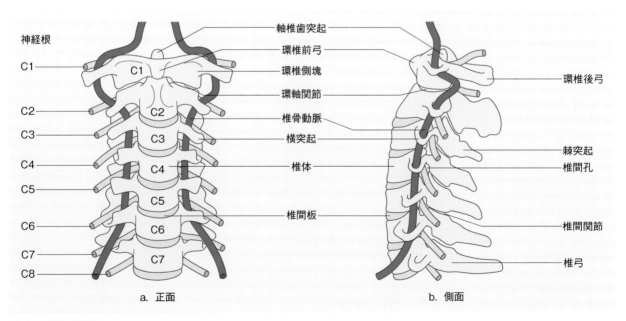

図1　頸椎の解剖

神経根
C1　C2　C3　C4　C5　C6　C7　C8

軸椎歯突起
環椎前弓
環椎側塊
環軸関節
椎骨動脈
横突起
椎体
椎間板

環椎後弓
棘突起
椎間孔
椎間関節
椎弓

a. 正面　　　　b. 側面

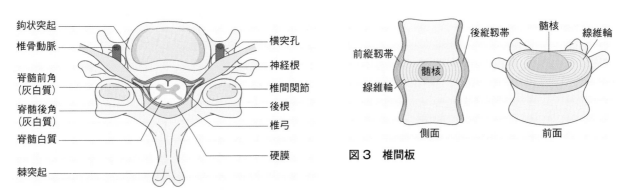

図2　頸椎と頸髄・神経根

図3　椎間板

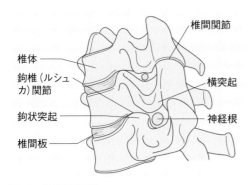

図4　頸椎の関節

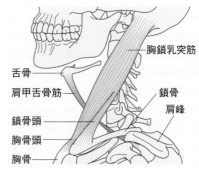

図5　頸部の主要な筋

表1　頸部の運動に関与する筋

頸部
外側頸筋：胸鎖乳突筋
前頸筋群：舌骨筋群
後頸筋群：椎前筋群（頸長筋，頭長筋，前頭直筋），椎側後筋群（斜角筋群）
背部
長背筋群：板状筋 脊柱起立筋群（腸肋筋，最長筋，棘筋）
短背筋群：半棘筋群，頭直筋群，頭斜筋群
僧帽筋

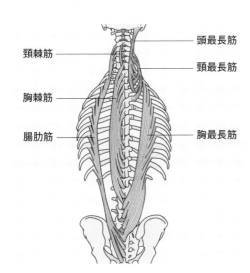

図6　背部の筋

図7　短背筋群

📝MEMO
鉤椎関節（ルシュカ関節）
鉤椎関節は，全脊椎動物でヒトと類人猿においてのみ唯一頸椎において存在する．鉤状突起は彎曲したレールに似ていて，椎体上面の外側部をより高くしている．椎体下面の外側縁は，それに対応する陥没によりくぼんでいる．鉤状突起とその上位の椎体の陥没とのあいだには仮性の関節が存在するのみであり，関節腔は存在しない．しかし骨表面間において関節のごとくしなやかに働き，頸椎の安定した側屈や回旋に貢献する（下図）．

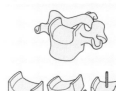

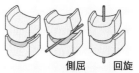

側屈　　　回旋

前額断面

（Castaing J, et al：図解 関節・運動器の機能解剖 上肢・脊柱編．協同医書出版社；1986．p.134[1]）

板状筋群，脊柱起立筋群，僧帽筋，半棘筋群，頭直筋群，頭斜筋群などの作用によって生じる．

4）靱帯

椎体の前面には強靱な前縦靱帯が連なり頸部伸展を制動する．椎体の後面では後縦靱帯が密着している．脊柱管後方の内壁には黄色靱帯が椎弓間を連結し，棘突起間は棘間靱帯により連結されている．棘上靱帯はC7から仙骨に連なり，C6から外後頭隆起に至る上位頸椎は項靱帯に置き換わり，頸部屈曲を制御する（**図8**）．

2．頸部の運動機構

椎間関節と運動方向

C1，C2は上位頸椎とよばれ，形態的には頭部の左右回旋機能と屈伸運動にかかわる．C3よりC7までの下位頸椎はほぼ同じ形態をとり，左右後側方の椎間関節と前

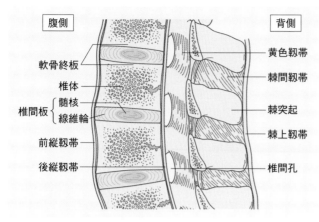

図8 脊椎矢状断と各種の靱帯

表2 脊髄症状と神経根症状の鑑別

障害部位	筋萎縮	感覚障害	腱反射	病的反射
脊髄症状	有（軽度）	有（後索後根病変）	亢進	有
神経根症状	有	有	減弱・消失	無

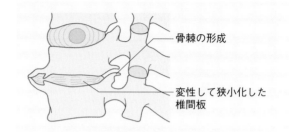

図9 骨棘による神経圧迫症例

表3 頸椎症性脊髄症の診断

症状

下記のいずれかを認めるもの．
- 四肢のしびれ感（両上肢のみも含む）
- 手指の巧緻運動障害（箸が不自由，ボタンかけが不自由など）
- 歩行障害（小走り，階段の降り困難など）
- 膀胱障害（頻尿，失禁など）

症候

- 障害高位での上肢深部腱反射低下
- 障害高位以下での腱反射亢進，病的反射の出現，myelopathy hand を認めるもの．

画像診断

- 単純X線像で，椎間狭小，椎体後方骨棘，発育性脊柱管狭窄を認めるもの．
- 単純X線像でみられる病変部位で，MRI，CTまたは脊髄造影像上，脊髄圧迫所見を認める．
  →診断の目安として，症状・症候より予想される脊髄責任病巣高位と画像所見の圧迫病変部位が一致する．

除外項目

- 頸椎後縦靱帯骨化症（OPLL），椎間板ヘルニアによる脊髄症，頸椎症性筋萎縮症
- 脳血管障害，脊髄腫瘍，脊髄変性疾患，多発性末梢神経障害などが否定できる．

（頸椎症性脊髄症ガイドライン策定委員会ほか：頸椎症性脊髄症診療ガイドライン2020，改訂第3版．南江堂：2020[2]）

方椎体間の椎間板によって屈曲，伸展，側屈および回旋運動が行われる．

3. 代表的な頸部疾患

1）頸部疾患の病態各論

以下の頸部疾患は，病態，症状，診断，治療が共通し，互いを合併していることが多い．

各頸部疾患の症状として，一次ニューロン障害（中枢性麻痺）を呈する脊髄症状と，二次ニューロン障害（末梢性麻痺）を呈する神経根症状を区別して理解する（**表2**）．

（1）頸椎症

頸椎症は，加齢に伴い，頸部を構成する脊椎，椎間板，関節などが退行変性を起こし，中年以降に好発する．退行変性によって，特に椎体後外側にある鉤状突起と椎体からなる鉤椎関節（ルシュカ関節，**図4**）に骨棘が生じ，神経根や脊髄を圧迫する．

発生しやすい部位は，C5/C6椎間であり，次いでC6/C7，C4/C5椎間の順であるが全頸椎レベルに至ることもある．

椎間板変性の進行とともに椎間板腔の狭小化，椎体辺縁の骨棘，椎間関節の変性などが生じ，その結果，脊柱管，椎間孔が狭窄し，神経症状を引き起こす．

a. 頸椎症性脊髄症

頸椎症性脊髄症の病態については，1950年代から国内外で数多くの研究がなされ，1980年代までにその概念はほぼ確立されている．病因・病態としては従来より脊髄に対する静的圧迫因子，動的圧迫因子が考えられており，さらに循環障害因子が加味され，多くの場合これらが複雑に重なり合って頸髄症が発症する．

静的圧迫因子として，中・高年における頸椎椎間板の変性に起因する椎間板の後方膨隆や椎体骨棘（**図9**）などにより脊柱管は狭くなるが，発育性の脊柱管狭窄を伴う場合，脊髄が圧迫を受けやすくなり頸椎症性脊髄症が発症する．頸椎の発育性脊柱管狭窄については，1950年代から1970年代に数多くの臨床研究から確立された重要な頸椎症性脊髄症の素因として一般に認知されている．病理学的検討から脊柱管前後径で10～14 mm以下が頸椎症性脊髄症の発症と関係するとされている（**表3**）[2]．頸椎症性脊髄症に対する服部の分類は，圧迫性頸髄症において，脊髄内障害の範囲，程度および進展様式を基盤とし，臨床的な神経学的所見をもとに3型に分類したものである（**図10，11**）[3,4]．圧迫性頸髄症における灰白質，白質の障害範囲が脊髄の中心部から生じて次第に拡大する．

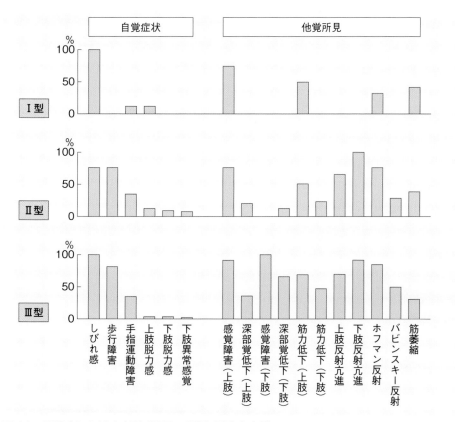

病型	障害域	臨床症状（基準）
I	脊髄中心部	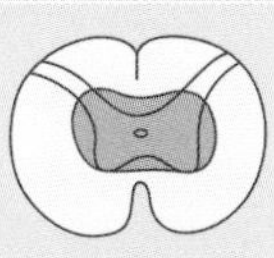 上肢筋萎縮 上肢運動障害 上肢反射（↓） 下肢反射（N） 上肢知覚障害
II	I型＋後側索部	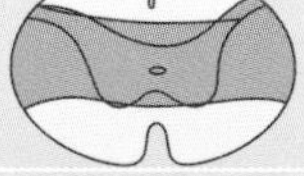 I型の症状 下肢の反射（↑） 下肢，軀幹の温・痛覚障害（−）
III	II型＋前側索部	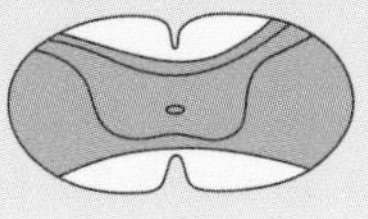 II型の症状 下肢，軀幹の温・痛覚障害（＋）

図 10　服部の分類
（服部　奬ほか：整形外科 MOOK 6 頸椎症の臨床．金原出版；1979．p.13-40[3]）

MEMO
服部の分類[3]
I型は脊髄の中心部障害型で，灰白質，後索前部，側索内側部が障害されているものである．上肢のしびれや知覚障害は，髄節に一致する後角障害によるものと上肢の後索障害に起因するものがあり，圧迫される責任高位や障害の程度により，その分布は症例により異なる．
II型はI型の障害域に側索の皮質脊髄路，脊髄小脳路付近まで障害域が拡大するものである．脊髄視床路の障害が免れるため，下肢の温・痛覚障害を認めないことが特徴とされる．
III型は典型的な脊髄横断症状を認める型であり，II型の症状に加えて，体幹，下肢の温・痛覚障害が認められる．
本分類は，脊髄誘発電位からみた障害パターンともよく相関し，脊髄障害の病態をよく表していると推察される．II型，III型では手術的治療も考慮する．

図 11　頸髄症における病型（服部の分類）別臨床症状
（鎌田修博ほか：Orthopaedics 1997；10：1-6[4]）

　一方，脊柱管狭窄状態という静的な要因がすべて頸椎症性脊髄症を発症するわけではなく，動的な因子の関与も重要である．頸椎後屈時における黄色靱帯の脊柱管内への圧迫や，椎体の不安定性によるすべりも脊柱管を狭窄し脊髄を圧迫することがある．

　静的および動的な脊柱管狭窄機序により脊髄が圧迫される場合，脊髄症状の発生には脊髄の循環障害も関与すると考えられている．ただし，これに関しては動物実験に頼らざるをえず，臨床におけるその病態については推察の域を出ないのが現状である．

b．頸椎症性神経根症

　頸椎は加齢に伴い，椎間板の変性などにより頸椎の椎体後方の鉤状突起部に骨棘が発生する．これによって椎間孔が狭小化し，そこを通る神経根が圧迫を受ける（**図9**）．

　頸椎症性神経根症は，頸椎症性脊髄症と比較して病態は共通していることが多い．

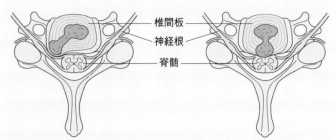

椎間板
神経根
脊髄

神経根症：ヘルニアが神経根を圧迫　　脊髄症：ヘルニアが脊髄を圧迫

図12　頸椎椎間板ヘルニアに伴う神経根，脊髄への圧迫

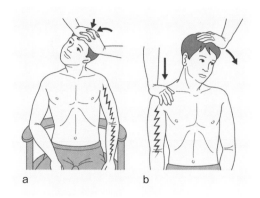

a　　　　　　　　b

図13　神経根ストレステスト
a. スパーリングテスト：頭部を患側に傾斜した状態で圧迫すると，椎間孔は狭窄化するため，神経根に圧迫性障害が存在するときは，患側上肢に疼痛やしびれ感が放散する．
b. 肩甲引き下げテスト：頭部を健側に他動的に側屈させつつ患側の肩甲帯を下制すると神経根に張力が加わり，圧迫癒着などがあると，患側上肢に放散痛を訴える．

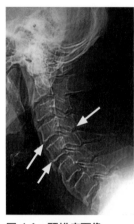

図14　頸椎症画像
骨棘形成がみられる．

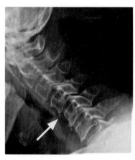

図15　C4/C5ヘルニア（前屈像）

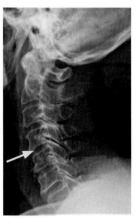

図16　C4/C5ヘルニア（後屈像）

しかし，脊髄を圧迫していないため，症状は神経根圧迫による片側（患側）の上肢（腕や手）の限局した部分のしびれや痛みと，頸部や肩甲骨部の疼痛である．

（2）頸椎椎間板ヘルニア

病態の多くは，椎間板の退行変性に基づく線維輪断裂部からの髄核脱出である．通常，後方ないし後側方へ脱出し，神経根あるいは脊髄を圧迫する．30〜50歳の男性に多く，好発部位はC5/C6，C6/C7，C4/C5の順である．

後方正中ヘルニアでは脊髄を圧迫し，圧迫性脊髄障害を生じる（脊髄症，**図12**右）．後側方のヘルニアでは神経根が圧迫され，神経根刺激・麻痺症状を生じ，一側上肢の疼痛と感覚・運動障害を訴える（神経根症，**図12**左）．

2）症状

（1）頸椎症状

項部・頸部から肩甲・背部の凝り，不快感，疼痛と，頸椎運動制限が先行する．

（2）神経根症状

一側（もしくは両側）の肩甲骨周辺の疼痛，上肢への放散する疼痛，前腕や手指のしびれと感覚障害，筋萎縮などを認める．感覚障害のデルマトーム，神経根ストレステスト（**図13**），深部腱反射などの神経学的分析で，高位（脊髄障害レベル）を推定できる．

（3）脊髄症状

感覚障害は手指，手掌全体に及ぶしびれ感が主体で，さらに体幹，下肢にも及ぶ．運動として書字，更衣，手指巧緻動作能力が低下し，下肢では痙性麻痺，歩行障害をきたす．ほかに排尿不全，頻尿を自覚することも少なくない．

3）診断

自覚症状に加え，以下の各画像所見より，神経学的高位が追求され，確定診断される．

画像所見

①単純X線所見：病歴の新しいものでは，しばしばX線上異常所見を認めないことがある．古いものでは椎間腔狭小化，椎体縁の硬化，骨棘形成がみられる（**図14**）．

②機能撮影（前後屈撮影）：急性期を過ぎた症例に対して，臥位または座位で行う．

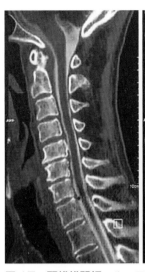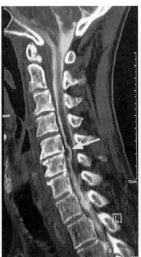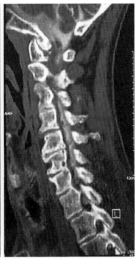

図 17　頸椎椎間板ヘルニアの CT 像
C5/C6 間の脊髄への圧迫を認める（矢印）．

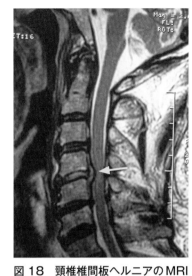

図 18　頸椎椎間板ヘルニアの MRI 像
C4/C5 間椎間板の脊髄への突出を認める．

疾患椎体の不安定性あるいは逆に固定化（運動制限）がみられる（**図 15, 16**）．

③ミエログラフィー：脊髄，神経根，硬膜管内外，脊柱管などになんらかの形態学的変化が考えられる場合に，クモ膜下腔に造影剤を注入して行う検査である．手術法の選択，手術部位の決定のために，より詳細な病態の把握が必要な場合などに，病変の種類や形状，高位および横断位を明らかにする目的で行う．

④CT：神経学的高位の診断が明確な例では，CT のみでも診断を行える．単純 CT では，脊椎とその周辺の組織の横断面の画像が得られ，椎体や椎間板の異常，脊柱管の形態などの異常をみるのに適している．基本的に読影の際は，単純 X 線像などの縦断面の情報も加味して判断する（**図 17**）．

⑤MRI：MRI を用いると，非侵襲的に脊髄自体を描出することが可能である．任意の断層方向を選べるなど，脊椎・脊髄病変の検索に優れた特徴を有しており，その対象となる疾患はきわめて多い（**図 18**）．

4) 治療

(1) 保存療法

最初に保存療法が選択される．頸椎柱の安静を目的に頸椎カラーを使用する．時に，牽引療法も有効である．疼痛に対しては，消炎鎮痛薬の服用，温熱療法も実施される．

(2) 手術療法

神経根症状として激しい上肢痛が継続したり，脊髄症状として痙性歩行障害，手指巧緻運動障害，排尿障害など，日常生活に支障を生じたときに手術治療の対象となる．手術の目的には神経系の除圧と脊柱固定がある．除圧方法は前方手術，後方手術などがある．

4. その他の頸部疾患（後縦靱帯骨化症）

1) 病態

後縦靱帯骨化症は脊柱管の前壁である椎体と椎間板の後面を覆っている頸椎後縦靱帯（**図 8**）が肥厚・骨化して脊髄を圧迫する疾患であり，その原因はいまだ明らかになっていない．胸椎，腰椎での合併頻度は少ない．

本症は，後縦靱帯が肥厚・骨化して，機械的に脊髄を前方から徐々に圧迫する．圧迫・変形された脊髄は乏血性となり，静脈うっ滞を伴い，また，可動部における頸椎

神経根症（radiculopathy）

脊髄症（myelopathy）

スパーリングテスト（Spurling test）

肩甲引き下げテスト（shoulder depression test）

ミエログラフィー（myelography；脊髄造影）

CT（computed tomography；コンピュータ断層撮影）

MRI（magnetic resonance imaging；磁気共鳴画像）

MEMO
頸椎カラー
椎弓形成術術後に頸椎カラーは不必要ないしは短期間に限定できるとする結果が大半を占める．一方，頸椎カラーが不可欠であると述べた論文は少ない．

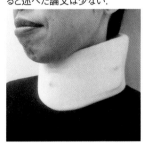

後縦靱帯骨化症（ossification of posterior longitudinal ligament：OPLL）

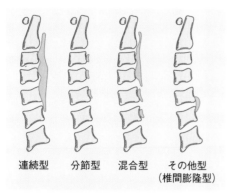

連続型　分節型　混合型　その他型
　　　　　　　　　　　　　（椎間膨隆型）

図19　頸椎後縦靱帯骨化症のタイプ分類
（日本整形外科学会診療ガイドライン委員会ほか編：
脊柱靱帯骨化症診療ガイドライン2019. 南江堂；
2019. p.12-4[5]）

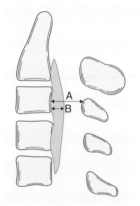

**図20　骨化占拠率と有効
　　　脊柱管前後径**
骨化占拠率：B/A
有効脊柱管前後径：A－B
（日本整形外科学会診療ガイドラ
イン委員会ほか編：脊柱靱帯骨
化症診療ガイドライン2019. 南
江堂；2019. p.12-4[5]）

運動という動的因子も神経症状発現にかかわる．脊椎管前後径に対する骨化巣の占める割合である占拠率が50％を超えると，脊髄症状の発生のリスクが高まる．また，欧米人よりも日本人の発生頻度が高く，特に50歳前後での発症が多い．頸椎後縦靱帯骨化症では男性が多く，胸椎後縦靱帯骨化症では女性が多い（Step up 表2〈p.10〉参照）．

2）症状

後縦靱帯骨化症は，必ずしも症状を発現するとは限らず，無症候性の場合もある．しかし，症状を呈する場合，骨化巣が脊髄あるいは脊髄神経を圧迫するために，神経根症と脊髄症を生じる．具体的な症状では，上肢のしびれや痛み，項・頸部痛が最も多く，次いで下肢の腱反射異常，上肢の感覚鈍麻および腱反射異常が多い．

3）診断

後縦靱帯骨化の証明は単純X線と断層写真によって可能であり，長期の経過観察にも有用である．ただし，その骨化が症状を発症させているかどうかの判定は難しい．単純X線検査から，連続型，分節型，混合型，その他型（椎間膨隆型）に分類する（図19）[5]．脊髄症の発症は，有効脊柱管前後径（図20）[5] が6 mm以下で高リスクであり，14 mm以上であれば発症しない．

4）治療

脊髄症状を伴わない頸部痛や根性痛に対しては，保存療法が選択される．また，脊髄症状が存在しても軽度であれば，装具などの固定法で対応する．しかし，進行性あるいは重症の脊髄症に対しては除圧術の適応となる．

5. 頸部疾患における理学療法

麻痺を生じた場合には，筋萎縮や関節拘縮を最小限にくい止めることが重要である．これらに対しては，筋力維持・増強トレーニング，関節可動域運動，ストレッチなどを行い，状況に応じて補装具を使用する．また，症状緩和のための物理療法も有効である．詳しくはLecture 17（p.16）を参照のこと．

■引用文献

1) Castaing J, Santini JJ. 井原秀俊ほか訳：図解 関節・運動器の機能解剖 上肢・脊柱編. 協同医書出版社；1986. p.134.
2) 日本整形外科学会診療ガイドライン委員会，頸椎症性脊髄症診療ガイドライン策定委員会編：頸椎症性脊髄症診療ガイドライン2020. 改訂第3版. 南江堂；2020. p.11.
3) 服部　奨ほか：頸椎症の臨床診断. 整形外科の立場から. 整形外科MOOK 6 頸椎症の臨床. 金原出版；1979. p.13-40.
4) 鎌田修博ほか：頸髄症の病型分類. Orthopaedics 1997；10：1-6.
5) 日本整形外科学会診療ガイドライン委員会ほか編：脊柱靱帯骨化症診療ガイドライン2019. 南江堂；2019. p.12-4.

■参考文献

1) 井樋栄二ほか編：標準整形外科学. 第14版. 医学書院；2020.
2) 日本整形外科学会診療ガイドライン委員会，頸椎症性脊髄症診療ガイドライン策定委員会編：頸椎症性脊髄症診療ガイドライン2020. 改訂第3版. 南江堂；2020.
3) 日本整形外科学会診療ガイドライン委員会ほか編：脊柱靱帯骨化症診療ガイドライン2019. 南江堂；2019.

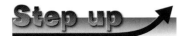

頸椎症性脊髄症，脊柱靱帯骨化症の診療ガイドライン

　頸椎症性脊髄症の診療ガイドラインは，日本整形外科学会により2005年に初版，2015年に第2版，そして2020年に第3版が改訂された．頸椎後縦靱帯骨化症についても，同会により2005年に初版，2011年に第2版が改訂され，2019年には，胸椎後縦靱帯骨化症と胸椎黄色靱帯骨化症を含めた『脊柱靱帯骨化症診療ガイドライン』として改訂された．

　ガイドライン作成の目的は下記のとおりである（日本整形外科学会診療ガイドライン委員長，2011年）．①現時点で適切であると考えられる予防・診断・治療法を示す，②治療成績と予後の改善を図る，③施設間における治療レベルの偏りを是正し，向上を図る，④効率的な治療により人的・経済的な負担を軽減する，⑤医療者間や医療を受ける側との相互理解に役立てる．

　両ガイドラインの構成は，疫学・自然経過，病態，診断，治療の項目別に分類されている．

1）頸椎症性脊髄症の診療ガイドライン

　過去の研究論文をもとに一部のClinical Questionについて，エビデンスレベルを4段階に分け，各項目を4つ（A＞B＞C＞D）に段階付けている．

　　　エビデンスの強さ　A（強い）〜D（非常に弱い）

　　　推奨の強さ　　　　1（強い）：「行うこと」または「行わないこと」を推奨する

　　　　　　　　　　　　2（弱い）：「行うこと」または「行わないこと」を提案する

　表1に，疫学，病態，治療を中心に一部抜粋して掲載した．未掲載分については，ガイドラインを参照されたい．

2）脊椎靱帯骨化症の診療ガイドライン

　過去の研究論文をもとに一部のClinical Questionについて，エビデンスレベルを4段階に分け，各項目を4つ（A＞B＞C＞D）に段階付けている．

　　　エビデンスの強さ　A（強）〜D（とても弱い）

　　　推奨の強さ　　　　1．行うことを強く推奨する

　　　　　　　　　　　　2．行うことを弱く推奨する（提案する）

　　　　　　　　　　　　3．行わないことを弱く推奨する（提案する）

　　　　　　　　　　　　4．行わないことを強く推奨する

　　　　　　　　　　　　5．明確な推奨を提示しない

表1　頸椎症性脊髄症診療ガイドライン（疫学，病態，治療について一部抜粋）

リサーチ項目	要約	推奨度	エビデンスの強さ
頸椎症性脊髄症の疫学はどのようであるか	頸椎症性脊髄症は50歳以上の発症が多く，男性に多い．発生頻度は，要治療患者については人口10万人あたり数人と報告されている．		
頸椎症性脊髄症の病態生理は何か	頸椎症性脊髄症は脊髄に対する静的圧迫因子と動的圧迫因子が複合して発症すると考えられている．さらには循環障害因子やその他の因子についても関与を推察する意見もある．		
頸椎症性脊髄症の主な症状・徴候・神経診断学は何か	頸椎症性脊髄症では，上肢の感覚障害と上肢および下肢の運動機能障害がみられることが多い．脊髄症を示唆する徴候には，深部腱反射の亢進やHoffmann徴候，Trömner徴候などがあるが，軽症例においてはこうした徴候がみられないこともある．頸椎症性脊髄症の高位診断は，神経学的所見によりある程度可能であるが，各種画像所見などをあわせた総合的な判断が重要である．		
軽度および中等度の頸椎症性脊髄症に対する保存療法は有用か	軽度および中等度の頸椎症性脊髄症に対する保存療法は症状の進行を遅らせる可能性があり，施行することを弱く推奨する．	2	D

（日本整形外科学会診療ガイドライン委員会，頸椎症性脊髄症ガイドライン策定委員会編：頸椎症性脊髄症診療ガイドライン2020改訂，第3版．南江堂；2020[1]）より作成）

表2 脊柱靱帯骨化症診療ガイドライン（疫学，病態，治療について一部抜粋）

リサーチ項目	要約
頸椎後縦靱帯骨化症の疫学	頸椎後縦靱帯骨化症の人種別の発生頻度に差があるとした報告は多く，日本人，東アジア人における発生頻度は，欧米人と比較して高い．
	頸椎後縦靱帯骨化症は男性に多く，胸椎後縦靱帯骨化症は女性に多い．
	頸椎後縦靱帯骨化症は中年（50歳前後）で発症することが多い．
	頸椎後縦靱帯骨化症を有する場合，他の脊柱靱帯にも高率に骨化を合併する．
	全脊椎に骨化が及ぶような重篤な骨化を示す症例は女性に多い．
自然経過	自然経過（骨化進展と脊髄症）：骨化形態と症状発現は相関する．骨化進展と症状には有意な相関はない．
	発症リスク；脊髄症の発症には脊柱管前後径が関与する．
	術後骨化進展：椎弓形成術後には骨化巣は進展する．
	外傷の関与：後縦靱帯骨化症は骨傷のない頸髄損傷の危険因子である．
後縦靱帯骨化症に関連する遺伝子・タンパク，バイオマーカーは	後縦靱帯骨化症に関連する遺伝子は存在する．
	後縦靱帯骨化症に関連するタンパクが存在する可能性がある．
	後縦靱帯骨化症に関連するバイオマーカーとして骨代謝マーカーなどが報告されているが，確定的なことはいえない．
脊髄症発症に影響を与える画像的特徴は	脊柱管内の骨化占拠率（30〜60％以上），有効脊柱管径（6mm以下），MRIT2強調像での髄内高信号が脊髄症の発症に影響を与えている可能性がある．
病理学的特徴は	骨化の前駆症状として，靱帯肥厚，椎体への靱帯付着部の軟骨細胞増生と靱帯全体での線維芽細胞増生，血管増生がみられる．
	骨化の形式は，軟骨内骨化と結合組織内骨化の2種類である．
頸胸椎後縦靱帯骨化症に対する保存療法は有用か（増悪予防も含め）	脊髄症や神経根症などの神経症状に対しては，動的因子の除去を目的とした保存療法が有用である可能性がある．
	脊髄症や神経根症などの神経症状に対する薬物療法の効果は明らかでない．
	骨化進展に対して動的因子の除去を目的とした保存療法の効果は明らかでない．
	骨化進展に対しては，ethane-1-hydroxy-1, 1-diphosphonate（EHDP）による薬物療法が有用である可能性がある．ただし，EDHPには後縦靱帯骨化症の保存療法としての保険適応はない．

（日本整形外科学会診療ガイドライン委員会，脊柱靱帯骨化症診療ガイドライン策定委員会編：脊柱靱帯骨化症診療ガイドライン2019．南江堂；2019[2]より作成）

　表2に，頸椎後縦靱帯骨化症の疫学，病態，治療を中心に一部抜粋して掲載した．未掲載分については，ガイドラインを参照されたい．

■引用文献

1）日本整形外科学会診療ガイドライン委員会，頸椎症性脊髄症ガイドライン策定委員会編：頸椎症性脊髄症診療ガイドライン2020改訂，第3版．南江堂；2020．
2）日本整形外科学会診療ガイドライン委員会，脊柱靱帯骨化症診療ガイドライン策定委員会編：脊柱靱帯骨化症診療ガイドライン2019．南江堂；2019．

LECTURE 17 頸部疾患（2）
実習：評価と治療

到達目標

- 頸部疾患の評価の目的を理解する.
- 頸椎症性脊髄症の評価と治療ができるようになる.
- 頸椎椎間板ヘルニアの評価と治療ができるようになる.
- 頸椎後縦靱帯骨化症の評価と治療ができるようになる.

この講義を理解するために

　この講義では，頸部疾患，特に頸椎症，頸椎症性脊髄症，頸椎椎間板ヘルニア，頸椎後縦靱帯骨化症に対する理学療法評価と治療について学びます．頸部疾患は，理学療法を実施するにあたり，医学的情報を十分に収集して実施しないと病態を悪化させ，疼痛などの症状悪化のリスクを伴います．よって，病態を十分に理解したうえで実施しなくてはなりません．特に，頸椎の過度な屈曲，伸展，側屈などの運動は，頸部へのストレスが増強するので注意が必要です.

　頸部疾患の理学療法・評価と治療を学ぶにあたり，以下の項目をあらかじめ学習しておきましょう.

　　□ 頸部疾患の病態を学習しておく.

　　□ 中枢性の病的反射について学習しておく.

　　□ 物理療法の基本的な効果について学習しておく.

講義を終えて確認すること

　　□ 頸部疾患における理学療法評価の内容とその意味を理解できた.

　　□ 頸部疾患における理学療法評価を適切に実施できる.

　　□ 頸部疾患の治療の目的を理解できた.

　　□ 頸部疾患に伴う治療を実践できる.

1. 頸部疾患における理学療法評価

頸部疾患，特に頸椎症，頸椎症性脊髄症，頸椎椎間板ヘルニア，頸椎後縦靱帯骨化症の理学療法評価において，疾患別に異なった固有の評価法が存在していることは少なく，むしろ共通していることが多い．その理由は，各頸部疾患は病態は異なるものの，障害される組織や機能が共通していることが多いためである．共通している点は，脊椎，椎間板，関節，靱帯などに起因する頸椎症状や，神経根，脊髄に起因する神経症状（神経根症状，脊髄症状）が存在することである．よって，それらの病態ごとに評価する必要がある．

1) 問診，視診，触診

頸椎症状に関しては，肩凝り，頸肩背部痛（図1）[1]，関節可動域制限などの愁訴について，部位，性質，経過，頭・頸部の運動制限の有無を聴取する．そして，頸部の屈曲，伸展，側屈，回旋などの可動性を視診にて簡易的に評価し，筋の圧痛，凝り，自発痛の部位の触診を行う（図2，3）．

神経症状については，神経根症状，脊髄症状を聴取する．問診にて神経根症状である頸部への関連痛，限局性の感覚，運動麻痺の有無を確認する（図4）．一方，脊髄症状である頻尿，排尿遅延などの膀胱症状，下肢症状として平地歩行でのつまずきや速歩困難，手指において巧緻運動障害，特に書字，食事，ボタンのかけはずしなどが困難であるかを確認する．

2) 検査法

(1) 徒手筋力検査

神経根症状では障害している脊髄の高位を筋力検査により推定できる．頸椎の場合，主に上肢の筋力検査が重要である．脊髄症状を呈している場合は，上肢のみならず下肢の運動機能障害を呈している可能性があるため，全身的な評価が必要となる．

(2) 関節可動域検査

関節可動域は，特に頸椎椎間関節の変性，項部痛，頸部筋緊張亢進などによって頸椎椎間関節の可動性が低下する．よって，頸椎の前後屈・回旋・側屈の関節可動域を検査する（図5）．その際，関節可動域の差や関節運動時の筋の緊張程度，疼痛増強の有無を問診する．

神経根症状の場合，主に上肢の運動麻痺に伴う関節不動が関節周囲の軟部組織の短

徒手筋力検査
(manual muscle test：MMT)

関節可動域検査
(range of motion test：ROM-t)

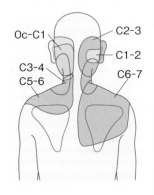

図1 椎間関節関連痛の部位
（星地亜都司：運動器の痛みプライマリケア 頸部・肩の痛み．南江堂；2010．p.45[1]）

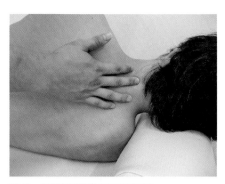

図2 頸部伸筋群の圧痛評価
頸椎棘突起から半棘筋，多裂筋，棘筋，最長筋の筋腹を圧迫し，筋の硬さや疼痛の有無を評価する．

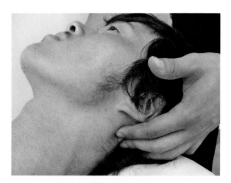

図3 胸鎖乳突筋の圧痛評価
側頭骨の乳様突起から胸骨，鎖骨にかけて筋腹を圧迫していき，筋の硬さや疼痛の有無を評価する．

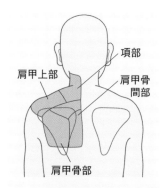

図4 頸部神経根由来の頸部痛の部位
（星地亜都司：運動器の痛みプライマリケア 頸部・肩の痛み．南江堂；2010．p.45[1]）

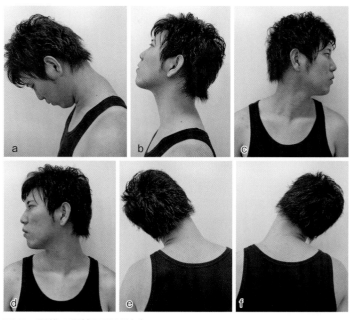

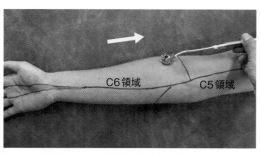

図6　C6領域神経根症状に対する痛覚検査
痛覚鈍麻領域からC5正常領域へ，ピン車を転がす．そして，比較として正常領域の痛覚を10点としたときに，主観的に鈍麻領域が何点に感じるかを問診し評価する．0点は痛覚消失，1〜8点は痛覚鈍麻と評価する．痛覚過敏の場合は，正常領域から過敏領域にピン車を転がし11点以上であるかを問診し評価する．

図5　頸椎の関節可動域検査
a. 頸椎前屈，b. 頸椎後屈，c. 頸椎左回旋，d. 頸椎右回旋，e. 頸椎左側屈，f. 頸椎右側屈．

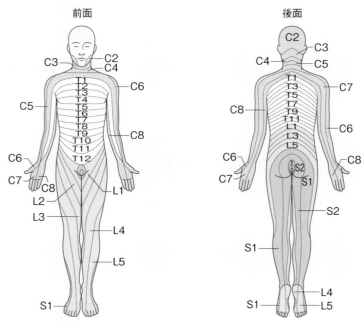

前面　　　　後面

図7　神経根固有領域
脊髄は出入りする脊髄神経の高さによって31節に分けられる．脊髄の各部とつながる脊髄神経支配領域には分節構造があり，求心性の感覚神経による皮膚における分節が皮膚分節（デルマトーム）である．デルマトームは，脊髄疾患が脊髄のどのレベルにあるのかを評価するのに役立つ．

縮，萎縮を引き起こすため，上肢の関節可動域制限が生じる．一方，脊髄症状を伴う場合は，上肢の関節不動によるものに加えて，痙性による上肢の筋緊張亢進が関節可動域を制限することがあるため注意が必要である．

（3）皮膚表在の感覚検査

　触覚，温度覚，痛覚などを測定する．神経根症状の場合は，障害している脊髄の高位を推定できる．一方，脊髄症状を呈している場合，上肢から下肢に至る全体に感覚障害を生じることがあるため注意が必要である．また，各髄節レベル間の境界領域は二重支配（オーバーラップ）があるため，障害部位と健常部位との境界は必ずしも明確ではない．特に痛覚領域のオーバーラップは広く，領域中心部で評価する必要があ

デルマトーム（dermatome）

MEMO
実際の臨床場面において，感覚検査では厳密に境界を特定できないことが多いが，損傷している脊髄・神経根レベルの高位診断のための補助的な役割を果たす．

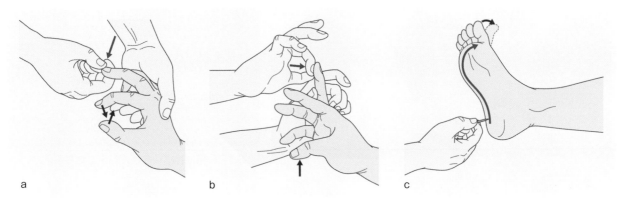

a   b   c

図8　脊髄レベルでの障害による反射
a.　ホフマン反射：手関節を軽く背屈させる．中指の爪を掌側に強くはじき，母指が内転屈曲すれば陽性である．錐体路症状が出現していることを示す．
b.　トレムナー反射：手関節を軽く背屈させる．中指先端を背側に強くはじき，母指が内転屈曲すれば陽性である．錐体路症状を示す．
c.　バビンスキー反射：足底の外縁近くをこすり，母趾が開排あるいは外転を伴えばバビンスキー陽性である．

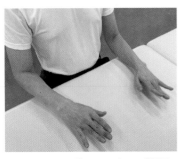

図9　フィンガーエスケープ徴候
小指の内転が困難となり，外転位となる．

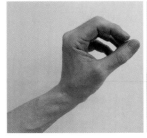
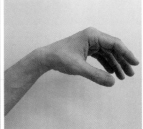
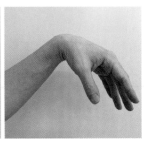

図10　スピードテスト
10秒間手指の握り動作と開き動作を交互に素早く行い，回数を評価する．臨床場面では，図のように手関節を背屈させての握りや，掌屈させての開きを行うテノデーシス作用の代償が生じることが多い．

り，逆に触覚のオーバーラップの領域は狭いことを認識しておく（**図6，7**）．

（4）反射

　神経根レベルでの障害では，深部腱反射は消失もしくは減弱するが，脊髄レベルでの障害では，腱反射は亢進し，病的反射が出現することがある．上肢ではホフマン反射，トレムナー反射，下肢ではバビンスキー反射を確認する（**図8**）．

（5）フィンガーエスケープ徴候（FES）

　頸椎症性脊髄症の程度を尺側の指の内転，伸展障害によって評価する検査である．座位にて患者に肘関節90°屈曲，前腕回内位で指をそろえて伸展させ，30秒間その肢位を保持するように命じる．正常であればその保持に問題はないが，頸椎症性脊髄症の程度により，最初に小指が環指から離れ，中手指節（MP）関節が屈曲位となる（**図9**）．重症では環指に続いて中指も同様の症状を呈する．

（6）スピードテスト

　FESとともに錐体路障害手（ミエロパチーハンド）の評価に有用な検査である．ミエロパチーハンドでは脊髄症に特徴的な現象として握るときは比較的スムーズだが，グーからパーへ開くときにぎこちなく，小指側の指の開きが遅れる．この運動障害を評価するためにスピードテストを実施する（**図10**）．方法は，10秒間手指の握り動作と開き動作を交互に連続して素早く繰り返す．10秒間に20回以上行うことができれば正常である．

（7）ロンベルグ徴候

　両足をそろえ，つま先を閉じ，次に閉眼させる．深部感覚障害が生じていれば閉眼により身体の動揺が著明となり，倒れれば陽性とする．

ホフマン（Hoffmann）反射

トレムナー（Trömner）反射

バビンスキー（Babinski）反射

フィンガーエスケープ徴候（finger escape sign：FES）

中手指節（metacarpophalangeal：MP）関節

ロンベルグ（Romberg）徴候

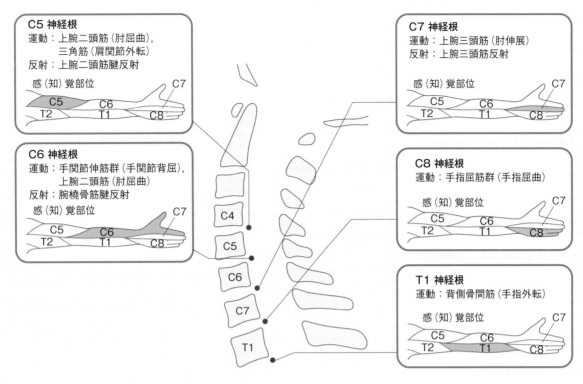

図11　C5〜T1 までの基本的な神経根障害高位診断の手順
（Hoppenfeld S：Orthopaedic Neurology. JB Lippincott；1977[2] を参考に作成）

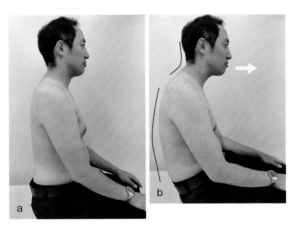

図12　姿勢の評価
a. 座位良姿勢，b. 座位不良姿勢．座位にて骨盤後傾による胸椎後彎の増大とそれに伴う頭部の前方突出と頸部伸展増大．頸部伸筋に負荷がかかると同時に椎間孔を狭くする．

（8）高位診断

実際の臨床場面において C5〜T1 の頸胸髄神経根障害の高位診断を行う場合，**図11** のような理学的所見を参考にする[2]．疾患の早期発見や症状悪化の察知，経過観察のため，理学療法士もこれらを知っておく必要がある．

（9）姿勢

異常姿勢として頭部前方突出と頸部伸展の不良姿勢が観察されるため，座位姿勢での骨盤や，脊柱の特に頸部のアライメントを評価する（**図12**）．頸部が過度に伸展し頸部伸筋への負荷増強が生じていないかを確認し，椎間孔の狭窄につながっていないかを評価する．

（10）歩行

異常歩行として痙性歩行が最もよくみられる．痙性歩行は，立脚期に膝関節が伸展

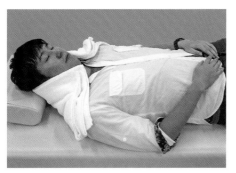

図 13　ホットパック

位にロックしたり，または急激に屈曲するなど各関節運動の円滑な動きを欠いた歩容である．そこでふらつきの程度や下肢の引きずりの有無を確認する．また，階段昇降での膝折れの有無とジャンプ動作などの可否を確認する．

（11）ADL

日常生活で遂行困難な動作を確認する．特に和式生活における床からの立ち上がりなど，下肢に負担のかかる動作や入浴動作などバランス能力が必要な動作を確認する．

（12）巧緻動作

箸の使用，ボタンのかけはずし，書字の可否などを確認する．

2．頸部疾患における理学療法（保存療法）

ADL（activities of daily living；日常生活動作）

頸部疾患における理学療法の各疾患に共通した主な目的は，①症状進行の防止，②関節拘縮の防止，③筋力増強，④ ADL の改善，である．近年，ガイドライン（Step up〈p.20〉参照）において高いグレードのエビデンスは少ない．しかし，科学的な根拠は少ないものの臨床的には理学療法実施後において症状や機能が改善することがあるのも事実である．

特に症状進行を防止するために，頸部運動時や姿勢変化から生じる動的ストレス作用（動的因子）を理学療法士がコントロールすることは，保存療法を選択するうえで非常に重要である．

頸椎症，頸椎症性脊髄症，頸椎椎間板ヘルニアにおいては，項部痛から派生する二次的な頸部筋の緊張亢進やそれに伴う可動域制限が生じることも多く，理学療法の治療対象になる．また，頸椎の運動方向として注意すべき点は，椎間孔の狭小化，椎間板の後方突出が生じやすい頸椎の過伸展や過度の側屈である．そのような運動では症状悪化をまねきやすく，それを防ぐための姿勢，ADL 指導が必要である．

一方，頸椎後縦靱帯骨化症においては，連続型や混合型（Lecture 16〈p.8〉参照）では骨化した後縦靱帯が静的因子として持続的に頸髄神経を圧迫しているため，脊髄症が重度である場合は，姿勢や動作指導だけでは限界がある．しかし，分節型の場合は静的因子が少なく，動的因子を軽減する指導が可能となる．特に本疾患では，持続的な頸椎屈曲が疾患の病態や予後に影響するとの報告[3]もあり，また，ガイドラインにおいても機械的刺激の悪影響について記されている．したがって，そのような動的ストレスを防ぐための ADL 指導が必要となる．

1）症状の緩和

（1）物理療法

a．ホットパック

頸椎症，頸椎症性脊髄症，頸椎椎間板ヘルニアでは，頸椎症状である肩凝りや頸肩背部痛などにより頸椎の可動を制限し，自ら頸部周囲を防御的に保護していることが多く，頸椎周囲の筋緊張が二次的に亢進していることが多い．そのような場合は，頸部表層にある僧帽筋や頸部筋などにホットパックを当て，血流の改善などにより，二次的に亢進している筋緊張を緩和し疼痛軽減を図る（**図 13**）．

b．頸椎牽引療法

7〜20 kg 程度の力を用いた牽引を 15〜25 分実施する（**図 14**）．椎間の離開や頸部軟部組織の緊張緩和を目的とする．臨床場面では，症状の出ている脊髄レベルや頸椎角度により，症状の改善がみられるよう方向や角度を微調整する．

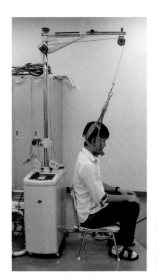

図 14　頸椎牽引療法

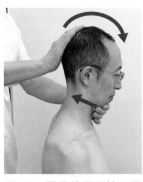

図 15　環椎後頭関節の屈曲誘導

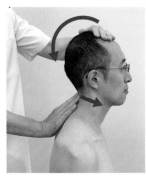

図 16　環椎後頭関節の伸展誘導

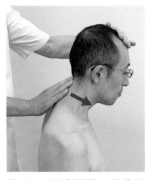

図 17　下位頸椎の屈曲誘導

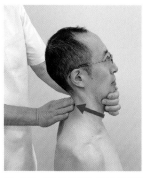

図 18　下位頸椎の伸展誘導

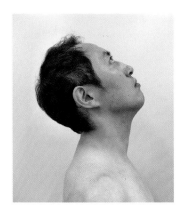

図 19　頭頸部伸展

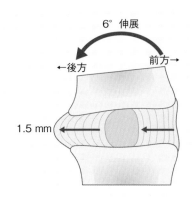

図 20　頸部伸展時の椎間板突出作用
頸部を伸展すると椎間板は後方で膨らむ.
（越川　克ほか. バイオメカニクスよりみた整形外科.
改訂第 2 版. 金原出版：2000. p.79[4]）

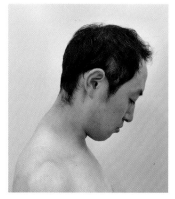

図 21　頭頸部屈曲

2) 頸部疾患における主な関節の治療

　1 日数回の関節可動域運動を行うことにより関節拘縮を防止できる. また, 末梢神経麻痺における副子, 装具の使用目的は, 麻痺肢の機能的良肢位の保持, 麻痺部分の有用な運動を行わせながら, 麻痺筋の過伸展防止や関節の不良肢位拘縮の予防を図ることにある.

(1) 頸椎椎間関節の可動域維持・改善トレーニング

　物理療法で頸部周囲筋の緊張を緩和してから, 正しい頸部の動きである環椎後頭関節の屈曲・伸展, 下位頸椎の屈曲・伸展を誘導する（図 15〜18）.

　頸椎症, 頸椎症性脊髄症, 頸椎椎間板ヘルニアでは, 頭頸部の過伸展は椎間孔を狭小化し神経を圧迫するリスクがあるため注意が必要である（図 19, 20）. 一方, 頸椎後縦靱帯骨化症では, 頭頸部を屈曲させる運動は, 頭部の重量がより頸椎, 特に後縦靱帯に負担をかけ, 病態を悪化させることがあるので注意が必要である（図 21）.

(2)（痙性による）足関節背屈制限への治療

a. 痙性による短縮筋（下腿三頭筋）へのストレッチ（図 22）

　痙性のある筋は, 速度依存性に伸張反射が亢進しているため, 背屈方向への誘導を, より緩徐に実施する必要がある. 素早く背屈させ続けると足クローヌスが出現するので注意する.

b. 装具療法（図 23）

　頸部において脊髄が圧迫され中枢神経症状が下肢に及ぶと, 下腿三頭筋の筋緊張が亢進し痙性を呈する. それにより足関節は慢性的に底屈方向へ維持されることが多くなる.

　足関節背屈固定装具は, 足関節の底屈方向を制動し, 背屈方向へ誘導することで,

MEMO

クローヌス（clonus；間代）
クローヌスは伸張反射が著明に亢進している筋に素早い伸張ストレスをかけることで生じる. 足クローヌスのほかにパテラ（膝蓋）クローヌスがある. 足クローヌスは足底を素早く背屈方向へ押し上げ, そのまま力を加え続けると下腿三頭筋の断続的な収縮により底屈しようとする現象がみられる.

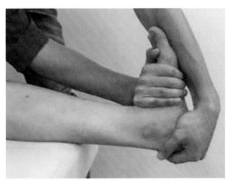
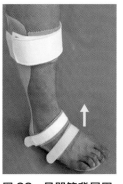
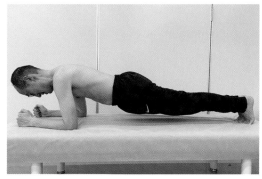

図22 下腿三頭筋へのストレッチ　　　図23 足関節背屈固　図24 インナーマッスルを強化する運動（プランク）
　　　　　　　　　　　　　　　　　　　　　　定装具

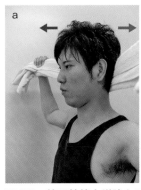
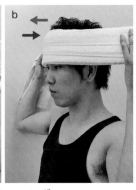
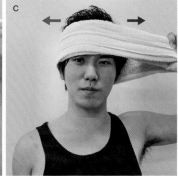
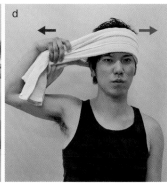

図25 等尺性筋力増強トレーニング
a. タオルを後方から前方へ押し出し，頸部伸筋群の筋力を増強.
b. タオルを前方から後方へ引き，頸部屈筋群の筋力を増強.
c, d. タオルを側方へ引き，頸部側筋群の筋力を増強.
←は抵抗方向，→は運動方向を示す.

歩行時遊脚期における足尖部の床への引っ掛かりを防ぐ.

3）頸部疾患における筋力増強トレーニング

　頸部疾患においては，麻痺や廃用性による筋力低下が，上肢，下肢それぞれに併発することが多い．また，脊髄症では痙性も出現する．よってADLを改善するための筋力強化は必要であるが，麻痺が進行している場合には，装具や介助用具の導入を図るなどの柔軟な対応が必要である.

　深部感覚障害を呈する場合には姿勢制御機能が低下するため，より深部の筋（インナーマッスル）を中心に筋力を強化する．二関節筋（特に速筋）が有意に作用すると姿勢が安定しないため，それらの筋緊張が亢進している場合は，それを抑制するような治療を併用する（図24）.

　頭部屈曲かつ頸部伸展の複合運動は，頭頸部が前方突出しているようなアライメントを改善し，頸部屈曲筋の筋力増強を促し頸部伸筋ストレスを緩和させる運動として有用である．また，自宅においてタオルを利用した等尺性筋力増強トレーニングを指導する（図25）.

　手指巧緻動作が障害されている場合，手指の協調運動を維持・改善する必要がある．手指のつまみ動作トレーニングでは，作業療法士と協力し，ペグボードなどを使用して巧緻動作の改善を目指す（図26）.

4）家庭での運動プログラム─ADLトレーニング

　家庭の日常生活動作において，頸部への負担をできるだけ軽減する必要がある．特に頸椎後縦靱帯骨化症では洗顔時の前傾姿勢において，立位姿勢をできるだけ低くし，肘を洗面台に置き，膝を洗面下部に押し付けて上下肢を固定し，頭頸部のみの前

MEMO
プランク（plank）
体幹を板（プランク）のように伸ばした状態を保持することで，インナーマッスルを強化する.

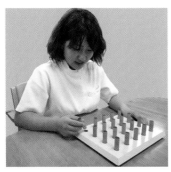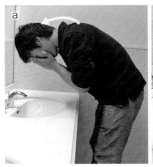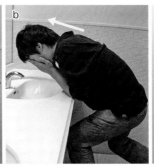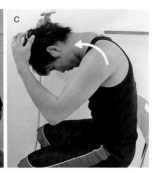

図26　ペグボードを使用した
　　　手指巧緻動作トレーニ
　　　ング

図27　ADL トレーニング
a. 重心が高く頸部の前屈負荷が大きい.
b. 重心が低く上下肢が安定し, 頸部への負担が少ない.
c. 洗髪時に頭部と頸椎が過度に屈曲している.

LECTURE
17

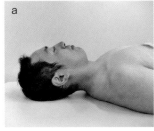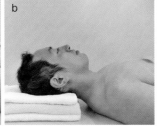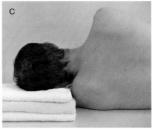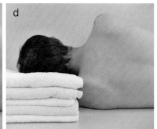

図28　枕の高さを調整
a. 枕なしや低い枕では頸椎の過伸展が生じている. 頸椎椎間板ヘルニア症例では要注意.
b. 頸椎への伸展ストレスが少ない高さ.
c. 側臥位では頸部の側屈が生じている. 側屈は同側椎間孔の狭小化を招くので要注意.
d. 側臥位で頸椎への側屈ストレスが少ない高さ.

屈で洗顔動作を行わないように注意する（図27a, b）. また, 同様に入浴中洗髪時において頭頸部の過度な前屈に注意する（図27c）.

　頸椎症, 頸椎症性脊髄症, 頸椎椎間板ヘルニアでは, 就寝時に頸部のアライメントが症状を悪化させている可能性を考える. 患者個々の頸椎レベルの病態に合わせて, 枕の高さを調整する. ただし就寝時において仰臥位, 側臥位によってアライメントが異なるため, 枕の高さの優先順位に注意する（図28）.

MEMO
頸椎への伸展ストレス
本文での説明以外にも, ペットボトルを飲む動作, 上を見上げる動作, 美容院での洗髪姿勢など, 日常生活で頸椎に対する伸展ストレスに注意する.

■引用文献
1) 星地亜都司：頸部. 菊地臣一編. 運動器の痛みプライマリケア 頸部・肩の痛み. 南江堂；2010. p.45.
2) Hoppenfeld S：Orthopaedic Neurology：A diagnostic guide to neurologic levels. JB Lippincott；1977.
3) 溝口成明ほか：頸椎後縦靱帯骨化症患者の日常生活における頸椎姿勢の調査. 整形・災害外科 1996；45（3）：715-6.
4) 越川　克ほか：脊柱. 島津　晃ほか編. バイオメカニクスよりみた整形外科, 改訂第2版. 金原出版；2000. p.79.

■参考文献
1) 田崎義昭, 斎藤佳雄：ベッドサイドの神経の診かた. 南山堂；1998.

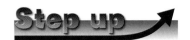

診療ガイドラインによる理学療法

　頸椎症性脊髄症，脊柱靱帯骨化症の最新の診療ガイドラインから，以下に理学療法にかかわるリサーチについて，一部抜粋して掲載する（表1，2）．ただし，以前の版の診療ガイドラインと比較し，理学療法にかかわる項目が大きく減少した．頸椎牽引療法，歩行などの身体運動，術後職業復帰などについてはグレード化もされていない．実際の臨床場面では，理学療法の治療内容自体が多岐に渡るため，個別の治療効果に対して科学的な検証がなされていない可能性が考えられる．そのため理学療法の複合的な治療については，短期的な効果だけではなく長期的な予後を踏まえた視野で個別の治療効果を科学的に検証していくことも重要である．

表1　頸椎症性脊髄症診療ガイドライン（理学療法について一部抜粋）

リサーチ項目	要約	推奨度	エビデンスの強さ
頸椎症性脊髄症に対する手術療法において，前方除圧固定術と後方椎弓形成術のどちらが有用か	頸椎症性脊髄症に対して前方除圧固定術，椎弓形成術のどちらかを行うかに関して明確な推奨はできない． ただし後彎症例や前方の圧迫要素の大きな症例などは前方法が，（主に3椎間以上の）多椎間病変に対しては椎弓形成術がより適している可能性があり，症例に応じた術式選択を行うことが重要である．	明確な推奨を提示しない	C
術後の頸椎カラーによる安静は術後成績に有用か	頸椎症性脊髄症に対する後方脊柱管拡大術および前方除圧固定術において，術後の頸椎カラー着用による安静は術後成績を向上させる根拠に欠ける．		
リハビリテーションにより術後成績は改善されるか	頸椎症性脊髄症に対する手術治療後，臨床症状改善を目的にしたリハビリテーションの効果に関するエビデンスは乏しい．		

（日本整形外科学会診療ガイドライン委員会，頸椎症性脊髄症ガイドライン策定委員会編：頸椎症性脊髄症診療ガイドライン2020改訂，第3版．南江堂；2020[1]より作成）

表2　脊柱靱帯骨化症診療ガイドライン（理学療法について一部抜粋）

リサーチ項目	要約	推奨度	エビデンスの強さ
頸椎後縦靱帯骨化症に対する手術療法の有用性，手術適応，適切なタイミングは	後方除圧，前方除圧固定ともにJOAスコア改善率50%程度かそれ以上の平均改善率が報告されている．		
	骨化の存在のみで脊髄症状のない患者への予防手術が有用というエビデンスはない．		
	中等度脊髄症状，進行性の脊髄症状を呈する患者では手術を検討する．		
	重度の脊髄障害に対する手術では，術後改善が不良である．		
	40〜60%の脊柱管内骨化占拠率，有効脊柱管前後径8mm以下では症状出現のリスクがあり，注意深い観察が必要である．		
脊柱管内骨化占拠率が高い後縦靱帯骨化症や後彎症例に対して前方除圧固定術は推奨されるか	脊柱管内骨化占拠率が高い後縦靱帯骨化症や後彎症例に対して，前方除圧固定術を行うことを提案する．	2	C
	ただし合併症発生率，再手術率は前方法で高く，症例に応じた術式選択を行うことが重要である．		
頸椎後縦靱帯骨化症で後方法を適応する患者に固定術を追加することは有用か	頸椎後縦靱帯骨化症で後方法を選択する患者に固定術を追加することは，現時点では明確な推奨は困難である．	5	C
	ただし，K-line（−）症例や脊柱管内骨化占拠率が高い症例に対しては固定術の追加が有用である可能性がある．		
頸椎後縦靱帯骨化症手術合併症の頻度，原因，危険因子は	神経麻痺（特に上肢麻痺），頸椎可動域制限，術後遺残疼痛がある．また，前方手術に特有の合併症として，骨癒合不全，移植骨脱転・骨折などがある．その他，髄液漏，術後血腫，後彎変形，術後骨化進展がある．		

（日本整形外科学会診療ガイドライン委員会，脊柱靱帯骨化症診療ガイドライン策定委員会編：脊柱靱帯骨化症診療ガイドライン2019．南江堂；2019[2]より作成）

■引用文献

1）日本整形外科学会診療ガイドライン委員会，頸椎症性脊髄症ガイドライン策定委員会編：頸椎症性脊髄症診療ガイドライン2020改訂，第3版．南江堂；2020．
2）日本整形外科学会診療ガイドライン委員会，脊柱靱帯骨化症診療ガイドライン策定委員会編：脊柱靱帯骨化症診療ガイドライン2019．南江堂；2019．

18 腰部疾患（1）

総論

LECTURE
18

到達目標

- 腰椎および骨盤の機能を理解できる.
- 腰部にかかる負荷のメカニズムについて理解できる.
- 腰部疾患の病態について理解できる.
- 腰部疾患と腰部にかかる負荷との関連づけができる.

この講義を理解するために

　腰部疾患は非常に多岐にわたり，その病態もさまざまです．多くの場合，腰痛や下肢痛を伴い，臨床上大きな問題となります．そこで，この講義では腰痛および下肢痛を主体とし，関連する腰部周辺の運動機構と障害を発生するメカニズムについて学習します．また，そのほかのさまざまな障害については，付随的に学習します．

　腰痛を生じる腰部疾患に対象を絞っても内容は非常に多岐にわたり，そのすべてを理解することは困難です．そのため，疾患名と病態を組み合わせてただ暗記するのではなく，腰部にかかる負荷のメカニズムを理解し，表出する障害について類推・解釈できるように学習しましょう．

　腰部疾患とそれに合併する障害のメカニズムを理解するにあたり，以下の項目をあらかじめ学習しておきましょう.

　　□ 腰部の機能解剖について学習しておく.

　　□ 腰椎から下肢関節の運動学について学習しておく.

　　□ 腰部周囲の整形外科疾患について学習しておく.

講義を終えて確認すること

　　□ 腰部の構造と機能のかかわりを理解できた.

　　□ 腰部の機能と障害のかかわりを理解できた.

　　□ 姿勢と腰部にかかるストレスを理解できた.

　　□ 腰部疾患の病態を理解できた.

　　□ 腰部疾患に対する治療を理解できた.

1. 腰部の構造

ここでは腰部を腰椎および骨盤帯周囲と定義する．

腰部の骨格は5個の腰椎，5個の仙椎が癒合した仙骨と尾骨，腸骨・恥骨・坐骨が合一した骨盤帯からなる（**図1**）．これらは上半身（体幹，頸部）の土台の役割を担い安定性に関与すると同時に，大きな運動性を有し，かつ脊柱管内に脊髄円錐部から馬尾神経および神経根を内含する複雑な構造と機能をもつ[1]．そのため，構造的な変化や運動の異常を生じると，痛みを中心とする障害を生じやすい．

1）腰椎

脊柱のなかで最も大きな椎骨で，大きな負荷に耐える構造となっている．通常，前額面では正中位に垂直に位置し，矢状面ではなだらかな前彎を呈している（**図1**）．

腰椎は前方要素として椎体，後方要素として椎弓からなる（**図2**）．椎体は上半身の荷重を支持し，椎弓は椎孔部が連なった脊柱管に馬尾神経を通している．下椎切痕と上椎切痕がつくる椎間孔は，馬尾神経からの神経根を脊柱管外部へと通す．また，椎弓には上下の椎骨間の運動の方向を制御する椎間関節がある．

2）椎間板

上下の椎体は椎間板により線維結合し，そのため上下の椎体は屈伸・側屈・回旋・滑りという多面的な動きが可能となる（**図3**）[1]．

椎間板は，中央部でほぼ球状をなすゼラチン状の髄核と，髄核周囲を包み込む線維輪からなる[1]（**図4**）．髄核は水分が豊富であるが，日中の立位や座位の継続により水分が髄核外に濾出する．逆に夜間の臥床により髄核への水分の吸収が起こる．そのため，通常，身長は朝の起床時に最も高く，夜の就寝直前が最も低い．また，この吸水能は年齢とともに低下し，同時に変性も生じるため，柔軟性や耐荷重能が低下する．

3）骨盤帯

腸骨・恥骨・坐骨が合一した骨盤と仙骨が骨盤帯を形成する．ここでは，腹腔臓器を支持するとともに，臼蓋を通して下肢と連結する股関節と，椎間板を挟み腰椎と連

MEMO

横突起と肋骨突起
腰椎で大きく側方に飛び出している横突起のようにみえるものは，実は肋骨が癒合したもので肋骨突起とよばれる．本来の横突起は，肋骨突起の根本に小さくみえている副突起とよばれているものである（**図2**）．また，これらの突起は，種々の筋肉や靱帯の付着部となっている．

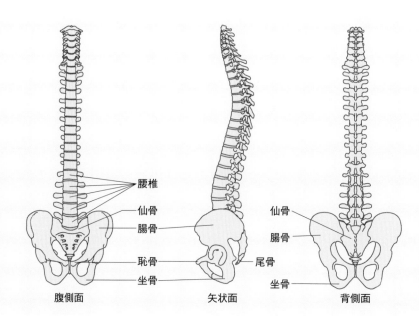

腹側面　　　　　　　矢状面　　　　　　　背側面

図1 脊椎と骨盤帯

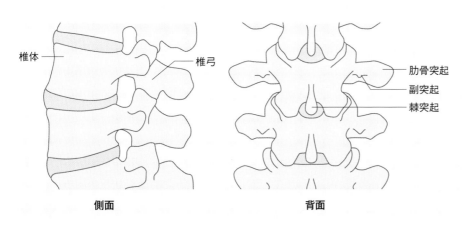

椎体　椎弓　肋骨突起　副突起　棘突起

側面　　　　背面

図2　腰椎
前方要素は椎体，後方要素は椎弓からなる．

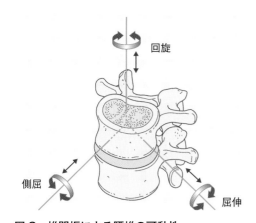

回旋　側屈　屈伸

図3　椎間板による腰椎の可動性
矢印はそれぞれのズレの方向を示す．
（高橋和久：最新整形外科学大系 12 胸腰椎・腰椎・仙椎．中山書店；2006．p.27[1]）

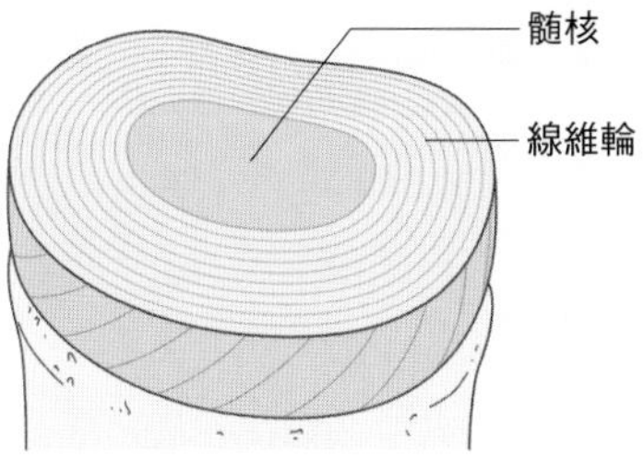

髄核　線維輪

図4　椎間板の構造
中央の髄核を斜めに交叉するコラーゲン線維の線維輪がとり囲む．

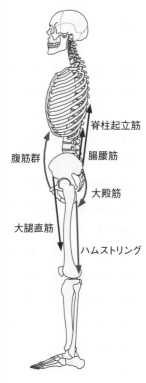

脊柱起立筋　腸腰筋　大殿筋　ハムストリング　腹筋群　大腿直筋

図5　腰椎の前後傾と腰椎屈伸にはたらく筋肉
➡：骨盤の後傾と腰椎屈曲にはたらく筋肉
➡：骨盤の前傾と腰椎伸展にはたらく筋肉

MEMO
仙腸関節の可動性
仙腸関節は強固な線維結合により可動性はほとんどないが，出産時には産道を拡大するため，恥骨結合部とともに可動性が大きくなる．出産後，長期にわたる仙腸関節の過大な可動性は難治性の腰痛や股関節痛の原因となる場合もある．また，関節機能異常によっても腰痛や下肢痛，種々の運動機能に影響する．

MEMO
関節機能異常（joint dysfunction）
関節包内の運動障害で，可動制限や異常可動性など種々の運動異常が考えられる．

MEMO
骨盤の回旋と腰部の運動
運動としては一側（支持脚）股関節の内外旋運動により生じる．しかし，骨盤の回旋のみでは上方に位置する腰部も一緒に動くため，体幹全体としては向きを変える運動であっても，腰部自体に単独の運動は生じないことになる．

結する腰仙関節（腰仙連結）が身体運動で大きな役割を担っている．

　仙骨と骨盤は，仙腸関節とよばれる線維性の結合からなる平面関節により結びついている．

4）筋肉

　骨盤の運動には矢状面での前後傾，前額面での側方傾斜，水平面での回旋がある．立位の場合，骨盤回旋はそれ単独では骨盤より上の脊柱も一緒に動き，脊柱にかかわる筋肉は腰椎自体の運動としては関与しないため，ここでは割愛する．骨盤前傾には腸腰筋，大腿直筋，脊柱起立筋，腰方形筋，後傾には大殿筋，ハムストリング，腹筋群がはたらく（**図5**）．側屈には中殿筋が同側への骨盤傾斜にはたらく．

　腰椎の運動としては，矢状面では前彎の増大（伸展）と減少（屈曲），前額面では側屈，水平面では回旋がある．前彎の増大には脊柱起立筋，腰方形筋，腸腰筋，大腿直筋，減少には腹筋群，大殿筋，ハムストリングがはたらく．それぞれの筋は骨盤前傾と腰椎前彎の増大，骨盤後傾と腰椎前彎の減少を起こす筋と一致する．側屈は一側の脊柱起立筋，腰方形筋がはたらくと同側に側屈する．回旋にはたらく筋としては内外の腹斜筋，腰椎の回旋筋群が主にはたらく．

　さらに腹筋と背筋が協調することにより，体幹を直立位に保持することができる．腹筋の弱化がある場合，腹腔臓器の重さにより腹部が前方に突出し，腰椎が前方に引き出され，腰椎前彎が増加する．腰椎前彎の増加は，椎間孔の狭窄や椎間関節への負荷を増す．

LECTURE 18

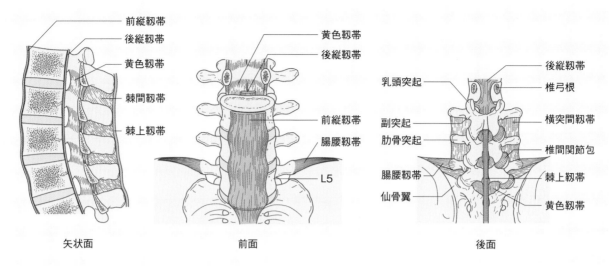

矢状面　　　　　　　　　　前面　　　　　　　　　　後面

図6　腰部の靱帯

5）靱帯

　多椎骨を縦走する靱帯としては，椎体前面につく前縦靱帯と後面につく後縦靱帯，棘突起先端をつなぐ棘上靱帯がある（**図6**）．上下の2つの椎骨を結びつけるものとしては，脊柱管後面に黄色靱帯が上下の椎弓を結合するように左右1対あり，上下の棘突起間を結ぶ棘間靱帯，関節包を包み込むように存在する関節包靱帯などがある．

　このなかでも特に脊柱管内に存在する後縦靱帯と黄色靱帯の肥厚は，脊柱管の狭窄を生じ問題となる．また，後縦靱帯は腰椎下部で徐々に幅が狭くなり，第5腰椎/第1仙椎間でほぼ半分の幅になる．

6）神経

　脊髄は第1腰椎高位で終わり，それより尾側では末梢神経である馬尾神経となる．そのため，腰椎部での主たる神経障害は末梢神経障害である．

　下位腰椎では椎間板レベルか，やや頭側の硬膜管から神経根が分岐され，斜め下方に走行している．そのため，第4/5腰椎間のヘルニアではふつう第5腰神経の障害がみられる（**図7**）．

2. 腰部の運動機構

1）椎間関節と運動方向

　腰椎および腰椎と仙骨を結合している椎間板の自由度は高いが，実際の動きは椎間関節と靱帯により制限を受ける．特に運動方向は椎間関節の関節面の向きにより制御される．腰椎での関節面の向きは，水平面に対し90°傾き，前額面に対しては45°の傾きを呈している（**図8**）．そのため，屈伸方向に最も大きな可動性を示し，それに次いで側屈が可能であり，回旋はわずかに認められる．

2）腰部の筋肉と運動

　腰部の運動は脊柱全体や骨盤・股関節の運動を伴う．そのため，頸胸椎部や股関節の運動性の低下は腰椎への負荷を増大する．

（1）屈曲

　腰部の屈曲動作は主に腹筋群が肋骨と骨盤を引き合うことにより生じる．ただし，立位のように体幹を直立した姿勢からの屈曲は，背筋が屈曲動作をクレーンのようにコントロールしている（**図9**）．

　腰部の屈曲は脊柱全体の屈曲を伴い，また，骨盤の前傾や股関節の屈曲も協働す

💡 **ここがポイント！**
四肢や体幹の運動の際，単純に筋の作用だけで運動方向を決定してしまいがちである．しかし，実際には重力が身体に作用していることを忘れてはいけない．重力方向への重力加速度よりもゆっくりした運動では，運動方向と同方向に作用する筋は収縮しておらず，拮抗筋が速度の調節をするためにはたらいていることを常に意識しておきたい．

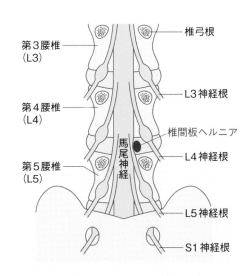

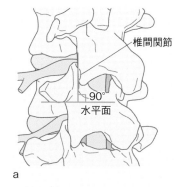

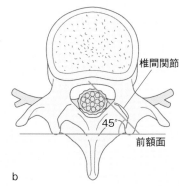

図8　腰椎椎間関節の角度
a.　水平面に対する椎間関節の角度.
b.　前額面に対する椎間関節の角度.

LECTURE 18

図7　椎間板ヘルニアと神経根

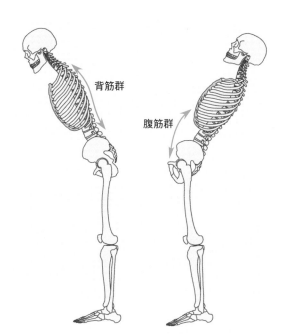

図9　体幹前後傾で使用される筋

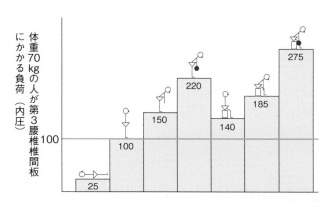

図10　椎間板内圧
直立位の椎間板内圧を100として比較.
(Nachemson AL：Clin Orthop Relat Res 1966；45：107-22[2])

る.

(2) 伸展

　伸展動作は脊柱起立筋や腸腰筋などの背筋群が，背中をそらすようにはたらく．体幹を直立した状態からの伸展は，腹筋群が制動的な役割を果たしている（**図9**）.

　伸展は脊柱全体の伸展，骨盤後傾，股関節伸展が協働する.

(3) 回旋

　回旋には内外腹斜筋と腰椎の回旋筋が作用する．椎間関節の形状により腰椎部での回旋はわずかに生じるのみで，実際には胸椎部での回旋が大きい.

3) 姿勢と椎間板内圧

　姿勢により腰椎にかかる圧力は変化する．ナッケムソンは種々の姿勢での椎間板内圧を計測した．その結果，立位よりも側臥位や背臥位での内圧が減少し，逆に座位や前屈位で内圧が増大していた（**図10**）[2]．このことは，座位姿勢が腰部にとって安楽

ナッケムソン（Nachemson）

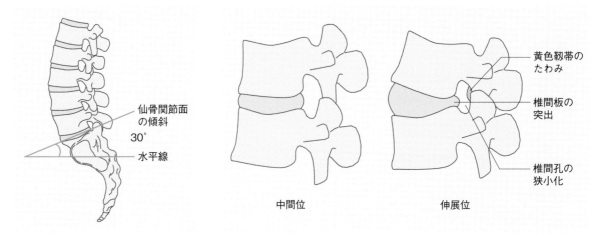

図11　腰仙角
本文中では30°と記載しているが，実際には研究者によりかなりの幅がある[5,6].

図12　腰椎の伸展による影響

仙骨関節面の傾斜
30°
水平線

中間位　　　伸展位

黄色靭帯のたわみ

椎間板の突出

椎間孔の狭小化

な姿勢ではないことを示している．ただし，この説には最近異論も出てきており[3]，今後の展開が待たれる．

4）腰椎前彎と骨盤傾斜

骨盤は約30°の傾斜面に第5腰椎を乗せている[4]．腰椎を乗せている骨盤部である仙骨の関節面の傾斜角度のことを腰仙角とよぶ（**図11**）．30°の腰仙角があるために，腰椎は常に前方へ滑り落ちようとする力がかかっているが，この力には椎間関節や前縦靭帯・椎間板などが対抗している．骨盤の前傾が増大すると，腰椎が滑り落ちようとする力も増大する．

また，骨盤の傾きと腰椎の運動は密接な関連がある．特に直立位を保持しようとしているとき，骨盤が前傾すると一緒に前傾した脊柱を立て直すため腰椎が伸展し，前彎が増大する．腰椎の前彎は後方要素への荷重負荷を増大し，椎間関節部へのストレスが増大する．同時に椎孔の中では椎間板の後方突出が増大し，黄色靭帯の椎孔内へのたわみも生じるため，脊柱管がやや狭くなるとともに上下の椎弓が接近し，椎間孔も小さくなる（**図12**）．そのため脊柱管が病的に狭くなった場合や椎間孔の狭小化がある場合には，馬尾神経や神経根の圧迫が生じ，症状を悪化させる．

3. 代表的な腰部疾患

多くの腰部疾患は腰痛として症状を表出することが多く，馬尾神経や神経根での重度の障害は感覚麻痺や運動麻痺を生じる場合がある．セラピストは各疾患の病態を十分に把握し，症状の増悪因子を少しでも減少させ，できるだけ快適な日常生活が可能となるように工夫する必要がある．

1）腰椎椎間板ヘルニア

（1）病態

退行変性の代表的な疾患で，髄核が本来の位置から脱出し，線維輪外層や後縦靭帯を刺激，さらには神経根を圧迫し，腰殿部痛や下肢痛を伴う疾患である（**図13**）．

有病率は約1％で，活動性の高い男性でやや頻度が高く，好発部位は荷重ストレスが大きく，後縦靭帯の幅が小さい下位腰椎の椎間板（第4/5腰椎間・第5腰椎/第1仙椎間）である[7]．通常，第4/5腰椎間のヘルニアでは第5腰神経，第5腰椎/第1仙椎間では第1仙骨神経の神経根障害を生じる．まれに外側にみられる最外側型ヘルニアでは1つ上位の腰神経の障害となる．

症状は，線維輪外層や後縦靭帯を刺激しているときは，同高位の腰痛が主体であ

腰椎椎間板ヘルニア（lumbar disc herniation）

LECTURE
18

26

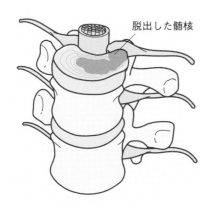

図13 腰椎椎間板ヘルニア

脱出した髄核

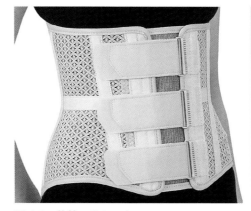

図14 軟性コルセット
ダーメンコルセットともよばれ，皮や布などの軟らかい素材で作られているコルセット．腹圧を高めることにより，腰部の安定性を高める．
（写真提供：川村義肢）

ダーメンコルセット（Damen-korsett）

る．脱出した組織が線維輪や後縦靱帯を突き破り脊柱管内にまで脱出すると，線維輪や後縦靱帯への刺激が軽減するため，腰痛は軽減する．しかし，ヘルニアが神経根や馬尾を圧迫すると，それぞれの脊髄神経高位に一致する疼痛やしびれ感，いわゆる坐骨神経痛を生じる．第3/4腰椎間のヘルニアや，第4/5腰椎間でも椎間孔での神経根圧迫では第4腰神経レベルである大腿神経領域での疼痛やしびれを生じる（図7）．

非ステロイド性抗炎症薬（non-steroidal anti-inflammatory drugs：NSAIDs）

（2）治療

多くの場合，発症から平均1.3か月で症状は軽快する．特に硬膜外腔に突出したヘルニア腫瘤は貪食細胞により貪食されるため，保存療法が有効である[7]．しかし，急速に麻痺が進行するものや，疼痛が激しいものなどは手術の適応となる．

急性期には安静が勧められるが，痛みに応じて可及的に日常生活に戻ることが望ましい．軟性コルセットにより腰部の支持性を高めるとともに，心理的な安心感を高める（図14）．また，非ステロイド性抗炎症薬を中心とする鎮痛薬や筋弛緩薬などを併用する[8]．疼痛が強度の場合は硬膜外ブロックや神経根ブロックも用いられる．物理療法は時期・症状に応じて寒冷療法や温熱療法が用いられる．

慢性期には腰痛体操（Lecture 19〈p.39〉参照）や体幹筋エクササイズ，腰椎牽引が用いられる．ただし，牽引療法はかえって症状を悪化させてしまう場合があるため注意する．

🐾 MEMO
硬膜外ブロック
脊髄の硬膜外腔に局所麻酔薬や抗炎症薬を入れ，痛みの強い部分の交感神経や感覚神経を一時的に麻痺（ブロック）させる．
神経根ブロック
痛みを生じている脊髄神経の神経根に，直接，麻酔薬を注射し，疼痛を軽減させる方法．

🐾 MEMO
腰椎体操
主として，体幹筋肉増強と柔軟性の増大，良肢位保持を目的とした体操．

2）腰部脊柱管狭窄症

（1）病態

腰部の脊柱管および椎間孔が狭窄し，神経症状を生じる疾患群である[9]．変形性脊椎症由来のものが多く，そのほかに脊椎すべり症，黄色靱帯の肥厚，腰椎椎間板の膨隆などの種々の原因で馬尾神経や神経根が圧迫され生じる（図15，16）．先天性と後天性のものがあるが，変形性脊椎症による後天性のものが多い．通常，椎間板の線維輪が膨隆し，それとともに椎体に骨棘が発生し，前方より狭小化する．特に椎間板レベルでの圧迫が多い．単椎間での問題だけでなく多椎間でも発生し，腰椎全体で生じることも多い．馬尾神経，神経根がさまざまに圧迫されるため症状も多彩である．

特徴的な症状として神経性間欠跛行がある．これは，歩行時に殿部や下肢痛（腰痛の有無は問わない）がひどくなって歩行不能となり，休憩すると疼痛が軽減し，また歩行が可能となるものである．このように，間欠的に歩行と休息を繰り返すことからこの名称でよばれる．この疾患で生じる間欠跛行は，姿勢の影響を受けるという特徴

腰部脊柱管狭窄症（lumbar spinal canal stenosis）

間欠跛行（intermittent claudication）

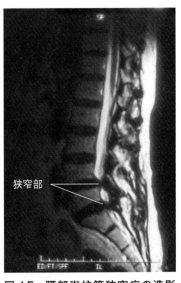

狭窄部

図15 腰部脊柱管狭窄症の造影像
椎間板レベルの狭窄.

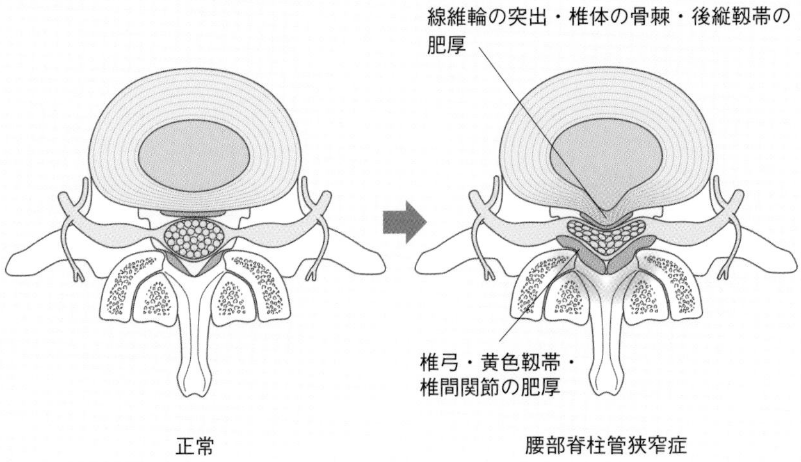

線維輪の突出・椎体の骨棘・後縦靱帯の肥厚

椎弓・黄色靱帯・椎間関節の肥厚

正常　　　　　　　　腰部脊柱管狭窄症

図16 腰部脊柱管狭窄症

がある．腰椎が伸展位になると症状が増悪し，屈曲すると軽減する．そのため休息姿勢は背中を丸めたり，しゃがんだりすることが多い．

（2）治療

薬物療法としては，非ステロイド性抗炎症薬やリマプロストなどの血流改善のための循環障害改善薬が用いられる．また，硬膜外ブロックや神経根ブロックなども用いられる．

装具療法としては腰仙椎装具が用いられ，軟性コルセットや，伸展を制限するフレクションブレースが用いられることもある（**図17**）．ただし，その効果については明確ではない[9]．

運動療法は屈曲中心のウィリアムズの腰痛体操（Lecture 19〈p.40〉参照）などが指導される．生活指導として，手押し車も体幹が前屈するために効果がある（**図18**）．

膀胱直腸障害や下垂足などの運動麻痺を生じているもの，肛門周囲の感覚障害など馬尾神経障害のみられるものでは，観血的療法として椎弓切除術や椎間孔解放術などの除圧術が行われる．また，当該椎間の固定術が並行して行われることもある．

3）腰椎分離症，腰椎すべり症

（1）病態

椎弓が関節突起間部で骨折を起こし，椎体と椎弓が分離したように骨折した状態を腰椎分離症とよび，腰椎が不安定なため，分離部自体，椎間関節や椎間板を刺激し腰殿痛を生じる．腰殿痛は労作により増強し，安静で軽快する．腰椎の伸展で症状は増悪，屈曲で軽快する．ただし，分離自体は骨折であるにもかかわらず，無症状なものが多い．

原因は，先天的に椎弓部の低形成や脆弱性があったところに，成長期に繰り返し外力が加わり，疲労骨折したものと考えられている．そのためスポーツを活発に行っている青少年で生じやすく，一部のものでは分離すべり症へと進行する．骨折部はX線斜位像であたかも犬（スコッチテリア犬）の首輪のようにみえる（**図19**）．通常は片側性に発生し，その後は早期に両側性となる．発生部位は下部腰椎（第5腰椎での発生が70〜80％）に多く発生する．

さらに椎弓が分離することにより，上下の椎骨間でずれてしまうような状態を腰椎

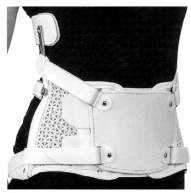

ウィリアムズ型装具

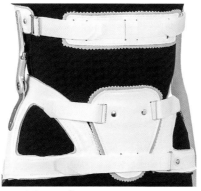

フレクションブレース

図 17　腰仙椎装具
腰部脊柱管狭窄症では腰椎伸展を制限し，屈曲を許す，ウィリアムズ型装具や，支柱に前屈のみを許す継手をつけたフレクションブレースなどが用いられる．

（写真提供：川村義肢）

LECTURE
18

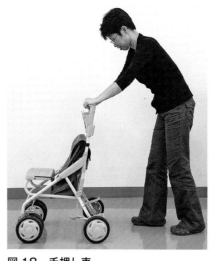

図 18　手押し車
前傾姿勢をとるため神経性間欠跛行を生じにくい．

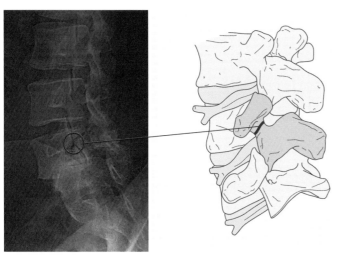

図 19　腰椎分離症
ちょうどスコッチテリア犬の首輪にみえる部分に骨折がみられる（Scotty dog sign）．

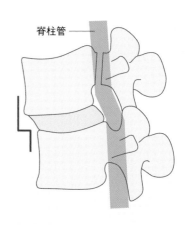

脊柱管

図 20　腰椎すべり症
上位腰椎が前方にすべるため，脊柱管が狭窄する．

すべり症とよび，分離症のうち 10〜20％がすべり症に移行する（**図 20**）．この状態では，馬尾神経や神経根が刺激され，下肢痛やしびれを生じることがある．

（2）治療

　成長期に初期の段階であると診断されれば，半年程度の硬性装具の着用により局所を安定化させ，骨癒合を期待する．成人では，鎮痛薬や筋弛緩薬などの投与，軟性コルセットの着用などで多くの場合は軽快する．

　保存療法に反応がなく，再発を繰り返し，日常生活に支障をきたすようであれば，観血的療法として固定術が施行される（Lecture 20〈p.49〉参照）．

4）椎間関節症

（1）病態

　椎間関節は常に強い力がかかっている関節である．その関節包は神経線維に富み，断裂（椎間関節捻挫）や引き延ばし，椎間関節に挟み込まれるなどの障害を受けると激烈な痛みを生じるといわれている．この痛みは，通常は腰椎の運動で悪化する．

MEMO
硬性装具
プラスチックや金属などで型どりされた固定用装具．

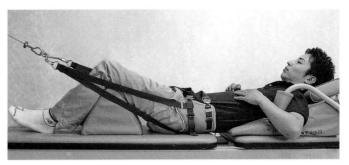

図21　腰椎牽引

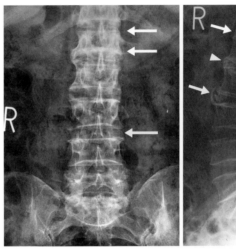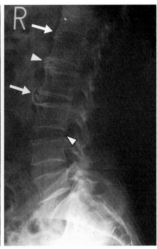

図22　変形性脊椎症
⇨：椎間間隙の狭小化.
▷：関節裂隙の狭小化.
⇨：骨棘形成.
▷：骨棘の結合.

(2) 治療

　急性期には寒冷療法による炎症症状の軽減を行う．また，椎間関節に関節包が挟まれている場合には，徒手的な操作（マニピュレーション）で椎間関節を離解させることにより，症状は即座に軽快する．

5) いわゆる腰痛症

(1) 病態

　腰痛はあるが，坐骨神経痛やその他の神経症状がなく，画像所見にても原因がはっきりしない腰痛の総称で，一部のぎっくり腰も含まれる．これは姿勢性腰痛や筋疲労などが原因である．腰痛症のなかでは最も多くみられる．症状としては腰部痛や腰のだるい感覚であり，下肢への放散痛やしびれなどは伴わない．

(2) 治療

　温熱療法や非ステロイド性抗炎症薬，腰痛体操，温熱療法，腰椎牽引などの保存療法が治療の主体となる（**図21**）．過剰なストレスを避けて疲労をとり，腰椎前彎を軽減する姿勢の学習やリラクセーション，さらにはストレスに耐えられるように筋を強化していく．日常生活や職場での環境改善，動作指導が重要である．

6) 変形性脊椎症

(1) 病態

　中年以後に発症する退行変性の代表である変形性関節症が，脊椎で生じたものである．椎間板の変性により椎間板間隙の狭小化がみられる（**図22**）．椎間板変性の影響

MEMO
マニピュレーション（manipulation, manipulative therapy）
マニピュレーション自体は明確な定義があるわけではないが，「徒手による関節への他動伸張運動」と考えてよい．椎間関節症では，同側の股関節を屈曲内転する操作となる．

で椎体が正常なアライメントから逸脱し，椎骨が前方にすべって移動している状態を変性すべり症とよぶ．これらにより椎間関節はその適合性を失い，非生理的な動きが骨増殖や骨棘の増殖を生じる．その結果，上下の椎骨間の骨棘が結合したり，側彎や回旋変形を生じる．

脊柱周囲の感覚神経終末に対する刺激による慢性の腰痛が主症状であるが，骨棘や脊柱管の狭窄などにより，下肢痛や間欠跛行を伴うことがある．

（2）治療

温熱療法や軟性コルセットによる装具療法が行われる．運動療法として体幹筋力増強，四肢体幹可動性の維持，腰部軟部組織の伸長がある．

保存療法に反応しない場合には，観血的療法として脊柱管拡大術や椎体固定術などが行われる（Lecture 20〈p.47～50〉参照）．

7）腰椎捻挫

（1）病態

日常で最もよくみられる急性腰痛で，ぎっくり腰ともよばれる．極端に腰を捻転したり，重いものを持って急に腰を捻転したときに生じる激烈な疼痛である．関節包，靱帯，筋肉，筋膜が損傷したことによって痛みを生じ，仙腸関節での捻挫も含まれる．

捻挫を引き起こす要因としては，加齢による退行変性，不良姿勢，肥満，運動不足，腰部への継続するストレスなど，さまざまなものがある．

（2）治療

急性期には安静よりも活動性維持のほうが疼痛や機能の回復の点で優っている[10]．物理療法として，炎症を軽減するために寒冷療法を行い，2～3日して疼痛が軽減してから，温熱療法を開始する．軽快～治癒した後には予防が重要となる．腰部に無理な負荷をかけないよう，重いものを持っての捻転を避け，長時間にわたる前屈位での作業を避けるなどの予防を心がける．また，負荷に耐えうるよう，背筋と腹筋を強化する．

■引用文献

1）高橋和久：腰椎・腰仙椎．戸山芳昭編．最新整形外科学大系 12 胸腰椎・腰椎・仙椎．中山書店；2006．p.26-8．
2）Nachemson AL.：The load on lumbar disks in different positions of the body. Clin Orthop Relet Res 1966；45：107-22.
3）Wilke HJ, et al.：New in vivo measurements of pressures in the intervertebral disc in daily life. Spine1999；24（8）：755-62.
4）大井淑雄：腰椎椎間板ヘルニアの治療における最新の進歩．総合リハビリテーション 1985；13：183-90.
5）Fernand R, et al.：Evaluation of lumbar lordosis. A prospective and retrospective study. Spine 1985；10：799-803.
6）船越正男：いわゆる腰仙角の研究．日本整形外科学会誌 1958；31：65-77.
7）日本整形外科学会，日本脊椎脊髄病学会監：腰椎椎間板ヘルニア診療ガイドライン 2021，改訂第 3 版．南江堂；2021.
8）白戸 修ほか：腰部椎間板ヘルニア．臨床リハビリテーション 1994；3：397-400.
9）日本整形外科学会，日本脊椎脊髄病学会監：腰部脊柱管狭窄症診療ガイドライン 2021，改訂第 2 版．南江堂；2021.
10）日本整形外科学会，日本腰痛学会監：腰痛診療ガイドライン 2019，改訂第 2 版．南江堂；2019.

■参考文献

1）Bogduk N, et al.：Clinical anatomy of the lumbar spine. 2nd edition. Churchill Livingstone；1991.

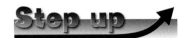

1. 腰椎椎間板ヘルニアの分類と症状

突出したヘルニアの形態から以下のように分類されている[1].

①突出 (protrusion type)：髄核が後方の線維輪を完全に突き破ってはいないもの（図1）.

②脱出 (extrusion type)：髄核が後方の線維輪を破って，脊柱管内に出たもの．さらに後縦靱帯を破っていないものと，後縦靱帯を穿破したものとに分類される（図2）．ただし，どちらの場合も椎間板中央との連結は保たれている.

③髄核分離 (sequestration type)：脱出した髄核が椎間板中央と完全に遊離しているもの（図3）.

通常，脊柱管内に入り込み，さらに後縦靱帯を穿破した場合，半数近くで3か月以内に吸収を認め，平均9.3か月で退縮する．しかし，後縦靱帯を穿破していないものでは，逆に残存しやすい.

また，外側椎間板ヘルニアによる分類もある.

多くの場合，ヘルニアは脊柱管内に突出するが，まれに脊柱管外にヘルニアが突出する場合がある．その場合，外側椎間板ヘルニア (lateral disc herniation) とよばれる．外側椎間板ヘルニアは，ヘルニアが椎間孔内にある椎間孔ヘルニア (foraminal disc herniation) と，椎間孔のさらに外にある椎間孔外ヘルニア (extraforaminal disc herniation) がある.

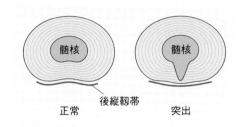

図1 突出

図2 脱出

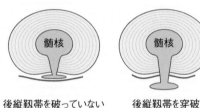

後縦靱帯を破っていない　　後縦靱帯を穿破

2. 間欠跛行

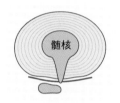

図3 髄核分離

間欠跛行は，前述した腰部脊柱管狭窄症からの馬尾神経や神経根の圧迫による神経性間欠跛行以外に血管性でも生じるため，両者の特徴について理解しておく[1-3].

1) 神経性間欠跛行

主たる原因疾患は腰部脊柱管狭窄症である．馬尾型と神経根型に分けられるが，馬尾型のものが多い.

特徴としては，疼痛に加え脱力や感覚異常を伴う．姿勢の影響を受け，起立のみでも症状を発現することがあり，しゃがんだり，椅子に座ったりして体幹を前屈すると，症状の改善が早いのが特徴である．血管性間欠跛行と違い，下腿や足部の色調の変化や足背動脈・後脛骨動脈などの脈拍の減弱や途絶は認めない.

2) 血管性間欠跛行

主たる原因疾患は閉塞性動脈硬化症 (arteriosclerosis obliterans：ASO) に代表される動脈疾患である.

症状は動脈閉塞の場所によりさまざまであるが，腓腹筋部に生じることが多い．疼痛は痙攣性で，下肢の脱力や感覚異常を伴うことは少ない．阻血により生じるため，下肢の皮膚の色調変化を伴い，蒼白やチアノーゼを示す．そのほか，皮膚温の低下や下肢動脈の拍動の減弱や途絶がみられる．特に動脈拍動の減弱・途絶は重要な所見となる.

■引用文献

1）日本整形外科学会，日本脊椎脊髄病学会監：腰椎椎間板ヘルニア診療ガイドライン2021，改訂第3版．南江堂；2021.
2）萩原義信：間欠跛行の鑑別診断―慢性動脈閉塞症 (PAOD) と腰部脊柱管狭窄症 (LSCS) の鑑別について．日本腰痛会誌 2007；13 (1)：155-60.
3）岩谷信行ほか：間欠跛行の鑑別診断．臨床リハビリテーション 1995；4：437-9.

腰部疾患（2）
実習：評価と治療

到達目標

- 腰部疾患に対する評価項目の意義について理解する．
- 腰部疾患に対する評価（検査・測定）を適切に実施できる．
- 評価結果から必要な理学療法を選択できる．
- 腰部疾患に対する理学療法の理論と具体的な方法を理解する．
- 腰部疾患に対する理学療法を適切に実施できる．

この講義を理解するために

　腰部疾患の多くは，その主症状を腰痛あるいは下肢痛として表します．そのためこの講義では，主として腰痛を対象とした理学療法実習について説明します．また，腰部疾患ではそのほかの症状として，姿勢異常，感覚鈍麻や消失・異常感覚，運動麻痺，体幹や股関節の可動域の異常など数多くの症状を示しますが，それぞれの疾患が障害を生むメカニズムを理解すれば，自ずと病態を理解できます．そこで，Letcure 18 で学習した腰部にかかる負荷や腰痛が生じるメカニズムを念頭においたうえで，次にそのメカニズムに基づいた検査測定の必要性や，評価結果から推測される問題点に対する治療技術について学習します．

　中年・高齢者のみでなく若年層においても多くの人が，腰痛や腰部の違和感，疲労感などを有していると思われます．それらの症状が，この実習で行われる検査・測定で明確化され，運動療法や理学療法により症状が変化することを実感するとよいでしょう．

　腰部疾患について学ぶにあたり，以下の項目をあらかじめ学習しておきましょう．
　□ 腰部の機能解剖について学習しておく．
　□ 腰部疾患の病態について学習しておく．
　□ 基本的な徒手筋力検査，関節可動域検査，深部反射検査，感覚検査について，実技を含め学習しておく．
　□ 温熱療法，寒冷療法を主体に，物理療法について学習しておく．
　□ 基本的な関節可動域運動，筋力増強トレーニングについて，特に体幹や股関節を中心に実技を含め学習しておく．

講義を終えて確認すること

　□ 腰部疾患における評価の必要性と内容を理解できた．
　□ 腰部疾患における理学療法の必要性を理解できた．
　□ 理学療法を行ううえでの注意点やリスクを理解できた．

1．検査測定の実際

腰部疾患の多くは，腰部痛，下肢痛を主症状とする．そのため，疼痛の正確な評価が理学療法を行ううえでのポイントとなる．最初に問診により主訴，主症状を把握し，それぞれの症状を客観的に判断するために検査測定を行う．また，疼痛以外の軽微な筋力低下や姿勢異常などは，疼痛の影に隠れて自覚できていないことも多い．論理的に考えうる症状については，訴えがなくてもチェックする．

1) 入退室時の観察

疼痛のような主観的な症状を主訴とする疾患では，患者は症状を強調しようとしたり，逆に他人には自身がそのような疾患をもつことをみせたくないなど，正しく症状を伝えない場合も多い．そこでリハビリテーション室への入退室時やなにげない動作の際にみられるしぐさから，ほかの検査との整合性を得ることが重要となる．特に労災が絡んでいたり，交通事故後の患者では注意を要する．

2) 問診

(1) 主訴

どの部位にどのような症状があるのか（疼痛，こわばり，しびれ，脱力感など），また，その症状はどのような場合に強調されるのか，逆に改善されるのはどのような場合かなどを聴取する．

(2) 経過

初発症状と現在までの経過を確認する．症状を増悪させるようなエピソードがあるならば，今後，そのようなストレスがかからないように，環境や本人の意識，運動形態などを考慮する．過去の治療歴とその効果は，今後の治療を進めていくうえでのヒントとなる．

(3) 社会的状況

職業や趣味や生活環境は，腰部にかかる負荷を考慮するうえで重要な情報である．職業として日常的に重量物を持ち運ばなくてはいけない場合などは，台車の利用やコルセットの着用，負荷量とともに回数を減らすなどの工夫をしなければならない．

3) 視診

疼痛を回避するため，あるいは構築学的な変形，筋力のアンバランスなどによって姿勢異常を伴うことも多い．

姿勢異常は，可能な限り上着を脱いでもらい，前額面と矢状面に分けて観察する．一側性に神経根や椎間関節に障害のあるものでは，側屈あるいは側彎を呈することが多い．腰椎の伸展で症状を示しやすい脊柱管狭窄症や分離すべり症では，体幹は屈曲傾向になり，逆に体幹が屈曲すると筋緊張が増す筋筋膜性腰痛や，後方への突出が増大する椎間板ヘルニアなどでは伸展傾向になる．

脊柱の偏位については，垂直線からの偏位でチェックする方法が容易である．本来は「下げ振り（**図1**）」とよばれる，糸に重りをつけたものを使う．

(1) 前額面

直立位になり，肩の高さ，脊柱の側屈，骨盤の高さ（**図2**）などを観察する．脊柱の側方への偏位は下げ振りを垂らして測定する（**図3**）．一般的な指標としては，後頭隆起，椎骨棘突起，殿裂，両膝関節内側の中心，両内顆間の中心が，垂直線上に一直線で並ぶ．

側彎を認めたら座位でも計測し，脚長差や腰椎伸展位のために生じる腰痛の影響が

ここがポイント！
症状が悪化する状況は，避けるべき状態と考え，日常動作での工夫を必要とする．逆に症状が軽減する動作があるならば，それは運動療法を立案するうえで重要な要素となる．また，これらの情報は病態の成り立ちを考えるうえで重要である．

MEMO
側彎
側彎があっても必ずしも異常とはいえない．たとえば胸椎部では軽度の右凸側彎がみられる場合がある．これは大動脈の存在や右利きの場合に菱形筋や僧帽筋による牽引力がはたらきやすいことに起因する．

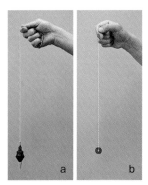

図1　下げ振り
a．市販の下げ振り，b．5円玉を糸で吊った下げ振りでも代用できる．

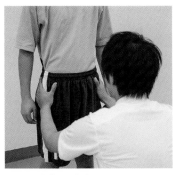

図2　骨盤の高さ
左右の上前腸骨棘を指で同定し，左右差の高さを比較する．少し練習すれば5mm程度の高さの差でも判別できるようになる．

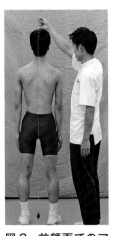

図3　前額面でのアライメント
下げ振りの糸を基準に偏位を測定する．

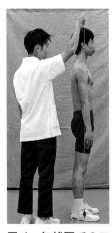

図4　矢状面でのアライメント
下げ振りの糸を基準に偏位を測定する．

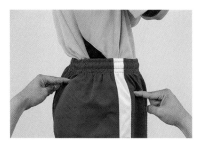

図5　骨盤の前後傾
上前腸骨棘と上後腸骨棘を指さし，骨盤の傾きをみる．

LECTURE
19

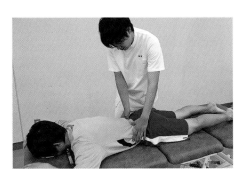

図6　触診による筋緊張の評価

✕　焼けるような痛み

〇　針で刺すような痛み

‖‖‖‖　鈍い痛み

⫻⫻　その他の痛み

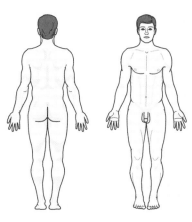

図7　疼痛描画
患者自身に，痛みの部位と性質を記載してもらう．

ないかを確認する．

（2）矢状面

正常では直立位で，耳垂のやや後方（乳様突起），肩峰，大転子，膝関節前部（膝蓋骨後面），外果の前方5〜6cmが垂直線上に並ぶ（**図4**）．

骨盤の前後傾は，上前腸骨棘と上後腸骨棘を指で押さえ，上後腸骨棘が2〜3横指高位にあるのが正常である（**図5**）．

4）触診

触診により，筋硬結が認められないか，筋全体の張りに異常がないかをチェックする（**図6**）．筋緊張が高度であれば，視診でも筋の盛り上がりを確認できる．

また，指で脊柱の棘突起をなぞり，棘突起の配列もチェックする．すべり症が存在すれば，その部分の棘突起の高さに急な段差がみられる．

5）疼痛

安静時痛か，運動時痛か，あるいは両方かなどを確認する．運動時痛ではどのような運動で生じるかも確認する．一般的に筋筋膜性腰痛では安静時痛は少ない．また，椎間板ヘルニアでは，くしゃみや咳で悪化，発作性に出現する，出現部位が坐骨神経の走行に一致するなどの特徴がある．

疼痛の程度の評価には，一般的にVASがよく用いられる．部位や種類は，疼痛描画を用いるとわかりやすい（**図7**）．

疼痛誘発テストとしてはケンプテスト（**図8**）を行い，体幹を伸展側屈回旋させた

📷 MEMO
骨盤の前後傾と股関節屈伸角度
股関節の屈伸角度を測定する際に円背が強度な場合には，骨盤の後傾を伴うなど基準となる骨盤自体が傾いていることも多い．その場合，股関節の屈伸角度の測定が困難となる．正常な骨盤の傾きがわかっていれば，その骨盤の傾きに合わせ修正することで正確な股関節屈伸角度が計測できる．

📷 MEMO
筋硬結
筋肉が部分的に収縮して元に戻らなくなった状態のこと．筋への過負荷および血流阻害が誘引となる．筋硬結の部位に圧を加えると，広範囲にわたる疼痛が生じる．

VAS（visual analogue scale；視覚的アナログ目盛り法）

疼痛描画（pain drawing）

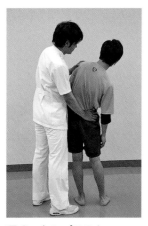

図8　ケンプテスト

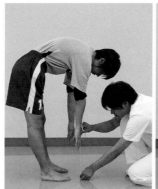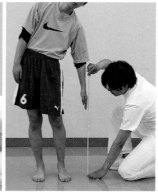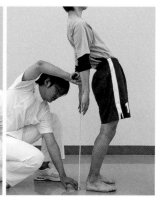

図9　指床間距離による柔軟性の検査
前方だけでなく，側方や後方も測定できる．側方では左右差を重視する．

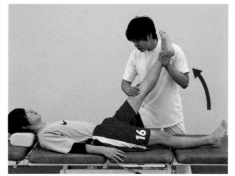

図10　下肢伸展挙上テスト
一側下肢を伸展したまま挙上する．正常では70°〜90°まで挙上が可能．

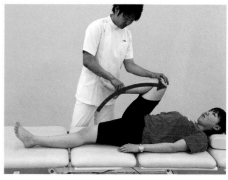

図11　トーマステスト
一側の下肢の膝を屈曲した状態で股関節を屈曲する．対側の腸腰筋の短縮がある場合，股関節が屈曲する．

MEMO
疼痛描画と心因性の障害
疼痛描画は心因性の腰背部痛の判定にも用いられる．解剖学的な根拠のない部位での疼痛や検査のたびに疼痛の性質や部位が変わるときは心因性の要素も考慮する．

ケンプ（Kemp）テスト

関節可動域検査（range of motion test：ROM-t）

指床間距離（finger floor distance：FFD）

下肢伸展挙上（straight leg raising：SLR）テスト

際，側屈側に疼痛が生じるとケンプ徴候陽性とする．元来，腰椎椎間板ヘルニアに用いられていたが，現在では腰部脊柱管狭窄症でも用いられ，陽性率が高い．ただし，特異性は高いわけではない[1]．そのほか，圧痛や違和感などもチェックする．

6）関節可動域検査（可動性）

　最初に自動運動の可動性について検査する．通常，腰椎単独の可動性をみるのは困難なため，胸腰部の可動性として日本整形外科学会・日本リハビリテーション医学会の関節可動域が参考値として用いられる．前後屈や側屈では指床間距離を用いる方法もある（**図9**）．どの方法においても，脊柱全体を眺め，全体が一様に運動しているかどうかを観察する．同時に腰痛や放散痛・しびれなどの発生や増強，または消失・軽減する運動範囲を確認する．

　加えて，他動的に脊柱の関節可動域を確認し，症状の出かたが自動運動と差がないか，終末抵抗感に異常はないかなどを調べる．腰部の筋の損傷の場合，その筋の収縮方向への運動は自動運動では疼痛を発生するが，他動運動では症状が軽微な場合がある．

　神経学的なテストとして，下肢伸展挙上テストも重要な検査である（**図10**）．関節可動域検査として考える場合，ハムストリングの柔軟性を確認するテストであるが，神経学的検査としては，坐骨神経の牽引テストとなる．同じ可動域制限であっても，ハムストリングの問題であれば大腿後面のつっぱり感として感じ，坐骨神経痛では坐骨神経の走行に一致した部位（殿部〜大腿後面，時に足部まで）に疼痛を生じる．正常では70°〜90°まで挙上が可能である．

　股関節屈筋である腸腰筋も短縮しやすく，また，骨盤後傾を誘発するため検査を行

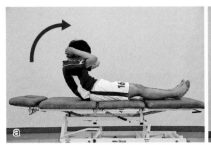 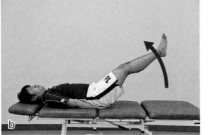

図 12　腹筋筋力
起き上がり腹筋（a）は上部腹筋，脚上げ腹筋（b）は下部腹筋が主として使われる．

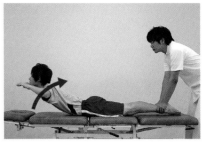

図 13　背筋筋力
過伸展位での強力な背筋筋力の発揮は，症状を悪化させる場合があるため注意する．

う．股関節伸展の可動域の検査以外に，トーマステストにより腸腰筋短縮を確認する方法もある（**図 11**）．

7）徒手筋力検査

体幹機能としては，背筋と腹筋を検査する．腹筋については，一般的な徒手筋力検査と異なり，上部と下部に分けて検査する（**図 12，13**）．また，起立歩行時の骨盤の安定性には股関節周囲，馬尾神経や神経根などの障害がある場合は各支配領域の筋力検査を行う（**表 1**）．

8）神経学的検査

（1）感覚検査

障害高位の判定のために感覚検査を実施する．腰部疾患の場合に，腰背部から殿部・下肢の感覚障害を検査する．通常，触覚および温痛覚が検査され，障害のある場合はデルマトーム（皮膚知覚帯，**図 14**）に一致する感覚障害が生じる．

（2）反射検査

馬尾神経，神経根ともに末梢神経であるため，障害を受けると深部腱反射は減弱または消失する（**表 1**）．

（3）その他の神経学的検査

下肢伸展挙上テスト（**図 10**）は，坐骨神経の神経緊張徴候を確認するためにも用いられる．通常，第 4 腰神経（L4）から第 1 仙骨神経（S1）の障害で，70°以下の挙上制限と坐骨神経痛を伴う場合を陽性とする．ハムストリングの伸張痛と区別が難しいときには，症状を訴える挙上角度からわずかに下肢を降ろし，足関節を背屈させた場合に同様の坐骨神経痛を生じる場合をブラガード徴候（足背屈テスト；ブラガードテスト，**図 15**），膝窩部を押さえて症状が出た場合をバウストリング徴候（膝窩圧迫テスト；バウストリングテスト，**図 16**）とよび，神経緊張症候と判断する．

上位腰椎（第 2 腰神経〈L2〉〜第 4 腰神経〈L4〉）でのテストには大腿神経伸張テストがある（**図 17**）．

9）ADL 検査

バーテル指数や機能的自立度評価法が一般的である．腰痛に対しては，日本整形外科学会の腰痛疾患治療成績判定基準も用いられる．

10）その他

膀胱直腸障害の有無を確認する．そのほか，運動機能に関して，歩行可能時間，最大一歩幅，10 m 歩行時間，10 m 最大歩行速度，重心動揺などがある．治療効果を判定するものとしては，職場復帰までの期間や満足度・心理的評価なども重要である．

表 1　支配神経と障害

障害レベル	筋力低下	腱反射↓
L4	前脛骨筋	膝蓋腱反射
L5	足趾伸筋	深部腱反射 すべて正常
S1	長短腓骨筋	アキレス腱反射

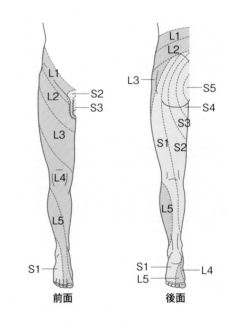

図 14　下肢のデルマトーム

トーマス（Thomas）テスト

デルマトーム（dermatome；皮膚知覚帯）

ブラガード（Bragard）徴候

バウストリング（Bowstring）徴候

大腿神経伸張テスト（femoral nerve stretch test：FNST）

ADL（activities of daily living；日常生活活動）検査

バーテル（Barthel）指数

機能的自立度評価法（functional independence measure：FIM）

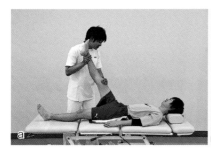

図15 足背屈テスト（ブラガード徴候）
下肢伸展挙上で坐骨神経痛が誘発された角度（a）から少し下肢を降ろし，足関節背屈（b）で疼痛が再現されたら陽性とする．

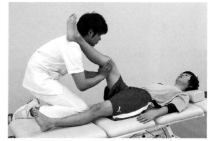

図16 膝窩圧迫テスト（バウストリング徴候）
膝軽度屈曲位で膝窩部に圧迫を加えることにより，坐骨神経痛が再現されれば陽性とする．

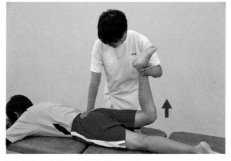

図17 大腿神経伸張テスト
腹臥位で膝関節を90°屈曲し，股関節を他動的に過伸展させたとき，大腿前面に疼痛が生じれば陽性とする．

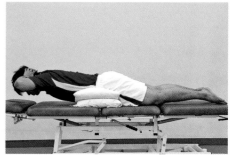

図18 背筋筋力増強トレーニング
腹臥位で下腹部にクッションを置き，体幹屈曲位から中間位まで伸展していく．

2. 理学療法の実際

腰部疾患，特に腰痛を主体とする疾患については，一般的な腰痛体操を行いがちである．しかし，腰部疾患による障害の機序の理解により，その治療手段はさまざまであることが理解できる．腰部疾患に限らず，よく行われている治療手技を短絡的に用いるのではなく，適応とリスクを常に念頭におき，プログラムを立案，施行する．

1) 筋力増強トレーニング

腰部疾患，腰痛患者では腹筋運動が推奨されるが，実際には背筋力の低下が問題になることが多い．ただし，体幹過伸展位での背筋強化はリスクも大きいため，屈曲位から中間位までの運動を行う（**図18**）．また，腹筋運動では起き上がり運動による上部腹筋中心の運動が指導されるが，姿勢保持には下部腹筋がより関与しているため，脚上げ腹筋の指導も重要である（**図19**）．最近，姿勢保持・体幹安定のためには腹横筋や多裂筋の機能が重要視されており，その強化が必要となる[2]（**図20**，**図22**も参照）．

2) 関節可動域運動，ストレッチング （図21）

脊柱および股関節の柔軟性の向上は，日常生活や不意に外力が加わった場合に腰部へのストレスを逃がし，脊柱全体にストレスを分散する．逆に，各関節の柔軟性の低下は，腰部へのストレスの増大を生む．また，体幹筋のストレッチングは筋肉のリラクセーション，局所循環の改善，発痛物質の排出を促す．

3) 姿勢矯正運動

腰椎の過度の前彎が症状を増悪させる場合，骨盤を後傾させることにより腰椎を平低化させる運動として，骨盤傾斜運動（pelvic tilt または tail tuck）がある．背臥位で

MEMO

発痛物質
血流の低下が持続により局所の酸素欠乏が起きるとブラジキニンやヒスタミン，セロトニンなどの発痛物質が生成されて，それが知覚神経に作用し痛みを感じる（セロトニンは鎮痛物質としての作用もあるが，痛み受容器に対しては痛み刺激を促通する作用をもつ）．また，ストレッチングは余分な血管新生を抑制するエンドスタチンを促し，痛みを改善する[3]．

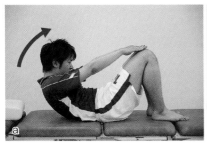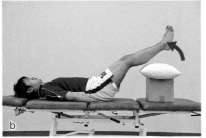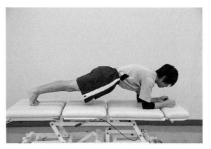

図19　腹筋筋力増強トレーニング

a. 上部腹筋強化である．膝を伸展したままでの起き上がりは，腸腰筋の作用で腰椎が前
　方に引っ張られ，過伸展を生じる場合がある．そのため，膝を屈曲し，起き上がる．

b. 下部腹筋を強化するもので，両下肢を伸展挙上する．その際，股関節屈曲30°までは
　腸腰筋が強く収縮し，腰椎の過伸展を生じやすいため，脚の下に台やクッションを置
　いて下肢が下がりすぎないようにする．

図20　腹横筋筋力増強トレーニング

腕立て位あるいは肘をついて体幹中間位で
の挙上位を維持することにより，腹横筋を
強化する．

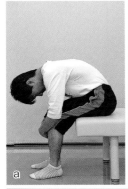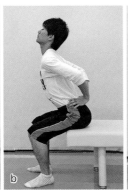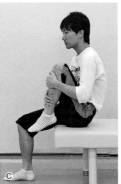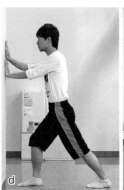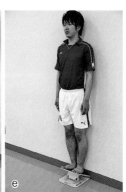

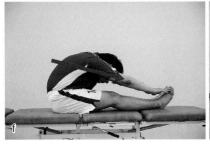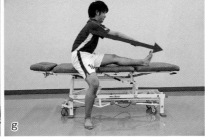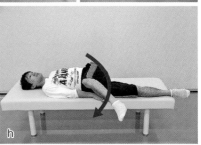

図21　関節可動域運動，ストレッチング

a. 臍をのぞくようにして，脊柱を屈曲する．

b. 背伸びをするようにして脊柱を伸展する．

c. 膝を抱え込んで股関節を屈曲する．

d. 壁を支えにして，下腿三頭筋を伸張する．足首が固いと，歩行時のショックを吸収しづらく，また，しゃがみ込み時に脊柱の過大
　な前屈を強いる．

e. ストレッチボードを用いた下腿三頭筋の伸張．

f. 長座位から前屈し，ハムストリングと背筋群の伸張を行う．

g. ハムストリングの固さに左右差がある場合には，上図のように左右の下肢で個別に伸張する方法もある．

h. 背臥位で両肩をベッドにつけたまま，一側の下肢を屈曲し対側に倒すことにより，体幹を捻転する．

両膝を立て，腰椎をベッドに押しつけるようにして骨盤を後傾する．この運動は，脊
柱安定化トレーニングとしても用いられる[4]（**図22**）．最初は背臥位で練習し，徐々に
立位で実施する（**図23**）．逆に骨盤を後傾し腰椎前彎を強調する運動は，多裂筋の強
化運動として用いられる．

4) マニピュレーション

　筋の伸張，椎間関節の離解，体幹および股関節の関節可動域改善のため用いられる
（**図24**）．セラピストの徒手にて，他動的かつ律動的に伸張運動を行う（Lecture 18
〈p.30〉参照）．

5) 腰痛体操

　腰痛に対して最もよく行われる保存療法で，賛否はあるが，治療効果はあると認め

マニピュレーション（manipulation）

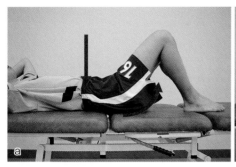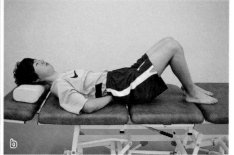

図22　骨盤傾斜運動
背臥位で膝を立て，骨盤を後傾するように力を入れる（a）．困難な場合は手を腰の下に入れ，手を腰で押しつけるようにすると理解しやすい（b）．逆に腰椎前彎を強調することにより手から腰を離す運動は，多裂筋の強化運動として用いられる．

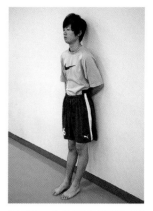

図23　立位での骨盤傾斜運動
背臥位で骨盤傾斜運動が可能となったら，立位で同様の練習を行う．

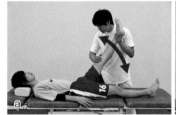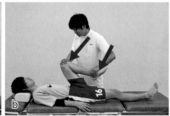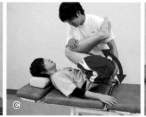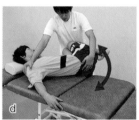

図24　マニピュレーション
a. 下肢を伸展し，挙上と下降を繰り返す．
b. 股・膝関節の屈曲伸展を繰り返す．骨盤も後傾するため，対側股関節の伸展動作ともなる．
c. 脊柱の屈曲運動を繰り返す．
d. 体幹の捻転を繰り返す．

られている[5]．

ウィリアムズ（Williams）の腰痛体操

（1）ウィリアムズの腰痛体操（図25）

　腰痛体操の代表として有名で，多くの病院で用いられている．しかし，元来腰部脊柱管狭窄症やすべり症など，腰椎の伸展で症状が悪化する疾患のために開発された．そのため，腰痛に対し一律にウィリアムズの腰痛体操を選択するのは慎むべきである．

マッケンジー（McKenzie）の腰痛体操

（2）マッケンジーの腰痛体操（図26）

　マッケンジーは腰痛の原因を，日常の作業で頻繁にみられる前屈姿勢によるものが多いとした．また，腰椎前彎の減少は椎間板内圧を増大し，背筋群の筋血流量が減少し筋内圧が上昇する[6]．そこで，この体操が腰椎の生理的前彎の減少に対応するトレーニングとして開発された．他動的な伸展運動を促すもので，活発な運動を繰り返すのではなく，伸展位を保持することに主眼がおかれている．

6）ADLトレーニング

　腰部になんらかの障害をもつ場合や，障害を経験した後の再損傷を予防するADL上の指導方法について説明する．

（1）荷物の持ち方，運び方

　荷物を持つ際は，体幹から離さないようにする．荷物が体幹から遠くなると，背筋への負荷は高まり，椎間板や椎間関節にかかる負荷も同時に上がる（図27）．また，重いものを持った状態で体幹をひねったり，側屈を強いたりすると，椎間板や椎間関節に大きなストレスがかかるため，必ず体全体で方向を変えるように指導する（図28）．押したり引いたりする動作では，おおむね股関節の高さで行うと筋力を発揮しやすい[7]．

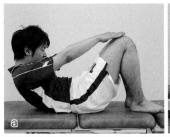
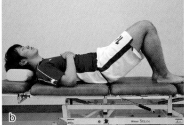
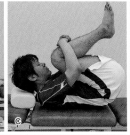
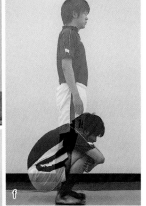
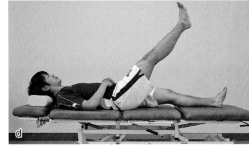
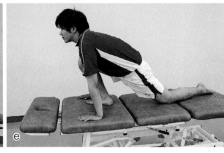

LECTURE
19

図 25　ウィリアムズの腰痛体操
a. 背臥位で両膝を立てて腸腰筋をはたらきにくくしたうえで，起き上がり腹筋を行い，腹直筋を強化する．
b. 腹筋強化，殿筋強化，腰椎前彎を減少させるため，殿部を少し浮かし気味にして，骨盤を後傾させる．
c. 膝を抱え込むようにして，腰背筋のストレッチングを行う．
d. 自動的下肢伸展挙上運動にてハムストリングを伸張する．
e. 下肢屈曲側の殿筋ストレッチと伸展側の腸腰筋ストレッチ．
f. しゃがみ込みによる腰背筋のストレッチと立ち上がりの繰り返しで下肢筋を強化する．

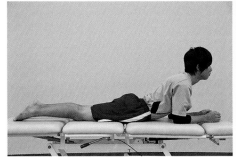
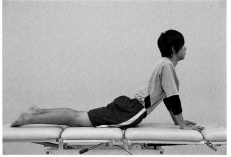

図 26　マッケンジーの腰痛体操
肘立て位あるいは腕立て位で脊椎を伸展位に保持し，腰椎の前彎を維持する．

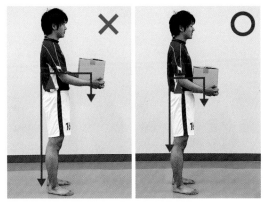

図 27　荷物の持ち方
荷物を体幹から遠く離すと大きな負荷が背部にかかる．

（2）重いものの持ち上げ方（図 29）

　腰部の保護のために，床から物を持ち上げる際，膝関節を曲げてしゃがんだ位置から持ち上げるほうがよい．ただし，自覚的な強度は膝関節を伸ばしたまま体幹を倒したほうが低く感じるため，患者教育が重要となる．

MEMO
持ち上げ動作と腹腔内圧上昇
前屈位での物の持ち上げ動作に際し，腹腔内圧の上昇による支持機構が重要であるといわれていた．しかし，この理論は実証されていないだけでなく，急激な血圧上昇を生じるため，多くが高齢者である腰部疾患では適応となりにくい．

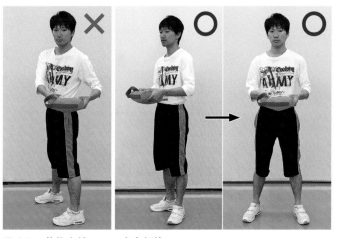

図28　荷物を持っての方向転換
足を止めて体幹をねじる方法は腰部にストレスがかかる．足を動かし，
体幹をねじらずに移動する．

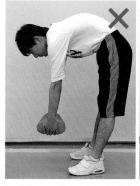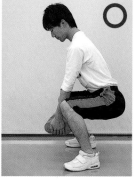

図29　荷物の持ち上げ方
前屈すると腰椎に剪断力がはたらき，また，過度の伸張が
背筋や後部の靱帯にかかる．しゃがんで，できるだけ体幹
を直立して持ち上げる．

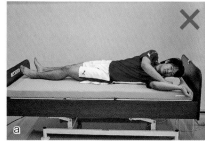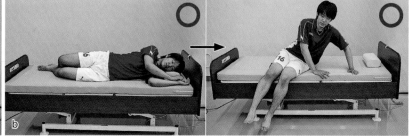

図30　寝返り，起き上がり
寝がえる際には体幹をねじらず（a），肩甲帯と骨盤を同時に動かす．起き上がる際には側臥位から両脚を降ろし，両手を使って体幹の
側屈や回旋ができるだけ入らないようにする（b）．

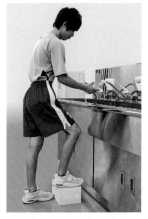

**図31　長時間立位時の一
　　　　側下肢の挙上**

セミファウラー位（semi-Fowler's
position）

シムズ位（Sims position）

（3）寝返り，起き上がり

　腰部に負荷をかけたくない場合，体幹をねじったり，大きな屈伸を伴う動作を避け
る．そのため，寝返りや起き上がりは，体幹を丸太が転がるようにまっすぐにした状
態で行う（**図30**）．

（4）長時間の立位での作業

　一側の足の下に10 cm程度の台を置き，腸腰筋の緊張をゆるめる．また，一定時
間ごとに上げる側の足を換えることで，特定の筋に疲労が集中することを予防する
（**図31**）．

7）安静臥床

　急性期で強い腰痛の際には，2日を限度に安静臥床する場合がある．一般的にはエ
ビ姿勢やセミファウラー位，シムズ位のように体幹を軽度屈曲し，股関節と膝関節を
屈曲位に置いた姿勢をとる（**図32**）．ただし，伸展位のほうが腰痛が軽減する場合も
あり，その場合は腹臥位などを選択し，できるだけ安楽な体位を確保する．

　しかし，多くの場合，腰痛自体に安静の効果は期待できない．また，痛みに合わせ
た活動を行うよりも，通常の活動を継続するという助言のほうが症状の改善が早く，
慢性化も少ない[8]．

8）物理療法

（1）温熱療法

　ホットパック，極超短波，超音波などが用いられる．

（2）寒冷療法

　急性炎症や筋スパズムによる腰痛に選択される．アイスパックやアイスマッサー

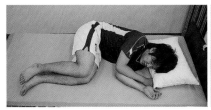
a. エビ姿勢

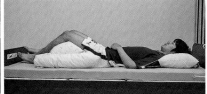
b. セミファウラー位

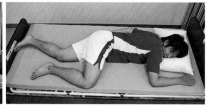
c. シムズ位

図 32　安静臥床の肢位

ジ，コールドスプレーが用いられる．筋スパズムによる場合は，穏やかな寒冷療法でも効果が高い．

（3）牽引療法

椎間関節の離解や椎間孔の開大による除圧効果が期待されていたが，現在ではほぼ否定され，その効果は伸張と弛緩の繰り返しによる背部筋へのマッサージ作用による[9]．一般的にはセミファウラー位がよいが，伸展で症状が軽減される患者では，腹臥位で伸展気味にした状態での牽引も行われる．

（4）経皮的電気神経刺激療法

筋スパズムや疼痛に対し用いられる．

9）装具療法

体幹装具が腰椎の免荷や腰椎運動制限を目的に選択される．一般的に症状が軽度の場合には軟性コルセットが用いられる．症状が強く，強固な固定が必要な場合には，半硬性コルセットや硬性コルセットが選択される（**図 33**）．また，下肢に麻痺が存在する場合には，症状に合った装具を併用する．前脛骨筋麻痺に対し，短下肢装具は併用される．

腰部脊柱管狭窄症では，体幹の伸展を制限し屈曲を許す屈曲装具（Williams' flexion brace）が用いられる場合もある．

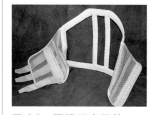
図 33　腰椎用半硬性コルセット

スパズム（spasm）

経皮的電気神経刺激療法（transcutaneous electrical nerve stimulation：TENS）

短下肢装具（ankle-foot orthosis：AFO）

■引用文献

1) 日本整形外科学会，日本脊椎脊髄病学会監：腰部脊柱管狭窄症診療ガイドライン 2021，改訂第2版．南江堂；2021．
2) Hides JA, et al.：Multifidus muscle recovery is not automatic after resolution of acute, first episode low back pain. Spine 1996；21：2763-9.
3) 渡辺正仁ほか：痛みのメカニズムと鎮痛．保健医療学雑誌 2017；8（1）：50-63．
4) 伊藤俊一，石田和宏ほか：腰痛体操再考．理学療法 2002；19：1273-8．
5) 白土　修，伊藤俊一：腰痛症患者に対するリハビリテーション．脊椎脊髄 2000；13：590-9．
6) 紺野慎一，菊地臣一：特異病態 腰背筋群のコンパートメント内圧上昇と腰痛．臨床整形外科 1993；28：419-26．
7) Garg A, Beller D：One-handed dynamic pulling strength with special reference to speed, handle, height and angles of pulling. Int J Ind Ergonomics 1990；6：231-40.
8) 紺野慎一，菊地臣一：腰痛症の診断・治療の問題点．理学療法 2002；19：1255-60．
9) Harte AA, et al.：The efficacy of traction for back pain：A systematic review of randomized controlled trials. Arch Phys Med Rehabil 2003；84：1542-53.

■参考文献

1) 戸山芳昭編：最新整形外科学大系 12 胸腰椎・腰椎・仙椎．中山書店；2006．

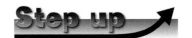

心因性の検査[1,2]

LECTURE
19

　腰痛のように，患者自身の訴えでのみ判断しなくてはならない疾患では，しばしば心因性の要素が入り込む．心因性とは，不安や願望など心の状態で引き起こされる疾患である．特に，環境の急激な変化や心理的な著しいストレス，継続する不都合な環境などから心因性の症状が出現する．そのため，薬物療法や理学療法が効果を発揮できないこともしばしば経験される．また，心身症（身体的な検査で器質的あるいは機能的障害が認められるが，疾患の発症や症状の増悪に心因が影響しているもの）や詐病（実際には障害をもっていないが，経済的あるいは社会的な利益を得るため，あたかも障害をもつように振る舞うこと）なども同様に考慮すべき問題である．

　実際の評価の際には，客観的に検査所見を拾い上げ，統合・解釈していく．そのなかで，明らかに神経学的・解剖学的に考えにくい症状が散見されたり，症状が検査するたびに極端に変化するなどの所見がみられた場合には，心因性の要素を疑う．

　つじつまの合わない症状を正確に記載していく方法のほかに，心因性の腰痛を検査する方法としてバーンズテストやフリップテストなどがある．

1) バーンズ (Burns) テスト

　椅子や台の上で患者に正座してもらい，床に指をつけていくように指示する．心因性の場合，この動作ができない（図1）．

2) フリップ (Flip) テスト　（図2）

　下肢伸展挙上テストで坐骨神経痛を訴える場合，端座位で膝関節を伸展しても同様の痛みを訴えるはずである．心因性の場合には容易に膝関節を伸展できる．ただし，このテストを行う場合，感覚テストなどのほかのテストを行うふりをして，注意をそらして行う．

3) フーバー (Hoover) テスト

　詐病を含む心因性の要素で，下肢痛や坐骨神経痛のため一側の下肢を持ち上げられないときに用いる．背臥位で健側の踵の下に検者の手を置き，患側の下肢を伸展位のままで挙上するように指示する．通常は，踵を下に押す力を感じるが，詐病で上げていないときには，その力を感じない（図3）．

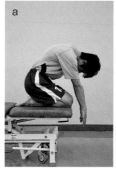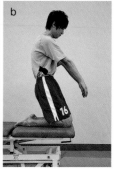

図1　バーンズテスト
a. 正常
b. 心因性の場合，前屈できなかったり，前方に倒れそうになる．

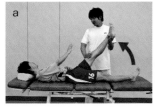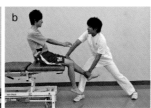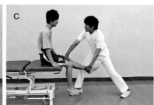

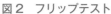

図2　フリップテスト
a. 下肢伸展挙上で坐骨神経痛を訴える場合
b. 端座位での膝関節伸展は，下肢伸展挙上と同様な状態なので，本当に障害のある患者では後ろに逃げたり，疼痛を訴えたりする．
c. 心因性や詐病の際には，膝関節を容易に伸展できる．

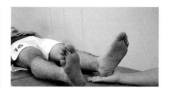

図3　フーバーテスト
この図では，患側肢は右で，左下肢の下に検者の手を置く．次に右脚を挙上するように指示する．患者が下肢を持ち上げようとしているならば，左踵が下方に押されるのを感じ取れる．

■引用文献

1）川上　登：心身症と腰痛―心因性腰痛．臨床リハビリテーション 1994；3：660-6.
2）永田見生：その他の診察法．戸山芳昭編．最新整形外科学大系 12 胸腰椎・腰椎・仙椎．中山書店；2006．p.52-9.

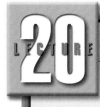

脊椎手術（1）
総論

到達目標

- 脊椎手術の基本的な術式について理解する．
- 手術による固定性や不安定性など，構造の変化がもたらす特質を理解する．
- 手術に応じた理学療法の変化について，その原理を理解する．
- 手術に伴うリスク管理を理解する．

この講義を理解するために

　この講義では，主に脊柱の手術の目的，方法，原理について理解し，手術がもたらす構造変化に対して，どのように考えて理学療法を行えばよいのかを学習します．脊椎の手術では，内包されている脊髄や脊髄から分枝する脊髄神経への影響について，常に意識する必要があります．誤った理学療法は，永続する障害を生み出すおそれがあるため，四肢体幹の個々の運動や姿勢・肢位が及ぼす影響についても，十分に理解する必要があります．

　脊椎の手術を学ぶにあたり，以下の項目をあらかじめ学習しておきましょう．

- □ 脊椎，脊髄，神経根にかかわる整形外科疾患の病態について学習しておく．
- □ 脊椎各部（頸椎，胸椎，腰椎，仙骨）の構造と運動について学習しておく．
- □ 脊柱全体の運動について，基礎運動学を学習しておく．
- □ 脊髄神経（運動，感覚）の髄節レベルと，髄節レベル別の障害について学習しておく．

講義を終えて確認すること

- □ 脊椎手術で行われる固定，除圧の目的を理解できた．
- □ 脊椎手術により生じた構造変化を理解できた．
- □ 理学療法に伴うリスク管理，禁忌事項を理解できた．
- □ 術後の経過に伴う術部の変化の概略を理解できた．

1. 脊椎の手術と理学療法

脊椎の機能は，支持性と可動性，および脊髄の保護を目的としている．また，上下の椎弓切痕から形づくられる椎間孔が，末梢神経となる脊髄神経を脊髄から脊柱管外に出すための出入り口となる（Lecture 16〈p.2〉参照）．

脊椎の椎孔や椎間孔の狭小化，椎体間での不安定性などによる脊髄や神経根・周囲軟部組織へのストレスにより，痛み，しびれ，筋力低下，運動障害を生じる．脊椎の手術は，そのような構造変化に対し，除圧，固定，整復または矯正を目的とする．手術は，脊椎の機能である支持性，可動性，脊髄保護をできるだけ保つように考慮されており，それらがどのレベルで行われているのか，あるいは保たれているのかを知る必要がある．また，現状は症状が軽度であっても，将来的に高度な障害を生じる可能性が高い場合，予防的に手術が行われることもある．

種々の目的のなかでも，脊髄・神経根に対する除圧は脊椎手術の基本となり，脊髄や神経根への圧迫ストレス除去を目的に行われる．この際，除圧に伴う支持性の低下がどの程度なのかを把握する．

脊椎の不安定性に対し，骨移植やインストゥルメンテーションによる固定が行われる．術前に脊椎の不安定性がなくても，術中の除圧操作により支持性が低下し不安定となった場合，同時に固定術が行われることが多い．

側彎症や外傷，腫瘍などにより大きく変形・偏位した場合などには，整復や矯正が行われる．また，矯正した位置を保持するために固定術が併用される．

固定，整復，矯正の各目的に対して固定術が行われた場合，その固定強度が重要となる．強固なプレートなどを用いたインストゥルメンテーションでは早期より荷重や運動の実施が可能であるが，広範囲にわたる骨移植では安静期間が長引く．

脊椎の手術は椎弓切除術，開窓術，髄核摘出術，脊椎固定術など多種多様であり，日進月歩で改良され変化しているため，すべての手術法を詳細に理解することは困難である．

しかし，手術自体は除圧術と固定術のどちらかか，その両方を併用したものが基本となる．また，進入方向も考慮すべきで，前方あるいは後方に大別され，個々の手術を理解することは，必ずしも難しいことではない．

いずれの手術方法においても，術直後は術部の安静を基本とするが，全身的な安静ではない．理学療法は，術部の固定性に応じて，全身的な活動性を向上させる．

2. 手術を理解するための基礎知識

ここでは，脊椎の手術について理解するために必要な知識について概説する．

1）脊髄疾患の局所診断

脊髄疾患の局所診断は，病変部位の高さを同定する高位診断と，脊髄横断面での障害部位の領域を同定する横位診断に分けられる．

（1）高位診断

高位診断には，①髄節，②筋節，③デルマトーム（皮膚知覚帯），がある．

a. 髄節

各神経根に対応する脊髄の部位（高位）を髄節とよぶ．成人では，頸椎と頸髄の位置関係が頸髄のほうが1〜1.5椎程度上位となるズレが存在する．また，頸椎は第7頸椎までなのに対し，頸髄は第8頸髄までと数のうえでも異なることに注意する．一

👁 **覚えよう！**

中枢神経と末梢神経
基本的には，脳と脊髄のみが中枢神経であり，脳神経と脊髄神経を含めてしまう間違いがよくみられる．脳神経や脊髄神経など，「〜神経」と付けば末梢神経，付かなければ中枢神経であると覚えておくと間違えにくい．

LECTURE 20

✍ **MEMO**

インストゥルメンテーション
（instrumentation）
固定の際に，スクリューやプレート，スペーサーなどの内固定材を使用すること．

骨移植（bone graft）

💡 **ここがポイント！**

手術所見・術者の情報
脊髄や神経根に対する除圧がどの程度可能であったかについても重要な情報であるが，理学療法を行ううえで最も重要なことは，支持性・可動性がどの程度確保されているかを把握することである．術後プログラムでどれだけダイナミックなことができるかの判断材料となる．そのため，理学療法診療記録に，その内容を詳細に記録しておくとよい．

髄節（spinal segment）

方，尾側においては，脊髄の下端は，通常，第1腰椎の下端の高さにあり，腰髄・仙髄は第10/11胸椎椎間板の高さから第1腰椎下端の高さに集中している．

b. 筋節（表1）[1]

各脊髄神経の前根（運動神経）に支配されている骨格筋要素を筋節とよぶ．それぞれの対応は1対1ではなく，一つの骨格筋が複数の前根に支配されていることも多い．ただし，回外筋（第6頸髄）や三角筋（第5頸髄），前脛骨筋（第4腰髄）のように，主に一つ，あるいは複数のうちのある一つの優位な前根により支配されている骨格筋があり，これは高位診断において重要な情報となる．

c. デルマトーム（皮膚知覚帯）

各後根（感覚）神経に対応する表在皮膚の感覚分布を皮膚知覚帯（デルマトーム）とよぶ（Lecture 14，17〈p.13〉参照）．各髄節の境界領域では二重支配（オーバーラップ）があるため，明確ではないことは考慮しておく．

（2）横位診断

a. 索路徴候

下行性運動線維束の錐体路や上行性感覚線維束の後索，脊髄視床路の障害を索路徴候という．脊髄レベルの錐体路徴候では，延髄下部にある錐体より下位にあるため，同側の痙性や筋力低下を生じる．尾側に向かう線維ほど脊髄表層にあるため，頸髄で圧迫があると下肢に症状が出やすい．

後索障害では，深部感覚に障害を生じる．脊髄視床路障害では，表在感覚のなかでも対側の温痛覚に障害を生じる．触覚は複数の求心路があるため，一側の脊髄視床路障害では感覚障害を認めない．ただし，後根や後角障害では同側の温痛覚と触覚が同じように障害を受ける．錐体路と同じように，表層が尾側からくる線維であるため，外部から圧迫があると下肢で温痛覚障害を生じる．

b. 髄節徴候

前角や前根の障害では，その髄節レベルでの筋力低下，筋萎縮，線維束攣縮を生じる．後角や後根の障害では，デルマトームと一致する感覚障害や疼痛を生じる．

2）脊椎の基本的手術手技

脊椎の手術は多岐にわたるさまざまな手術手技が存在する．そのため，臨床で一般的である脊椎の手術で，かつ基本的な概念が理解しやすいものについて説明する．

（1）髄核摘出術（Love法）

主に腰椎椎間板ヘルニアに対する手術療法である．腰椎椎間板ヘルニアの大部分は保存的治療で改善するが，麻痺が高度な場合（膀胱直腸障害や下垂足など）や3か月程度の保存療法によっても改善がみられず，日常生活に支障が生じている場合には手術適応となる．その手術のなかでも，古くから最もよく行われているのが，後方椎間板切除術であるLove法あるいはその変法である．

Love法は，通常，背部よりアプローチする後方進入で，一側の傍脊柱筋を剝離し

表1　各髄節レベルでの支配筋と主な運動

	髄節レベル*	髄節支配筋	運動
1. 頸髄	C1, C2, C3	胸鎖乳突筋	頸部の前屈，回旋
	C2, C3, C4	僧帽筋	肩すくめ
	C3, C4, C5	横隔膜	自発呼吸
	C5, C6	三角筋	肩の外転，屈曲，伸展
	C5, C6	上腕二頭筋	肘の屈曲
	C6	回外筋	前腕の回外
	C6, C7	長・短橈側手根伸筋	手関節の背屈
	C6, C7	橈側手根屈筋	手関節の掌屈
	C6, C7, C8	総指伸筋	指の伸展
	C7, C8	上腕三頭筋	肘の伸展
	C7, C8, T1	浅・深指屈筋	指の屈曲
2. 胸髄	C8, T1	手内在筋	指の内外転
	T1〜11	肋間筋**，傍脊柱筋**	
	T7〜12，L1	腹筋***，傍脊柱筋**	
3. 腰髄	T12, L1, L2, L3	腸腰筋	股関節の屈曲
	L2, L3, L4	内転筋群	股関節の内転
	L2, L3, L4	大腿四頭筋	膝関節の伸展
	L4, L5, S1	前脛骨筋	足関節の背屈
	L4, L5, S1, S2	大腿屈筋群	膝関節の屈曲
	L4, L5, S1	中殿筋	股関節の外転
	L4, L5, S1	長趾伸筋	足趾の背屈
	L5, S1	長母趾伸筋	母趾の背屈
4. 仙髄	L4, L5, S1	長・短腓骨筋	足の外返し
	L5, S1, S2	大殿筋	股関節の伸展
	S1, S2	下腿三頭筋	足関節の底屈

*赤字は主な髄節を示す．
**髄節性支配を受けている．
***T7〜L1の髄節性支配を受けている．
（三河義弘ほか：最新整形外科学大系10 脊椎・脊髄．中山書店；2008．p.126-9[1]）

筋節（myotome）
デルマトーム（皮膚知覚帯；dermatome）

索路徴候（long tract sign）

髄節徴候（segmental sign）

MEMO
線維束攣縮（fasciculation）
局所にみられる不規則で不随意に反復する筋収縮．

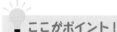
ここがポイント！
たとえ，ほかの手術を行った症例に遭遇しても，ここに記載した内容を理解できていれば，手術所見を読み解くことは，難しくない．

髄核摘出術（nucleotomy）

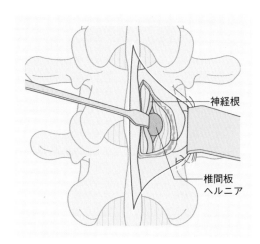

図1　Love法
右側の椎弓を削り，第5神経根を正中に避けた状態．

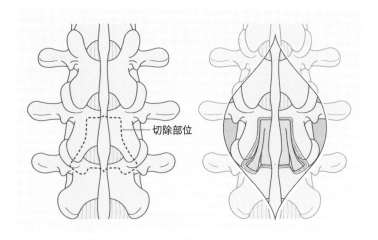

図2　部分椎弓切除術（拡大開窓術）
通常，脊柱管狭窄は椎体レベルではなく，椎間板レベルで狭窄することが多い．そのため開窓術は同レベルの椎弓を削り，除圧を行う．

MEMO
椎間板ヘルニアによる麻痺と手術療法の適応
膀胱直腸障害は馬尾性排尿障害（尿閉），筋力低下は徒手筋力検査にて2以下を認める場合に手術適応となることが多い．

MEMO
椎間板ヘルニアの手術療法
ヘルニアの摘出術は，厳密にいうと，脱出した腫瘤のみを摘出するヘルニア摘出術と椎間板腔内もいくらか郭清する髄核摘出術に分けられる．

ヘルニア摘出術（herniotomy）

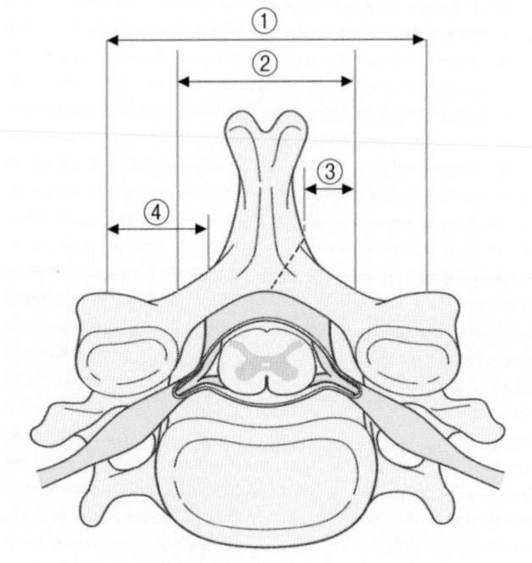

図3　椎弓切除術
椎弓あるいは椎間関節の一部を切除して除圧する．筋や靱帯の付着部である椎弓を広範囲に切除するため，脊柱が不安定になりやすい．そのため，しばしば脊椎固定術が併用される．①広範椎弓切除術，②椎弓切除術，③片側椎弓切除術，④椎間孔開窓術．
（田口敏彦：臨床整形外科手術全書　第8巻．脊柱（総論）．金原出版；1993．p.275-83[2]）

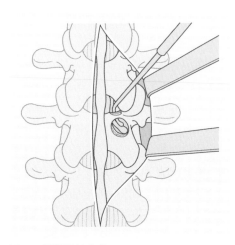

図4　椎間孔拡大術
椎間孔の狭窄により神経根を圧迫している場合に，椎間孔が拡大するよう椎弓を部分的に切除する．侵襲が少なく，不安定性を生じにくい．

椎弓切除術（laminectomy）
椎間孔拡大術（椎間孔開窓術；foraminotomy）
内側椎間関節切除術（medial facetectomy）
部分椎弓切除術（laminotomy）
椎弓形成術（laminoplasty）

て椎弓間に入り，椎弓上下縁および椎間関節の内側をわずかに削る開窓術を行う．椎弓間にある黄色靱帯を切除し，突出している髄核を摘出する（**図1**）．

椎間板の変性が強度で，術前から椎間の異常可動性があり，手術操作により不安定性の増大が危惧される場合，脊椎固定術が併用される．

（2）開窓術・椎弓切除術

脊柱管が狭窄している場合に用いられ，後方から窓を開けるように圧迫部位を切除する除圧術である．脊柱管狭窄症では後方からの圧迫が多いため，後方からの除圧は合理的である．除圧術は切除範囲によって部分椎弓切除術（**図2**），椎弓切除術（**図3**）[2]，椎間孔拡大術（**図4**），内側椎間関節切除術などに分類されるが，一般的に開窓術は部分椎弓切除術（拡大開窓術）をさす．

（3）椎弓形成術（図5）[3]

後方進入による除圧術で最もよく用いられる方法で，頸椎症性脊髄症，頸部・腰部

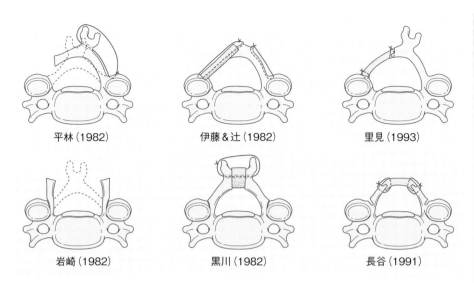

平林 (1982)　　伊藤＆辻 (1982)　　里見 (1993)

岩崎 (1982)　　黒川 (1982)　　長谷 (1991)

図 5　椎弓形成術（頸椎例）
上段は片開き法，下段は縦割法の代表的なものを図示した．
（里見和彦：最新整形外科学大系 6 手術進入法と基本手術手技―脊椎・脊髄．中山書店；2009．p.135-40[3]）

脊柱管狭窄症，後縦靱帯骨化症，黄色靱帯骨化症など，広く除圧を必要とする疾患が対象となる．広範囲に除圧を行っても，不安定性は比較的生じにくい．これは，椎弓の大部分を取り去る椎弓切除術と比べ，背部の筋や靱帯の付着部であり，また，後方からの外力から脊髄を守る椎弓を温存できることによる．

　手術では，椎弓の一部を切って，切り欠き部を開き，そこに支え棒として骨移植や人工骨の挿入により脊柱管を広げ，脊髄の圧迫を取り除く．

　椎弓を開く方法として，棘突起部の正中で観音開きに左右へ開く方法（縦割法）と，椎弓基部の片側に切り込みを入れて片開きドアのように一側から対側に開く方法（片開き法）がある．

（4）脊椎固定術

　椎間板や椎間関節，あるいは椎骨自体の障害により脊柱が不安定になった場合や，将来的に不安定化が予測される場合に，側彎や亀背などの矯正のため脊椎固定術が行われる．固定術には，移植骨あるいは人工骨が使用される．

　固定法には，前方進入椎体間固定術，後方進入椎体間固定術，後側方固定術，後方進入椎体間固定術などの方法がある．いずれも，早期離床のために脊椎インストゥルメンテーションが併用されることが多い．

　固定術もきわめて多彩で，かつ複数の固定術が併用されることも多く，ここでは前方進入椎体間固定術，腰椎後方進入椎体間固定術，脊椎後方固定術，脊椎後側方固定術，近年普及しつつある側方経路腰椎椎体間固定術について説明する．また，前方進入や後方進入は，手術の際，当該脊椎に対し，その前方あるいは後方のどちらから入り込むかを示している．

a. 前方進入椎体間固定術（図 6，7）

　前方進入の椎体間固定術では，上位頸椎では口腔から，中下位頸椎では頸部側方から，胸椎では胸骨を縦割し正面からか，体幹側方より胸膜の後方から，腰椎では腹部からと，脊椎の前方部から進入する．固定は，移植骨を椎体前方から入れ込み，固定する．前方進入は，背部の筋肉や脊柱管内の神経組織への侵襲が少ない，軸性疼痛（後述〈p.52〉）が生じにくいという利点があるが，進入経路が複雑で，頸部では反回神経麻痺が生じやすいなど合併症を伴いやすく，術後の理学療法が複雑かつ長期になることが多い．

ここがポイント！

骨移植
骨移植の骨癒合は骨折の治癒過程と同義にとらえられることがある．しかし，骨折とは異なり，固定に用いられる移植骨は，ほかの部位から採ってきたものである．したがって，骨梁など外力に抗する骨組織の並びが，該当部位とは異なる．そのため，移植骨が線維性に結合してから，一度骨吸収を生じる．その際に，一時的に強度が低下するため圧潰するおそれがあり，術後 3 か月程度は強い負荷をかけることができない．
脊椎移植で用いられる移植骨には，切除した椎弓や棘突起，あるいは腸骨の非荷重部位がよく用いられる．

MEMO

人工骨
骨欠損部を補充することを目的とした人工物．最近はハイドロキシアパタイトのように，体内で少しずつ骨に置換されていく素材が使われている．

ハイドロキシアパタイト（hydroxyapatite：HAP）

脊椎固定術（spinal fusion あるいは spondylodesis）

MEMO

反回神経麻痺
反回神経は迷走神経からの枝であり，声帯の運動を担っている．そのため一側での反回神経の障害は嗄声（させい）とよばれるかすれ声を生じる．手術以外の原因としては特発性のものが最も多い．

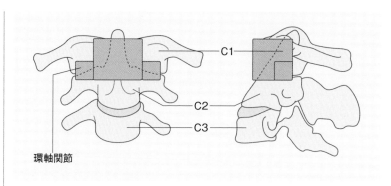

図6　上位頸椎前方固定術例
関節リウマチでよくみられる歯突起骨折による環軸椎亜脱臼によく用いられる.

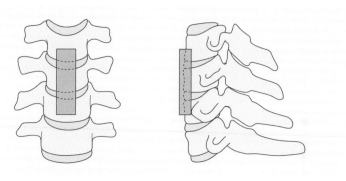

図7　中位頸椎以下の前方固定術例
通常,腸骨から採取した移植骨を前方より椎骨に埋め込む.多椎体間にわたる骨移植を行うほど,術直後の不安定性は顕著となるため,注意が必要である.

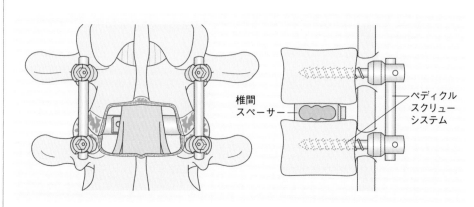

図8　腰椎後方進入椎体間固定術
椎間スペーサーの中,あるいは周囲に骨移植を行い,最終的にはペディクルスクリューだけでなく,移植骨の癒合も期待する.

　最近は,内固定材の進歩に伴う固定力の向上により,手術手技が比較的容易で術後理学療法も問題が少ない後方進入が増加している.

b.　腰椎後方進入椎体間固定術（図8）

　すべり症や腰部脊柱管狭窄症で,除圧とともに強固な固定が必要な場合に行われる.該当腰部の中央を切開し,椎間板を取り除き,椎間スペーサーと摘出した棘突起や椎弓を椎体間に挿入し,ペディクルスクリューにて固定する.

　強固な固定術として広く用いられており,骨粗鬆症などがなければ,術翌日から離床が可能である.

腰椎後方進入椎体間固定術あるいは後方経路腰椎椎体間固定術（posterior lumbar interbody fusion：PLIF）

ペディクルスクリュー（椎弓根スクリュー；pedicle screw）

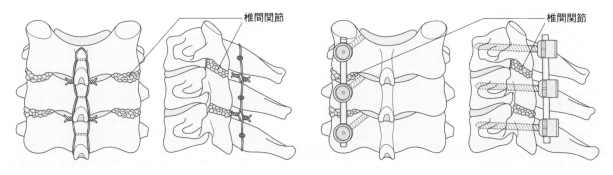

図9 脊椎後方固定術
椎間関節部に骨移植を行い，左図ではワイヤーにて，右図ではペディクルスクリューにての固定を併用している．

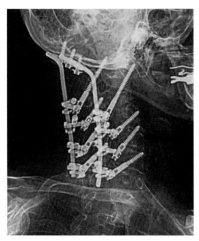

図10 脊椎後方固定術（ロッド併用）
後頭骨から頸椎にロッド固定を併用している．写真のように脊柱に内固定材が使用されている場合，骨移植が併用されることが多い．

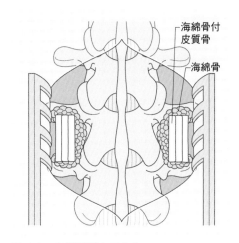

図11 脊椎後側方固定術
横突起部の骨皮質を削り，移植骨を乗せて骨癒合を待つ．骨癒合に長期を要するため，内固定材が併用されることが多い．

c. 脊椎後方固定術（図9，10）

　後方から進入し，複数の脊椎を椎弓，棘突起，椎間関節を骨移植により固定し，脊椎の固定を行うもので，古くから行われている．全脊柱が適応となるが，固定部位が脊柱の運動軸より離れており，力学的にも弱く，偽関節を生じやすい．特に，力学的ストレスの大きい腰椎部では，脊椎インストゥルメンテーションを併用するなど，単独の手術としては行われなくなってきている．内固定材としては，ワイヤーやペディクルスクリュー，ロッド，フックなどが併用される．

d. 脊椎後側方固定術（図11）

　同様に後方進入の手術で，胸腰椎部から腰椎部の脊柱不安定に対し，脊椎の斜め後方（腰椎では横突起部）に骨移植をして固定する方法で，一般的である．すべり症や除圧術後の不安定性が適応となる．移植骨には除圧の際に採取した骨や腸骨が使われる．

　骨癒合率をよくするため，インストゥルメンテーションが併用される．術後は，インストゥルメンテーションを用いない場合は硬性装具，用いる場合は軟性装具を装着する．インストゥルメンテーションを併用すると，早期離床が可能で，術後翌日から歩行可能となる場合が多い．

e. 側方経路腰椎椎体間固定術

　2013年より承認され，近年普及しつつある低侵襲手術である．側腹部の小さな切開部から，従来よりも大きな人工骨を椎間板内に移植する．患者の負担は少ないが，この手術を行える施設はまだ少ない．手術翌日より起立・歩行が行われる．

脊椎後方固定術（posterior fusion：PF あるいは posterior spinal fusion）

脊椎インストゥルメンテーション（spinal instrumentation）
内固定材（インストゥルメント；instrument）

脊椎後側方固定術（posterolateral fusion：PLF）

側方経路腰椎椎体間固定術（lateral lumbar interbody fusion：LIF, extreme lateral interbody fusion：XLIF あるいは oblique lateral interbody fusion：OLIF）

LECTURE 20

3. 合併症，手術効果，遺残する症状

1）合併症

　脊椎手術における一般的な合併症は，手術創の局所感染，輸血を行った際の輸血合併症，下肢静脈血栓とそれに起因する肺塞栓，肺炎や尿路感染症などの全身性の感染症，抗菌薬など，投与した薬物による副作用などがある。特に内固定材を使用するインストゥルメンテーションでは，局所感染の発生率が高い。これらの合併症は，脊椎以外の手術でもよくみられる。

　脊椎の手術特有の合併症には，運動麻痺や痙性・感覚障害などの神経症状の悪化がある。手術による脊髄の移動，移植骨の移動・脱転，そのほか止血操作時の問題などで，神経根や脊髄の損傷により生じる。

　頸椎の椎弓形成術では，除圧に伴う脊髄の後方移動で，神経根が引き伸ばされることで麻痺・感覚障害が生じる。特に，第5頸髄神経根が障害を受けやすく，手術患者の5％強において術後数日して三角筋麻痺を生じ，肩関節の挙上が困難となる。ただし，この症状については，数か月で改善することが多い。また，多椎間の椎弓形成術後に頸部から僧帽筋上・中部線維付近にかけて痛みや凝り感を訴える症例がみられる。これは軸性疼痛とよばれ，神経根の刺激による根性疼痛と区別されている。軸性疼痛は，術後頸椎カラーを装着しているほうが発生しやすい[4]。そのほか，術後血腫による脊髄圧迫の増悪も生じることがあり，後方手術では常に考慮すべき合併症である。

　頸椎の前方進入椎体間固定術では，術後3週ごろまでの早期に移植骨の脱転が生じやすいため，装具装着を厳密に行い，頸椎の過度の運動を避ける。脱転を生じると食道損傷の可能性もある。加えて，咽頭浮腫による気道閉塞で，呼吸状態には注意を要する。

2）手術効果，遺残する症状

　脊髄症に対する固定術や椎弓形成術の効果判定には，日本整形外科学会頸髄症治療成績判定基準（**表2**）[5]が用いられる。これは，術後に術前の症状と正常（17点）との差の何％が改善したかをみるもので，改善率とよばれている。多くの施設では60％程度の改善率が報告されている。脊髄症での手術による改善には，いくらか遺残する症状がある。一般に，手指の巧緻運動障害や歩行障害については，比較的改善が良好である。一方，手足のしびれ感については遺残することが多い。症状が出てから手術までの期間が短い場合には改善度は高く，長期間の場合は低い[6]。

　また，神経根症では固定術により疼痛の改善は良好だが，しびれ感は残りやすい。筋力低下の回復も時間がかかる場合があり，筋力が0の状態になってからの手術では，回復しない症例もある。

　そのほか，固定術を行った部位では可動域制限を生じ，行っていなくても，カラーやコルセットにより長期固定が可動域制限を助長する[4,7]。それらは脊柱が本来もっている全体がしなやかに動く機能を阻害する。また，長期的には，固定術を行った脊椎の上下の関節では，代償としてより多く可動性を要求され，ストレスが過剰にかかることも予想される。そのため，周辺脊椎の変性を生じ，その部で神経圧迫が生じることも少なくない。

4. 理学療法の考え方

　理学療法を行ううえで最初に考えなくてはならないのは，脊椎の安定性である。脊椎の安定性は，前方では椎体と椎間板，後方では椎間関節が重要となる。さらに，靱帯組織として，椎体の前後には前縦靱帯・後縦靱帯（椎孔前面になる）が，椎孔の後

表2 頸部脊椎症脊髄症治療成績判定基準（日本整形外科学会）

頸髄症判定基準（改定17（－2）点法）

病 名＿＿＿＿＿＿＿ 手術日＿＿＿＿＿＿＿
患者氏名＿＿＿＿＿＿ 術 式＿＿＿＿＿＿＿
カルテNo.＿＿＿＿＿＿ 術 者＿＿＿＿＿＿＿
利き手（右，左）

					年月日	年月日
運動機能	上肢	手指	0 [不 能]	自力では不能（箸，スプーン・フォーク，ボタンかけすべて不能）		
			1 [高度障害]	箸，書字，不能，スプーン・フォークで辛うじて可能		
			2 [中等度障害]	箸で大きな物はつまめる．書字，辛うじて可能，大きなボタンかけ可能		
			3 [軽度障害]	箸，書字ぎこちない，ワイシャツの袖のボタンかけ可能		
			4 [正 常]	正常		
		肩・肘機能	－2 [高度障害]	三角筋または上腕二頭筋≦2		
			－1 [中等度障害]	〃 ＝3		
			（－0.5 [軽度障害]	〃 ＝4）		
			－0 [正常]	〃 ＝5		
	下肢		0 [不 能]	独立，独歩不能		
			（0.5	立位は可能）		
			1 [高度障害]	平地でも支持が必要		
			（1.5	平地では支持なしで歩けるが，不安定）		
			2 [中等度障害]	平地では支持不要，階段の昇降に手すり必要		
			（2.5	〃 ，階段の降りのみ手すり必要）		
			3 [軽度障害]	ぎこちないが，速歩可能		
			4 [正 常]	正常		
知覚機能	上肢		0 [高度障害]	知覚脱失（触覚，痛覚）		
			（0.5	5/10以下の鈍麻（触覚，痛覚），耐えがたいほどの痛み，しびれ）		
			1 [中等度障害]	6/10以上の鈍麻（触覚，痛覚），しびれ，過敏		
			（1.5 [軽度障害]	軽いしびれのみ（知覚正常））		
			2 [正 常]	正常		
	大幹		0 [高度障害]	知覚脱失（触覚，痛覚）		
			（0.5	5/10以下の鈍麻（触覚，痛覚），耐えがたいほどの痛み，しびれ）		
			1 [中等度障害]	6/10以上の鈍麻（触覚，痛覚），絞扼感，しびれ，過敏		
			（1.5 [軽度障害]	軽いしびれのみ（知覚正常））		
			2 [正 常]	正常		
	下肢		0 [高度障害]	知覚脱失（触覚，痛覚）		
			（0.5	5/10以下の鈍麻（触覚，痛覚），耐えがたいほどの痛み，しびれ）		
			1 [中等度障害]	6/10以上の鈍麻（触覚，痛覚），しびれ，過敏		
			（1.5 [軽度障害]	軽いしびれのみ（知覚正常））		
			2 [正 常]	正常		
膀胱機能			0 [高度障害]	尿閉，失禁		
			1 [中等度障害]	残尿感，怒責，尿切れ不良，排尿時間延長，尿もれ		
			2 [軽度障害]	開始遅延，頻尿		
			3 [正 常]	正常		
合 計17				計（改善率）		

（平林 洌：日本整形外科学会誌 1994；68：490-503[5]）

ここがポイント！
頸髄症治療成績判定基準
以前，日本では，手術後の成績は発表者により評価方法が異なっていたため，それぞれを比較することが困難であった．そのため，1975年に判定基準が策定され，さらに1993年に現在のものに見直された．後に，患者側からの評価方法も付け加えられている．
正常は17点（満点）で，13点以上であれば，大きな日常生活での困難はないとされている．13点未満では，障害が顕著となり，手術の適応となってくる．ただし，術前点数が低いと術後の改善はよくない．特に高齢者では10点以上が望ましい[5]．

LECTURE 20

面には黄色靱帯があり，棘突起には棘間靱帯と棘上靱帯が付着し，安定性を補助している．また，腹筋や背筋などの筋肉も含め，静的あるいは動的に支持している．

多くの脊椎手術において，早期の装具除去は，術後の脊椎可動域の維持や頸椎手術での軸性疼痛の改善に有効であるとされているが，逆に過度の運動を許し，固定部の脱転や偽関節が生じやすくなる．特に，支持組織を侵襲する手術では，その運動許容範囲については医師と綿密に情報交換し，プログラムを作成する．最終的には，移植骨の骨癒合が終わる3か月から半年でほぼ制限がなくなる．

通常，除圧術では，主たる支持組織である骨・関節，あるいは椎間板に侵襲を与える．特に軸方向の支持性については，椎間板・椎体・椎間関節の3要素に対する侵襲を知る．鎧[8]は頸椎の後方進入の手術において，①片側全椎間関節切除，②椎弓切除と50%を超す片側椎間関節切除，③椎弓切除と両25%を超す椎間関節切除，の3つの侵襲のうちいずれかで，中・下位頸椎に不安定性をもたらすとしている．

脊椎の固定術自体，あるいは術後に伴うカラーやコルセットによる固定は，円滑な

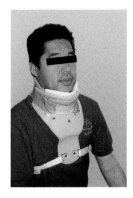

図12　頸椎装具（エールブレース）
頸椎装具を装着している場合，足下が見えにくかったり，頸からの立ち直りが阻害されるため，転倒しやすくなる．

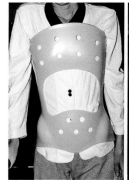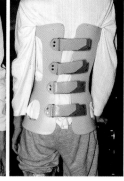

図13　硬性体幹装具
体幹全体を包み込む体幹装具は，脊柱の屈伸・回旋運動を制限するのに加え，呼吸機能も抑制する．

覚えよう！

頸椎前方固定術
前方からの移植骨による固定では，特に頸椎の過伸展や回旋で前方に脱転しやすい．その際には，椎体前方にある食道を傷つけやすい．術後3週を超えるまでは，起立歩行あるいは起居動作時に，細心の注意を払う．

LECTURE 20

運動を阻害する（**図12，13**）．頸椎の固定により足下が見えなくなり階段昇降に支障をきたしたり，胸腰椎部の固定により歩行時の体幹の回旋を抑制し，不安定な歩行をよぎなくされ，転倒しやすくなる．

胸椎あるいは上位腰椎で前方進入した場合は，呼吸器合併症を生じる場合がある．そのため術後早期，できれば術前より積極的な呼吸理学療法を行う．

予後に関し，神経根症の疼痛など比較的早く改善するものもあるが筋力低下の改善は長期を要することも多い．一般的には，1年半～2年程度は改善が続き，長期間のフォローが必要となる．

理学療法においては，筋力増強や可動域の増大，感覚障害などの改善を促進するプログラムとともに，それらが改善しない場合もあることも考慮し，代償運動や日常生活動作の工夫をすることも重要である．ただし，あまりに早期からの代償運動の指導や日常生活動作の工夫は，改善の余地のある障害を残存させることにもなるため，注意する．

■引用文献

1) 三河義弘，林田武継：脊髄症状．戸山芳昭編．最新整形外科学大系10 脊椎・脊髄．中山書店；2008．p.126-9．
2) 田口敏彦：椎弓切除術と脊柱管拡大術．山室隆夫ほか編．臨床整形外科手術全書 第8巻 脊柱（総論）．金原出版；1993．p.275-83．
3) 里見和彦：椎弓形成術―頸椎．戸山芳昭編．最新整形外科学大系6 手術進入法と基本手術手技―脊椎・脊髄．中山書店；2009．p.135-40．
4) 長谷川匡一ほか：頸部脊髄症に対する椎弓形成術―術後可動域制限と軸性疼痛の軽減の試み．整形・災害外科 2003；46：503-8．
5) 平林　冽：日本整形外科学会頸髄症治療成績判定基準．日本整形外科学会誌 1994；68：490-503．
6) Ebersold MJ, et al.：Surgical treatment for cervical spondylitic myelopathy. J Neurosurg 1995；82：745-51．
7) 伊藤友一ほか：片側進入棘突起形成片開き式拡大術の後療法―術後外固定期間の短縮について．日本脊髄障害医学会誌 2003；16：144-5．
8) 鎧　邦芳：生体力学．伊藤達雄ほか編．臨床脊椎脊髄医学．三輪書店；1996．p.16-24．

■参考文献

1) 戸山芳昭編：最新整形外科学大系6 手術進入法と基本手術手技―脊椎・脊髄．中山書店；2009．
2) 戸山芳昭編：最新整形外科学大系11 頸椎・胸椎．中山書店；2007．
3) 戸山芳昭編：最新整形外科学大系12 胸腰椎・腰椎・仙椎．中山書店；2006．

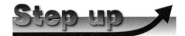

1. 脊椎の手術を理解するためのポイント

1）脊椎前方進入

　腹側より脊柱に進入する方法である．椎体自体に操作を加えなくてはならない場合に用いられる．脊椎後方進入よりも，大がかりな手術になることが多い．腹側からの進入は，気管や肋骨などのため，目標とする椎骨の高さにより方法が変化する．以下に，部位別の脊椎前方進入の特徴について述べる．

①頸椎前方（頸椎前方固定術）：一般的に，第1/2頸椎間の前方からの神経根・脊髄圧迫に対して適応がある．1椎間の固定では頸椎は比較的安定しており，頸椎カラーを装着してすぐに座位や立位をとることができる．多椎間に固定が及ぶ場合や，術中の固定性が不十分な場合，術者と綿密に連絡をとる．頸椎後方手術に比べ，術後早期（通常，3週程度）は移植骨の移動や脱転などの問題が起こりやすいため，装具着用を守り，頸椎部の過度の前後屈や回旋を避ける．骨癒合が遷延した場合や偽関節になった場合，棘突起間固定の追加が必要となる．最近は，前方固定術に際しプレートによる内固定を併用する場合もある．

②頸・胸椎移行部：一般的に，第2/3胸椎間までは胸骨を縦割して進入し，第3/4胸椎間以下は左右どちらか一側の肋骨を切除して進入する経胸腔進入が行われる．

③胸椎：上位胸椎では，肋骨切除のため肩甲骨内側縁に皮切が加えられ，大菱形筋がいったん切離される．広背筋は温存される場合が多い．

④腰椎：脊椎感染症や脊椎腫瘍，椎体が外傷などで圧潰した場合，腰椎前方固定術が行われる．上位腰椎の手術では開胸することがあり，その場合に呼吸器の問題を生じることもある．

2）脊椎後方進入

　当該椎骨部に対し，直接背部より進入する方法である．

①椎弓形成術：脊椎の除圧術で最もよく行われる手術である．椎弓形成術には各種の術式があるが，術後成績には大差はない．一般的に，第3〜7頸椎で2，3椎間以上の多椎間の脊髄圧迫に適応がある．高齢者においても全身状態が許せば検討される手術である．脊髄が通る椎孔の狭窄に対し，後方の椎弓を広げ椎孔を拡大形成するものである．椎弓を正中から観音開きに切り開く方法と，側方から入り開き戸のように椎孔を広げる方法がある．どちらも切離した棘突起を切離部に嵌め入れ，拡大した椎弓を保持する．頸椎では，後方保護要素である椎弓を切除する椎弓切除術よりも多く行われる．

②椎弓切除術・開窓術：椎弓を部分的（開窓術）あるいは全部（椎弓切除術）を切除する．これらの手術では，脊髄の後方を保護できなくなったり，筋の付着部でもある椎弓を切除するため脊柱変形を生じやすいことから，行われなくなってきている．

3）脊椎固定術

　すべり症に代表される椎体の不安定性に対して用いられる．

　固定には自家骨を使うものやプレートなどの内固定材を使うことが多く，内固定材のみでは緩みや内固定材の疲労による折損をきたし，不安定性が再発する可能性が高いため，自家骨での固定を併用するのが一般的である．

　この分野では近年，側方侵入による低侵襲手術が急速に普及してきている．

2. 日本整形外科学会頸部脊髄症評価質問票（JOA Cervical Myelopathy Evaluation Questionnaire：JOACMEQ）

　2006年に，日本整形外科学会の判定基準に患者側からの評価が追加された（表1）[1]．最近1週間の患者の状態を聞き出すもので，現在はiPadのアプリとして無料で配布されている（iPadのApp Storeから「JOABPEQ/JOACMEQ for iPad」と入力し検索）．

■引用文献

1）米延策雄ほか：頸部脊髄症治療成績判定基準改訂について．日本脊椎脊髄病学会雑誌 2004；15：43, 48-9.

表 1　腰痛評価質問表（日本整形外科学会）

最近 1 週間ぐらいを思い出して，設問ごとに，あなたの状態にもっとも近いものの番号に○をつけてください．日や時間によって状態が変わる場合は，もっとも悪かったときのものをお答えください．

問 1-1　いすに腰掛けて，首だけを動かして，自分の真上の天井をみることができますか
　1) できない　2) 無理をすればできる　3) 不自由なくできる

問 1-2　コップの水を一気に飲み干すことができますか
　1) できない　2) 無理をすればできる　3) 不自由なくできる

問 1-3　いすに座って，後ろの席に座った人の顔を見ながら話をすることが出来ますか
　1) できない　2) 無理をすればできる　3) 不自由なくできる

問 1-4　階段を下りるときに，足元を見ることができますか
　1) できない　2) 無理をすればできる　3) 不自由なくできる

問 2-1　ブラウスやワイシャツなどの前ボタンを両手を使ってかけることができますか
　1) できない　2) 時間をかければできる　3) 不自由なくできる

問 2-2　きき手でスプーンやフォークを使って食事ができますか
　1) できない　2) 時間をかければできる　3) 不自由なくできる

問 2-3　片手をあげることができますか（左右の手のうち悪いほうで答えてください）
　1) できない
　2) 途中まで（肩の高さぐらいまで）ならあげることができる
　3) すこし手が曲がるが上にあげることができる
　4) まっすぐ上にあげることができる

問 3-1　平らな場所を歩くことができますか
　1) できない
　2) 支持（手すり，杖，歩行器など）を使ってもゆっくりとしか歩くことができない
　3) 支持（手すり，杖，歩行器など）があれば，歩くことができる
　4) ゆっくりとならば歩くことができる
　5) 不自由なく歩くことができる

問 3-2　手で支えずに片足立ちができますか
　1) どちらの足もほとんどできない
　2) どちらかの足は 10 秒数えるまではできない
　3) 両足とも 10 秒数える間以上できる

問 3-3　あなたは，からだのぐあいが悪いことから，階段で上の階へ上ることをむずかしいと感じますか
　1) とてもむずかしいと感じる　2) 少しむずかしいと感じる
　3) まったくむずかしいとは感じない

問 3-4　あなたは，からだのぐあいが悪いことから，体を前に曲げる・ひざまずく・かがむ動作はむずかしいと感じますか．どれかひとつでもむずかしく感じる場合は「感じる」としてください
　1) とてもむずかしいと感じる　2) 少しむずかしいと感じる
　3) まったくむずかしいとは感じない

問 3-5　あなたは，からだのぐあいが悪いことから，15 分以上つづけて歩くことをむずかしいと感じますか
　1) とてもむずかしいと感じる　2) 少しむずかしいと感じる
　3) まったくむずかしいとは感じない

問 4-1　おしっこ（尿）を漏らすことがありますか
　1) いつも漏れる　2) しばしば漏れる
　3) 2 時間以上おしっこ（排尿）しないと漏れる
　4) くしゃみや気張ったときに漏れる　5) まったくない

問 4-2　夜中に，トイレ（おしっこ（排尿））に起きますか
　1) 一晩に 3 回以上起きる　2) 一晩に 1，2 回起きる
　3) ほとんど起きることはない

問 4-3　おしっこ（排尿）の後も，尿の残った感じがありますか
　1) たいていのときにある　2) あるときとないときがある
　3) ほとんどのときにない

問 4-4　便器の前で（便器に座って），すぐにおしっこ（尿）が出ますか
　1) たいていのときすぐには出ない
　2) すぐに出るときとすぐには出ないときがある
　3) ほとんどのときすぐに出る

問 5-1　あなたの現在の健康状態をお答えください
　1) よくない　2) あまりよくない　3) よい
　4) とてもよい　5) 最高によい

問 5-2　あなたは，からだのぐあいが悪いことから，仕事や普段の活動が思ったほどできなかったことがありましたか
　1) いつもできなかった　2) ほとんどいつもできなかった
　3) ときどきできないことがあった　4) ほとんどいつもできた
　5) いつもできた

問 5-3　痛みのために，いつもの仕事はどのくらい妨げられましたか
　1) 非常に妨げられた　2) かなり妨げられた
　3) 少し妨げられた　4) あまり妨げられなかった
　5) まったく妨げられなかった

問 5-4　あなたは落ち込んでゆううつな気分を感じましたか
　1) いつも感じた　2) ほとんどいつも感じた
　3) ときどき感じた　4) ほとんど感じなかった
　5) まったく感じなかった

問 5-5　あなたは疲れ果てた感じでしたか
　1) いつも疲れ果てた感じだった
　2) ほとんどいつも疲れ果てた感じだった
　3) ときどき疲れ果てた感じだった
　4) ほとんど疲れを感じなかった
　5) まったく疲れを感じなかった

問 5-6　あなたは楽しい気分でしたか
　1) まったく楽しくなかった　2) ほとんど楽しくなかった
　3) ときどき楽しい気分だった
　4) ほとんどいつも楽しい気分だった
　5) いつも楽しい気分だった

問 5-7　あなたは，自分は人並みに健康であると思いますか
　1)「人並みに健康である」とはまったく思わない
　2)「人並みに健康である」とはあまり思わない
　3) かろうじて「人並みに健康である」と思う
　4) ほぼ「人並みに健康である」と思う
　5)「人並みに健康である」と思う

問 5-8　あなたは，自分の健康が悪くなるような気がしますか
　1) 悪くなるような気が大いにする
　2) 悪くなるような気が少しする
　3) 悪くなるような気がするときもしないときもある
　4) 悪くなるような気はあまりしない
　5) 悪くなるような気はまったくしない

次の各症状について，「痛みやしびれが全くない状態」を 0，「想像できるもっともひどい状態」を 10 と考えて，最近 1 週間で最も症状のひどい時の痛みやしびれの程度が，0 から 10 の間のいくつぐらいで表せるかを線の上に記してください．

くびや肩の痛みやこりがある場合，その程度は　0━━━10

胸を締め付けられる様な感じがある場合，その程度は　0━━━10

腕や手に痛みやしびれがある場合，その程度は（両手にある場合はひどい方）　0━━━10

胸から足先にかけて痛みやしびれがある場合，その程度は　0━━━10

まったくない状態　想像できるもっともひどい

（米延策雄ほか：日本脊椎脊髄病学会雑誌 2004；15：43, 48-9[1]）

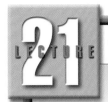

脊椎手術(2)
実習:術後の評価と治療

到達目標

- 脊椎手術後の理学療法評価の目的を理解する.
- 術後のリスク管理・禁忌事項に注意して理学療法を実施できる.
- 術後の経過に合わせて適切な理学療法を実施できる.

この講義を理解するために

この講義では,脊柱の手術によってもたらされる構造の変化とリスクをふまえ,理学療法の評価と治療について学びます.脊髄疾患では,術前より障害されている運動機能に対して,術後早期から理学療法の介入が必要です.

その際,特に脊椎の安定性を意識して実施する必要があります.

脊椎手術後の評価と治療を学習するにあたり,以下の項目について学習しておきましょう.

- ☐ 脊椎と脊髄の解剖を学習しておく.
- ☐ 脊髄髄節レベルと支配される骨格筋,感覚支配領域を学習しておく.
- ☐ 脊髄疾患の病態を学習しておく.
- ☐ 脊椎手術について学習しておく.

講義を終えて確認すること

- ☐ 術後における理学療法評価の内容とその意味を理解できた.
- ☐ 術後における理学療法評価を適切に実施できた.
- ☐ 術後の治療の目的を理解できた.
- ☐ 術後に伴う治療を実践できた.

1. 脊椎手術後における理学療法評価

1）脊椎術後理学療法評価の概要

　脊椎術後の理学療法は，疾患別には大きく頸部疾患，腰部疾患の術後に分けられ，それぞれ手術内容によって進め方が若干異なる．ただし，頸部，腰部それぞれにおいて，手術別に固有の理学療法評価と治療が存在していることは少なく，術後理学療法の進め方とリスクの違いに注意しておけば，むしろ評価や治療が共通していることが多い．その理由は，各脊椎疾患術後，脊椎の安定性をふまえた理学療法という点において共通しており，症状も脊椎，椎間板，関節，靱帯などに起因する脊椎症状と，神経根，脊髄に起因する神経症状（神経根症状，脊髄症状）が共通していることによる．よって，それらの術後の椎体構造を理解してリスクを管理し，主に神経障害に対する理学療法評価と治療を実施する必要がある．

2）頸椎術後における問診，視診，触診

　頸椎症状に関しては，術前に生じていた肩凝り，頸肩背部痛，上肢のしびれなどの愁訴について，改善されているか，もしくは逆に悪化していないかを問診にて聴取する．頸椎椎弓形成術後は，術創部の疼痛に加え，新たに 10〜20％ 程度の頻度で軸性疼痛が頸肩背部に発生する可能性がある．また，C5 麻痺が 5％ 前後発生すると術後数日して三角筋麻痺が生じ肩関節の挙上が困難となるため，そのような筋の萎縮について視診，触診で評価する．

　頸椎前方進入椎体間固定術では，術後 3 週までの早期では移植骨の脱転が生じやすく，それに伴う食道損傷や，咽頭浮腫による気道閉塞で呼吸機能が低下する可能性があるため，問診にて呼吸困難感などを確認する．

3）腰椎術後における問診

　腰部疾患においては，術前に生じていた腰殿部から大腿後面にかけての疼痛や下肢のしびれなどの愁訴について改善されているか，また，術創部の疼痛などについて聴取する．

2. 術後理学療法プログラム

1）頸椎術後理学療法プログラム

　頸椎術後は，運動量により，安静臥床期，全身調整期（離床期），歩行トレーニング期，応用動作トレーニング期の 4 つに分類できる[1]．

（1）安静臥床期の評価と治療

　この時期には術部の安静が必要であるが，他部位については積極的な運動療法を行い，麻痺と臥床によって生じうる二次的な機能障害の予防に努める．手術翌日からベッドサイドにおいて四肢の関節可動域運動と筋力増強トレーニングを開始する．全身状態に十分注意し，特に頸部への負担を考慮する．

a. 関節可動域検査

　術前に評価できる症例では，術前に実施する．術後から初めてかかわる症例では術後安静臥床期は運動負荷をかけにくいことがあるので，負荷の少ない関節可動域検査を実施する．特に上肢であれば手指，下肢であれば足関節の可動域を評価し，手術では解決されない機能障害として評価をする．

b. 徒手筋力検査

　関節可動域検査と同様に，可能であれば術前に実施する．しかし術後初めてかかわ

MEMO
軸性疼痛
神経根の刺激による根性疼痛と区別して，軸性骨格である脊椎に由来する痛みを軸性疼痛とよぶ．一般には，頸椎術後に頸部から肩にかけて，主に僧帽筋上部中部線維に一致する部分に生じる痛みや凝り感である．最近では，頸椎後方手術後の痛みに特化して使われることが多い．

関節可動域検査（range of motion test：ROM-t）

徒手筋力検査（manual muscle test：MMT）

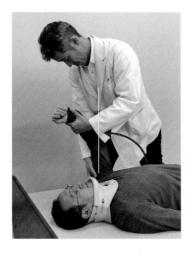

図1　上肢の関節可動域運動
上肢の運動では，肩関節の屈曲角度を90°までに制限し，頸椎への影響がないように実施する場合がある．

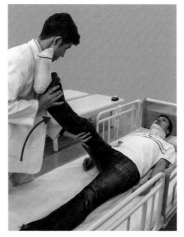

図2　下肢の関節可動域運動
下肢の関節可動域運動では，頸部への影響は少ないが，骨盤に過度な動きを生じさせるような大きな運動は，頸部に影響することがあるので注意する．

る症例では，徒手筋力検査による体位変換はリスクを伴う．そのため，筋力の評価は粗大な筋力をみるためのスクリーニングにとどめ，詳細な検査は離床期以降に実施する．内容としては，背臥位のままで下肢の蹴る力や上肢の押す力などを評価する．離床期以降の徒手筋力検査は，術前に障害されていた筋に対して実施し，機能が改善しているかを評価する．ただし，術前より筋力が著明に低下したまま長期間経過している場合，術後に筋力が回復するには時間を要するか，もしくは回復困難なこともある．

　離床期以降の徒手筋力検査は，主に歩行に影響のある股関節伸展の大殿筋，膝関節伸展の大腿四頭筋などの抗重力筋や，上肢であれば手指動作に影響のある手指伸展の総指伸筋や虫様筋，手指屈曲の浅指・深指屈筋などの筋力を評価する．

c. 皮膚表在の感覚検査

　術後初めて評価する症例は，安静臥床期に実施する．触覚，温度覚，痛覚などを測定する．神経根症状の場合は，上肢を中心に脊髄症状を呈している場合，上肢から下肢に至るまで全体に感覚障害を生じることがあるので注意が必要である．各髄節レベル間の境界領域は二重支配（オーバーラップ）があるため，障害部位と健常部位との境界が必ずしも明確ではない．

d. 反射検査

　神経根レベルでの障害では，深部腱反射は消失もしくは減弱するが，脊髄レベルでの障害では腱反射は亢進し，病的反射が出現する．安静臥床期であっても，評価による患者への負担は少ないので，手術によってそれらが改善しているかを評価できる．上肢では，ホフマン反射，トレムナー反射，下肢ではバビンスキー反射を確認する．

e. 関節可動域運動

　上肢肩関節の屈曲や外転運動は，頸椎へのストレスと，それに伴う症状再発の危険性を考慮して，運動範囲を90°までにしたほうがよい場合があり，医師に確認する必要がある．運動麻痺が重度な場合には他動的に，軽度の場合には自動介助で行う（**図1**）．

　下肢については，上肢のようなリスクは少ない．しかし，骨盤を前後傾させることで腰椎（前後彎）→胸椎（前後彎）→頸椎（前後彎）と連鎖して関節の動きが伝わることを念頭におく．また，術前より足関節が拘縮している場合，安静臥床期に集中的に治療を実施する（**図2**）．

f. 筋力増強トレーニング（図3）

　脊髄症の場合も神経根症の場合も，除圧により神経伝導が改善されたところが筋力増強トレーニングの適応となる．ただし，回復過程にある麻痺筋に対する筋力増強ト

ここがポイント！
神経障害から二次的に生じていると思われる廃用性の筋力低下の場合は改善の可能性がある．

LECTURE 21

気をつけよう！
痛覚領域のオーバーラップは広く，領域中心部で評価する必要があり，逆に触覚のオーバーラップの領域は狭いことを認識しておく必要がある（Lecture 17〈p.13〉参照）．

ホフマン（Hoffmann）反射

トレムナー（Trömner）反射

バビンスキー（Babinski）反射

筋力増強トレーニング
（筋力増強運動；muscle strength-ening exercise）

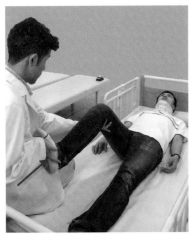

図3　下肢の筋力増強トレーニング
下肢の筋力増強トレーニングでは，抵抗負荷を強くすると頸部周囲筋が緊張し術創部への影響があることに注意する.

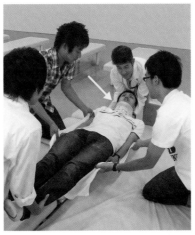

図4　ベッド-ティルトテーブル移乗
頸部の運動が生じないように，介助者間の誘導のタイミングが一致するように実施する.

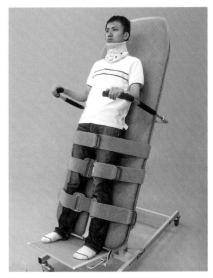

図5　ティルトテーブル起立トレーニング

気をつけよう！
腸骨より骨移植している場合は，筋力増強トレーニングなどの運動時の採骨部の疼痛に注意が必要である.

ティルトテーブル (tilt table)

バイタルサイン (vital sign：VS)

気をつけよう！
バイタルサインが安定しない場合は，ティルトテーブルの角度をやや下げて，呼吸循環器系への負荷を減らす必要がある.

レーニングの場合は負荷量に注意する. その理由は，麻痺筋の過負荷と疲労は筋力の回復を遅らせる場合があるからである. したがって日々のトレーニングのなかで，明らかに前日よりも発揮する筋力が低下している場合，負荷量を再考する.

(2) 全身調整期（離床期）の評価と治療

長期臥床であるため，全身調整トレーニングも重要で，トレーニング中，トレーニング前後のバイタルサインも重要である.

a. ベッド-ティルトテーブル移乗

亜全摘術や多椎体間固定術などで移植骨の安定性が保ちにくい症例では，ベッドからティルトテーブルへの移乗は4人で行うことを原則とし，その際には，頭部側のセラピストは上肢前腕で頭頸部を支える（**図4**矢印部分）. 患者の下にタオルを敷き，それを四方からセラピストが把持し，滑らせるようにベッドからティルトテーブルへ移動する.

b. ティルトテーブル

ティルトテーブル起立トレーニング（**図5**）の初期には，バイタルサインに注意しながら，漸次角度を増加していく.

血圧の低下など循環動態の変動が激しい場合は，あらかじめ下肢に弾性包帯を巻くか，可能であれば足踏みをして，静脈還流を促進する. 立位により移植骨の脱転や折損などが生じると頸髄や神経根への圧迫が引き起こされることがあり，トレーニング中はしびれや運動麻痺などの神経症状悪化に注意する.

亜全摘術や多椎間固定術などで，移植骨の安定性が保ちにくい症例では，臥位からの起き上がり時のように頸椎に過大な負荷のかかる動作は禁忌となるため，介助下で座位をとらせたり，ティルトテーブルを直立位まで起こし，直接平行棒へ移動して歩行トレーニングを行う方法を用いる.

ティルトテーブルの実施時間は，バイタルサインがどの程度安定するかどうかで異なる. 臥位から立位は循環動態が変化して呼吸循環器系に負荷がかかるが，それに自律神経系が安定して応答することが必要である. 自律神経系が安定するには少なくとも立位後数分間は連続してバイタルサインを確認し，その後10分以上バイタルサインに変化がないことを確認する.

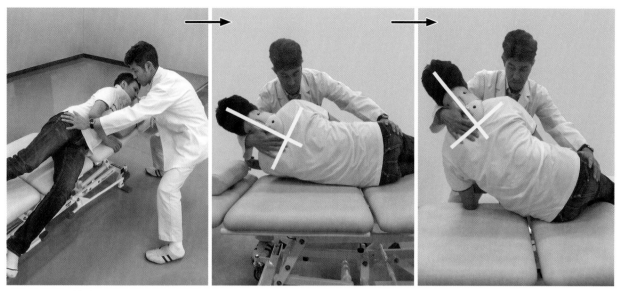

図6　ベット端座位への起き上がり介助法

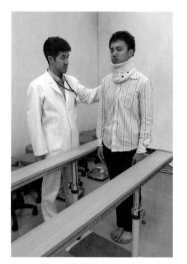

図7　ロンベルグテスト

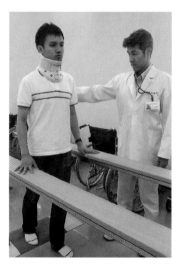

図8　平行棒内歩行トレーニング

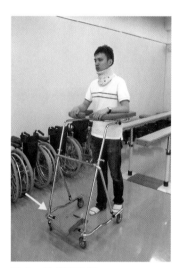

図9　歩行器歩行

c. ベッド端座位への起き上がり介助法（図6）

　頸椎の安定が得られている症例においては，臥位からの起き上がり動作トレーニングを開始する．セラピストの右前腕で頭頸部を下から支え，肩，腰部を介助する．下肢は下位側のほうから降ろし，頸部が回旋，側屈しないように身体と頭部が一緒に動くように側臥位から起き上がらせる．リスク管理のうえでも非常に重要な技術であり，下肢と体幹，頭頸部の動きを連動させて誘導できるようにセラピストは事前に何度も練習を重ねる．その後，介助下から徐々に介助を減らし自立に向けて進めていく．実用性が獲得できるまでは，病棟では電動ベッドのサポートを利用する．

（3）歩行トレーニング期の評価と治療

a. ロンベルグテスト（図7）

　脊髄症を有する症例では深部感覚障害を呈する場合もあり，転倒に注意するためにもロンベルグテストを実施したほうがよい．閉眼時に急激な動揺がみられることがあるので転倒に注意する．

b. 平行棒内歩行トレーニング（図8）

　上肢の深部感覚が悪い場合，頻繁に手を持ち替える平行棒歩行より歩行器歩行のほうがよい．図8では，セラピストが平行棒外に位置しているが，歩行トレーニング

ロンベルグ（Romberg）テスト

MEMO

従来は術後の安静を重視する傾向があり，一般に頸椎術後の臥床期間，頸椎カラー（下の写真はフィラデルフィア型）の装着期間が長期間に及んだが，近年，これらは短縮される傾向にある．術後のカラー装着の意味は，局所の安静による軽度の除痛効果以外にほとんど認められず，可能な限り早期に除去し，頸椎の機能トレーニングを開始することが望ましいとする報告[2]もみられる．

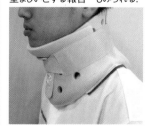

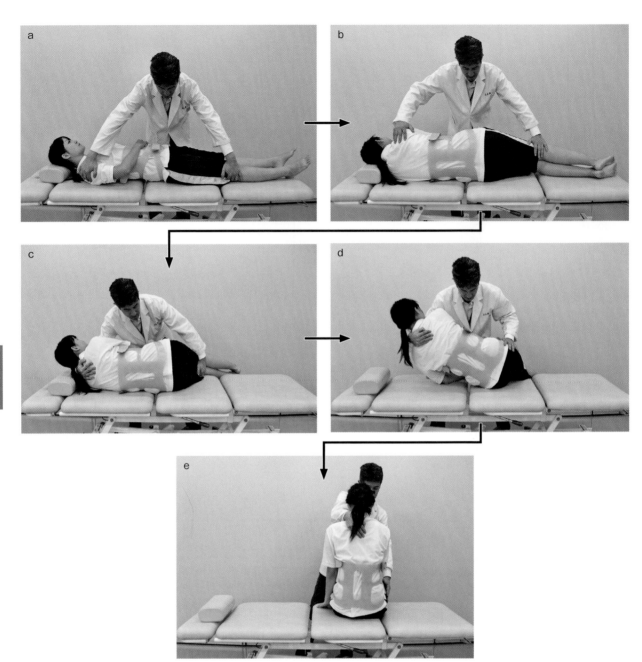

図 10　ベッドでの起き上がり（介助あり）
a. 背臥位から体幹，骨盤，下肢が同時に回旋するように寝返る．体幹よりも骨盤の回旋が遅れたり早くなる場合は，セラピストは上肢で骨盤を介助する．
b. 側臥位.
c. 下肢をベッドより少し降ろす.
d. さらに下肢をベッドから降ろすと同時に体幹を起こし，体幹を側屈させないように介助する.
e. 端座位.

初期においては，患者の後方から歩行を阻害しないように骨盤を把持して安定させることも必要である．立脚期において足関節底屈筋の筋緊張亢進作用により膝関節が過伸展する場合，骨盤をやや後傾する方向に誘導したり，足関節を背屈方向へ制動するような装具使用も視野に入れる．

c. 歩行器歩行（図 9）

歩行器を砂袋（**図 9** 矢印部分）などを用いて重くすると歩行が安定する．感覚障害や運動麻痺が重度である場合には，独歩への移行までに，壁伝いの歩行や杖，装具を使用するなど，歩行時の実用性を獲得できる環境を整えながら進める．

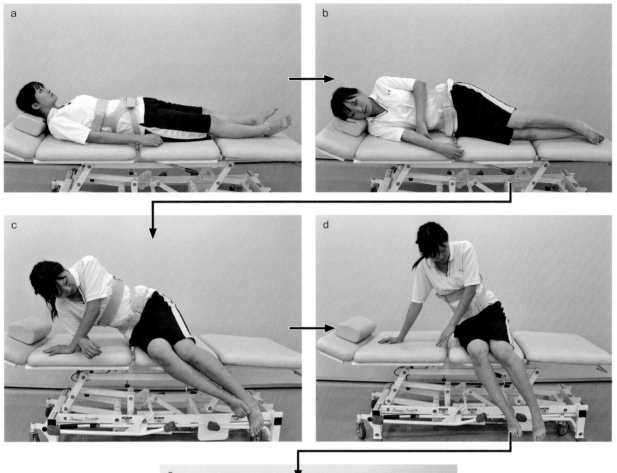

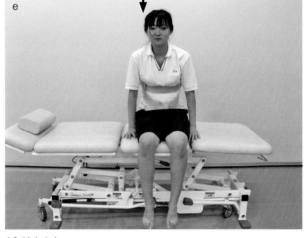

図11　ベッドでの起き上がり（介助なし）
a. 背臥位.
b. 寝返り方向の反対側下肢の膝を立てて, 肩甲帯, 体幹, 骨盤が同時に回るように寝返る.
c. 体幹を側屈させないように, 下肢を降ろしながら起き上がる.
d. ベッドを押す上肢を変える.
e. 端座位.

d. 歩行トレーニング（独歩）

　頸椎の術後は, 軸性疼痛や, 装具装着のため可動域制限があり, 特に足下の視野が狭いため階段や, 敷居, 段差などに注意し転倒を防止する. 公共施設など人通りの多い建物内の廊下での曲がり角では, いったん停止して, 進む方向から人が来ていないか確認することも転倒予防のために重要である.

2）腰椎術後理学療法プログラム

　腰椎椎間板ヘルニアに対する髄核摘出術, 腰椎のすべり症や腰部脊柱管狭窄症に対

> **ここがポイント！**
> 下肢の痙性が強い場合は, 足関節の装具（Lecture 17〈p.17〉参照）を処方する.

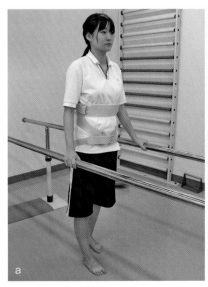
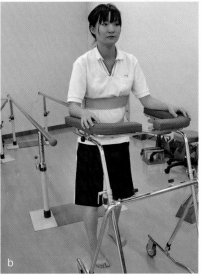
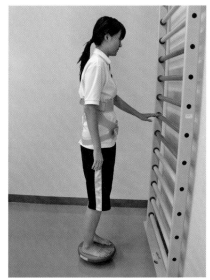

図 12 歩行器歩行
a. 術後離床が進めば早期から平行棒内での歩行トレーニングを実施.
b. 平行棒内歩行から歩行器歩行へ.

図 13 バランスボードトレーニング

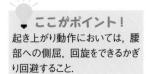

LECTURE 21

する椎弓切除術, 椎弓形成術, 腰椎後方進入椎体間固定術, 後方固定術, そして後側方固定術のいずれの術後においても, 特別に腰椎の不安定性が生じていない場合は, 早期離床が可能である (手術については Lecture 20 参照). ただし, 腰部を保護するための硬性装具や軟性装具の装着が必要である.

(1) 評価と治療

頸椎術後と比較して早期から離床が可能であり, また, 下肢の機能評価が中心となる. 評価項目としては, 腰部への負担が少ない感覚障害に対する感覚検査, 深部腱反射を実施する (Lecture 19〈p.37〉参照). 一方, 下肢筋力低下に対する徒手筋力検査に関しては, 術直後は代償動作 (股関節伸展時の腰椎前彎増強や股関節外転時の腰椎側屈) による腰椎への負担を避ける. また, 体幹の可動域測定に関しては固定術部などへのストレスがリスクとなるため医師の指示が出るまでは実施しない.

離床段階においては, 腰部への側屈, 回旋などのストレスを回避しながら起き上がりを誘導する (図 10). その後, 介助なしで行えるようにする (図 11).

(2) 歩行トレーニング

ベッドからの離床が進めば, 歩行トレーニングを実施する. 初期は平行棒内で行い, 下肢・体幹機能や症状に問題がなければ, 歩行器歩行に進む (図 12).

また, 長期間, 腰痛を患っていた場合, 重心が偏位していることも多く, バランスボードなどで重心の位置を改善させるトレーニングを実施する (図 13). ただし体幹装具が硬性である場合はバランスがとりにくいことを考慮する.

💡 **ここがポイント!**
起き上がり動作においては, 腰部への側屈, 回旋をできるかぎり回避すること.

■引用文献

1) 淵岡 聡ほか:頸椎・頸髄疾患術後の理学療法. 理学療法 1992;9:35-41.
2) 斉藤寧彦, 鷲見正敏:頸部脊柱管拡大術後における頸椎フィラデルフィアカラーの有用性. 整形外科 2003;54:625-8.

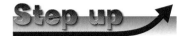

応用動作トレーニング

　応用動作トレーニングが可能となると，退院に向けた準備を整える必要がある．より転倒リスクを回避できるよう，起居動作や自主トレーニングの指導を行う．また，自宅内に段差や階段など，転倒に結びつくようなバリアがないか確認し，手すりの取り付けなどを適宜指導する．

1）床からの立ち上がり　（図1）

　応用動作トレーニングにおいて起居動作では頸部の運動を伴うことが多く，立位・歩行時以上に頸椎に負荷がかかりやすい．そのため臥位からの起き上がりでは背臥位からいったん側臥位になり，四つ這い位を経由した後，上肢と下肢を併用させて立ち上がりを行う．頸椎術部の安定が得られている場合でも，頭部-頸部-上部体幹の位置関係を大きく変化させないようにし，反動は利用しないようにする．

　下図では，セラピストが省かれているが，筋力低下がある症例においては，セラピストは患者の近位に位置し，動作を安全に遂行させるための介助をする必要がある．特に寝返り時に頸部と体幹が同時に回転するように注意する．また，四つ這い位から立ち上がるとき，下肢の筋力が低下している症例においては，机などの台を使用し，四つ這い位から上肢を台に置かせて立ち上がると，下肢への負担が軽減できる．

LECTURE
21

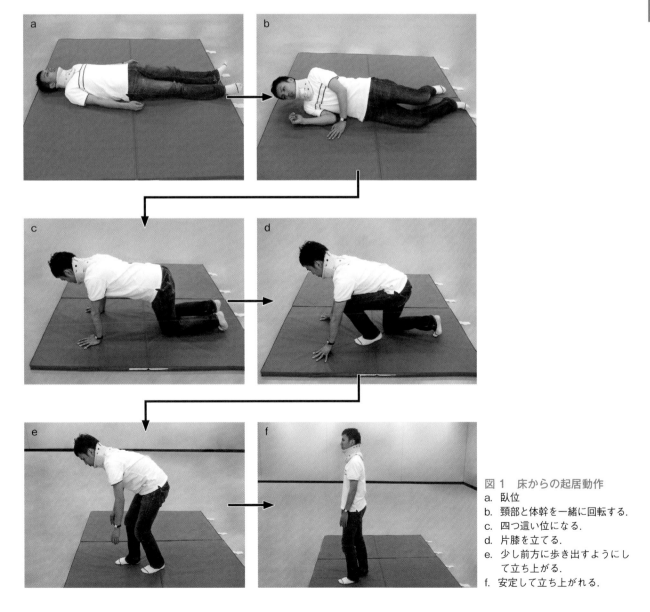

図1　床からの起居動作
a. 臥位
b. 頸部と体幹を一緒に回転する．
c. 四つ這い位になる．
d. 片膝を立てる．
e. 少し前方に歩き出すようにして立ち上がる．
f. 安定して立ち上がれる．

2）装具除去後の頸部自己筋力増強トレーニング （図2）

　装具除去後は，自主トレーニングとして，全身のストレッチや重錘バンドなどを用いた上肢・下肢の筋力増強トレーニングを指導する．頸部では装具による影響として頸部周囲の筋力低下を生じることが多い．そのため装具除去後に頸部痛や，不良姿勢を生じることがある．そこで姿勢保持のための筋力増強トレーニングが行われる．主として等尺性収縮により，頸椎への動的ストレスを防ぐ．

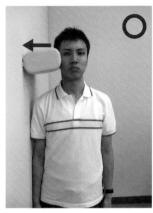
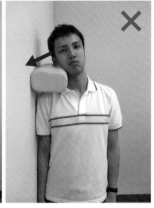

頸部側屈筋力増強トレーニング　頸部を大きく側屈させないように注意する．

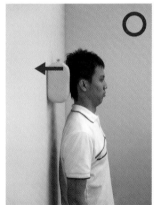
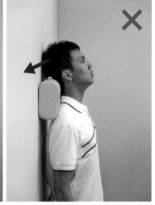

頸部伸展筋力増強トレーニング　頸部を過伸展しないように注意する．

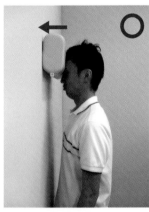
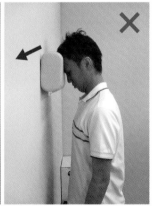

頸部屈曲筋力増強トレーニング　頸部を過屈曲しないように注意する．

図2　頸部周囲筋筋力増強トレーニング

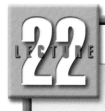

肩関節周囲炎（1）
総論

到達目標

- 肩関節周囲炎に含まれるいくつかの病態について理解する.
- 狭義の五十肩の症状と病期別の特徴について理解する.
- 肩関節周囲炎の病態を理解するうえで必要な肩関節の構造と機能を理解する.
- 肩関節周囲炎と病態が類似している疾患について理解する.
- 肩関節周囲炎に対する一般的な整形外科的治療を知る.

この講義を理解するために

　この講義では，肩関節周囲炎の概要と病態について学びます．狭義の五十肩の症状を理解し，病期別の特徴とそれらの病態を理解するうえで必要な肩関節の基本的な骨格や関節の構造，筋などの知識を整理します．具体的には，肩甲上腕関節や第二肩関節の構造，腱板や三角筋の役割，肩甲上腕リズムなどが該当します．また，肩関節周囲炎には含まれないが病態が類似している疾患について学びます．そして，肩関節周囲炎に対して主に行われる整形外科的治療，理学療法評価および理学療法の実際（ともに詳細は Lecture 23 参照）について紹介します．

　肩関節周囲炎を学ぶにあたり，以下の項目をあらかじめ学習しておきましょう．

　　□ 肩関節周囲炎の症状について学習しておく.
　　□ 肩関節に関する解剖学（骨格，関節）を学習しておく.
　　□ 肩関節の運動に関与する筋の役割について学習しておく.
　　□ 肩甲上腕リズムなどの肩関節の運動学について学習しておく.

講義を終えて確認すること

　　□ 肩関節周囲炎の病態について，それぞれ理解できた.
　　□ 肩関節周囲炎と病態が類似している疾患について理解できた.
　　□ 病期別の五十肩（狭義）の特徴について理解できた.
　　□ 肩関節の解剖学（骨格，関節）と肩関節周囲炎の関係について整理できた.
　　□ 肩関節の運動学（筋の役割や肩甲上腕リズムなど）と肩関節周囲炎について整理できた.

肩関節周囲炎 (scapulohumeral periarthritis)

五十肩 (凍結肩; frozen shoulder)

📝 MEMO
退行性変化
組織の機能や発達がある段階で止まり, 逆に退化するような変化を示すこと.

肩峰下インピンジメント (subacromial impingement)

📝 MEMO
変性
組織における退行性変化の一つ. 組織の代謝障害により細胞内に異常物質が生じたり生理的物質が異常な量や異常な部位に蓄積することで起こる物質代謝障害性変化のこと.

📝 MEMO
インピンジメント (impingement)
衝突を意味し, 腱板や滑液包が上腕骨頭に挟まれる現象を総称したもの. 腱板や滑液包が頻回に刺激を受けるために損傷や炎症が起こりやすい.

肩峰下滑液包炎 (subacromial bursitis)

腱板炎 (tendinitis of the rotator cuff)

👁 覚えよう！
有痛弧徴候 (painful arc sign)
自動的に上肢をゆっくり外転させたとき, 60°～120°のところで疼痛が出現・増強し, その前後で疼痛のない現象をいう. 腱板断裂例に多く, 陽性となりやすい.

肩甲上腕関節 (glenohumeral joint)

表 1 肩関節周囲炎とその他の肩関節疾患の主な病態

1. 肩峰下滑液包炎 (あるいは腱板炎)	第二肩関節 (肩峰下腔) での滑動障害
2. 腱板断裂	
3. 上腕二頭筋長頭腱炎	
4. 石灰沈着性腱板炎	結節間溝での滑動障害
5. 狭義の五十肩 (凍結肩)	滑動障害の進行により生じるものと, 早期からの特発性のもの

1. 肩関節周囲炎

1) 概説

肩関節周囲炎とは, 肩関節の疼痛と運動障害を主徴とする症候群をいい, 年齢的要因はないが, 中年以降に発症しやすく, 五十肩と同義とされている[1]. しかし, この講義では五十肩は50歳という年齢を重視した肩関節周囲炎の一つとして説明する.

発症機転は, まったく原因のないもの, 動作中に初めて疼痛を感じるもの, 外傷などさまざまであるが, 患者本人に強く印象として残るエピソードがないことが多い. そのため, 微弱な疼痛を感じる程度から始まり, やがて激しい運動痛となり, 最も重度の場合は特発性の肩関節拘縮, 狭義の五十肩 (凍結肩ともよばれる) になる[2].

2) 頻度

一定した基準がないため, 正確な頻度は不明である. 一般住民の2～5%が罹患すると報告されている[3]. 年齢では40～50歳代に好発する.

3) 病態

退行性変化や過労による肩関節構成体の変性を基盤にして発症すると考えられる (表1). 特に棘上筋と上腕二頭筋長頭腱は, 上肢の使用によって烏口肩峰アーチの下で機械的刺激を受ける (肩峰下インピンジメント) ことが多いため, 変性を受けやすい. 肩関節周囲炎の病態として, 肩峰下滑液包炎 (あるいは腱板炎), 狭義の五十肩 (凍結肩) などがあげられる.

(1) 肩峰下滑液包炎, 腱板炎

肩峰下滑液包は, 肩峰, 烏口肩峰靭帯と腱板のあいだに存在し, 上腕骨頭 (特に大結節) の円滑な運動を導くための第二肩関節における重要な部分である (図1, Lecture 24 図1〈p.88〉も参照). 肩峰下滑液包は血管, 神経に富み, 外傷やリウマチなどにより容易に一次性の滑液包炎を生じるが, 大部分の滑液包炎は二次性で腱板に由来しており, 腱板の穿孔により関節液の漏出あるいは滑膜組織が押し出され, 肩峰下滑液包に炎症をもたらす. 特徴的な症状として有痛弧徴候がある.

a. 肩甲上腕関節

肩甲骨関節窩と上腕骨頭からなる狭義の肩関節であり, 浅い関節窩と, その3倍の関節軟骨の広がりをもつ上腕骨頭とのあいだの球関節である. 両者の曲率半径はまっ

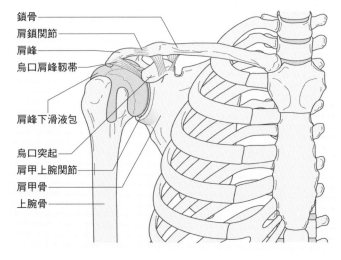

鎖骨
肩鎖関節
肩峰
烏口肩峰靭帯

肩峰下滑液包

烏口突起
肩甲上腕関節
肩甲骨
上腕骨

図 1 肩峰下滑液包と肩甲上腕関節

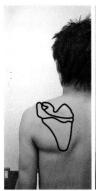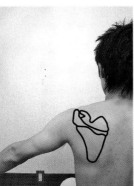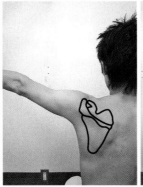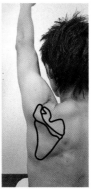

図2　肩甲上腕リズム
基本肢位から側方挙上30°までは肩甲骨の共同運動なしに動かすことができるが，以降の動きは肩甲骨の回旋を伴うようになる．

たく異なり不安定な骨性構造を示すため，関節窩周縁の関節唇，骨頭の2倍の表面積をもつ関節包，烏口上腕靱帯，関節上腕靱帯，腱板などの軟部組織によって補強，支持されている（**図1**）．

a) 肩甲上腕リズム

コッドマンは，肩甲骨と上腕骨とのあいだに協調したリズミカルな動きを認め，それを肩甲上腕リズムと名づけた[4]．基本肢位から前方挙上60°，側方挙上30°までは，肩甲上腕関節は肩甲骨の共同運動なしに動かすことができる（setting phase）が，以降の動きは肩甲骨の回旋を伴うようになる（**図2**）．その際，肩甲上腕関節での運動と肩甲骨の回旋との比は，インマンは2：1であると述べている[5]が，報告者により若干の相違が認められる．

b) 肩甲上腕リズムの異常[1]

①肩甲上腕関節の拘縮：上腕骨の動きよりも肩甲骨の上方回旋が大きくなる（肩をすくめる）．

②腱板機能の低下：挙上時に肩甲骨の動きが主体となり，上腕骨頭が上方へ移動する．

③肩甲骨周囲筋の筋力低下：肩甲骨の動きが不良となる．

b.　第二肩関節

烏口突起，肩峰および烏口肩峰靱帯よりなる烏口肩峰アーチと上腕骨頭のあいだは，腱板および肩峰下滑液包があり，あたかも関節を形成しているようにみえる（**図3**）．この関節は関節窩と骨頭間の解剖学的関節である肩甲上腕関節に対し，機能的関節として第二肩関節とよばれる．

c.　上腕骨頭

上腕骨の近位端に存在し，肩甲骨関節窩に対応している（**図4**）．その骨頭関節面の直下には解剖頸とよばれる場所がある．その解剖頸の前面には小結節があり，外側部には大結節が存在する．また，その両結節のあいだには結節間溝がある．

d.　腱板

4つの筋（棘上筋，棘下筋，小円筋，肩甲下筋）より構成され，以下の4つの機能をもつインナーマッスルである．なかでも，外転時の主動作筋でありスターターマッスルとしてはたらく棘上筋は，肩外転時に重要な役割を果たす（**表2，図5，6**）．

MEMO
肩甲上腕関節の単独運動では，22°の外転で約1cmの骨頭上方移動を生じ，関節包内で生じる上腕骨頭のころがり運動だけでは外転30°付近において上方にある烏口肩峰アーチとインピンジメントが生じる．したがって，これを避けるために肩甲骨は約30°付近より上方回旋を始める必要があり，これによって肩甲上腕リズムを生じることとなる[6]．

肩甲上腕リズム（scapulohumeral rhythm）

コッドマン（Codman）
インマン（Inman）
第二肩関節（2nd joint of the shoulder）

ここがポイント！
通常，第二肩関節はインピンジメント（衝突）が起こらない緻密な構造になっているが，肩峰下滑液包炎（あるいは腱板炎）によって腫脹や肥厚が生じた結果，圧迫や挟み込みが起こったりすることにより，肩関節周囲炎が発生する．

上腕骨頭（humeral head）
解剖頸（anatomical neck）
小結節（lesser tuberosity）
大結節（greater tuberosity）
結節間溝（bicipital groove）

腱板（rotator cuff）

MEMO
骨頭への血行は前・後上腕回旋動脈からの分枝のみによって行われるため，解剖頸での骨折では骨頭の無腐性壊死が起こりやすい．

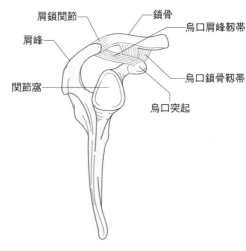

図3　第二肩関節

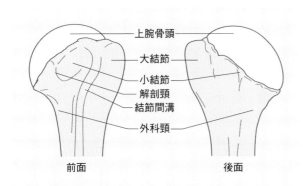

図4 上腕骨（左側）

上腕骨頭
大結節
小結節
解剖頸
結節間溝
外科頸

前面　　　　後面

表2 腱板の起始と停止

	起始	停止
棘上筋	棘上窩, 棘上筋膜内面	大結節上部
棘下筋	肩甲骨棘下窩	大結節後面
小円筋	肩甲骨外側縁上部 1/2	大結節後面
肩甲下筋	肩甲骨肋骨面（肩甲下窩）	小結節

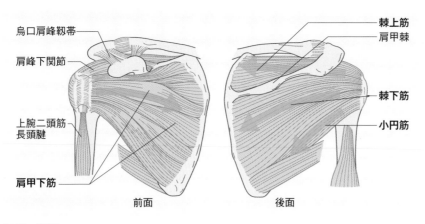

烏口肩峰靱帯
肩峰下関節
上腕二頭筋長頭腱
肩甲下筋

棘上筋
肩甲棘
棘下筋
小円筋

前面　　　　後面

図5 腱板
腱板は棘上筋, 棘下筋, 小円筋, 肩甲下筋の4つの筋（太字）で構成される.
矢印は筋の起始と停止を表す.

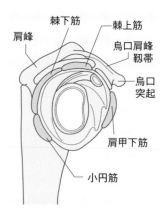

棘下筋
肩峰
棘上筋
烏口肩峰靱帯
烏口突起
肩甲下筋
小円筋

図6 腱板の断面図

MEMO
無腐性壊死（阻血性壊死）
骨の栄養動脈を損傷し血行が途絶えることにより生じ, 股関節脱臼や大腿骨頸部, 舟状骨, 距骨, 上腕骨頸部骨折で起こる. 癒合が得られた数年後に起こる場合もあり, 定期的に観察する必要がある. 疼痛を訴えることが多い.

MEMO
スターターマッスル（starter muscle）
外転運動の初期に最も筋活動を示す筋群のこと.

MEMO
腱板の4筋はシャツの袖口（cuff）のような形状となっており, 上腕骨頭を包み込んでいる（図6）.

動的支持機構（dynamic stabilizer）
下制（depressor）
靱帯の補強（accessory ligament）
腱板構成筋（short rotator）
フォースカップル機構（force couple mechanism）

腱板の機能[1]
①肩関節挙上時に上腕骨頭を関節窩に引き寄せ, 三角筋の効率を高める（dynamic stabilizer）.
②上腕二頭筋長頭腱とともに上腕骨頭を下方へ引き下げ, 骨頭の肩峰へのインピンジメントを防ぐ（depressor）.
③関節包の張力と一致することで関節包を補強し, 補助的な靱帯の役割を果たす（accessory ligament）.
④肩甲下筋は内旋運動, 棘下筋・小円筋は外旋運動, 棘上筋は外転運動の主動作筋となる（short rotator）.

e. 三角筋
肩甲上腕関節の外転方向に作用する主動作筋である. 三角筋の効率を高めるためには, 腱板（棘上筋）によって上腕骨頭を関節窩に引き寄せる必要がある.

f. フォースカップル機構
肩関節の円滑な動きが可能になるために, 腱板（棘上筋）と三角筋が協調的にはたらくことである. 棘上筋の上腕骨頭を関節窩に引き寄せる安定化作用のうえに, 三角筋の強力な上腕骨を回転させる力が発生し, 円滑な外転運動が可能となる（図7）. 三角筋が優位に作用すると, 骨頭の関節窩に対する求心力がないため, 骨頭は肩峰下でインピンジメントを生じる. そのため, 力は強いが安定性がない状態となる. 棘上筋が優位に作用すると, 骨頭は関節窩に対して安定しているが, 上腕骨を回転させる力が不足し, 安定性はあるが力が弱い状態となる.

（2）狭義の五十肩（凍結肩）
50歳前後に好発する障害であり, 退行性変化に軽微な外傷による組織の治癒遅延

性や易損傷性などの年齢的要因が加わり，より障害を複雑にしている．若年者は疾患固有の臨床症状を呈するのに対し，中年以降では治癒の遅延や動きの低下などにより関節拘縮をきたしやすい．そのため，個々の疾患の特徴的な臨床症状は失われ，五十肩（凍結肩）としか診断できない症状を呈することになる．また，解剖学的特殊性より障害部位を，①腱板（特に棘上筋），②上腕二頭筋長頭腱，③腱板疎部，の3つに分類することができる．

a. 障害部位

a）腱板（特に棘上筋）

中年以降では，この腱には石灰沈着や退行性変化による断裂がみられる．変性した腱が必ずしも五十肩を発症するとは限らないが，これになんらかの外傷が加わることにより，肩峰下滑液包炎（あるいは腱板炎）を引き起こす．

b）上腕二頭筋長頭腱

中年以降では，退行性変化に加え摩耗も進行して，上腕二頭筋長頭腱炎や腱鞘炎を引き起こす．

c）腱板疎部

烏口突起より外側の棘上筋と肩甲下筋との間隙をいう（**図8**）．腱板のなかで最も薄く柔軟性に富み，関節内圧を調整する作用と運動時に生じる轢音（れきおん）を和らげる緩衝作用がある．内旋位にて弛緩し，外旋位にて緊張するため，過度の外旋位から急激に内旋運動を繰り返すことによって損傷を起こしやすい．烏口上腕靱帯，関節包および上関節上腕靱帯により補強されている．

b. 症状

通常40歳以後，特に50〜60歳に好発し，男性より女性に多い．発症の多くは潜行性であるが，なかには軽微な外傷が誘因となる．X線所見において，骨頭の萎縮を認めることがある．

c. 病期別特徴

狭義の五十肩は，大きく3つの病期に分類されるが，明確に区別することは困難である．

a）強い疼痛を主症状とする時期（freezing phase）

2〜3週から2〜3か月続く．わずかな刺激でも反応を示すため，運動終末感（エンドフィール）がなく，疼痛逃避性の運動制限を示すことが多い[7]．疼痛は一般的に三角筋，上腕外側に認めるが，肘・前腕外側などに放散することもある．夜間に症状は増強し，睡眠が障害される．自動および他動運動はすべての方向において制限され，衣服の着脱，洗髪などの日常生活動作に支障をきたすが，これらの運動制限は防御的筋収縮の要素が強い．

b）拘縮が完成する時期（frozen phase）

6か月から1年続く．自発痛の軽減に伴って拘縮が著明となる．拘縮は肩峰下滑液包や関節包，烏口上腕靱帯などの短縮や癒着が原因として考えられる．肩関節の運動を肩甲胸郭関節の動きによって代償するため，肩甲上腕関節の動きはほとんど消失し，回旋や外転運動は著明に制限される．また，症状が長時間続くものでは肩甲周囲筋群に筋萎縮を認めることがある．

c）拘縮が寛解する時期（thawing phase）

関節可動域が次第に改善され，運動時痛や夜間痛などの疼痛もこれに伴って軽減する．この時期に特徴的な症候は認められず，患者は日常生活の不便を感じなくなる．

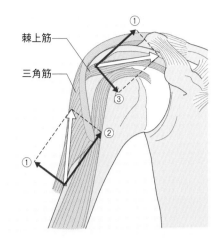

図7　棘上筋と三角筋の作用
①上腕骨を回転させる力，②骨頭を烏口肩峰アーチに引き上げる力，③骨頭を関節窩に引き寄せる力．

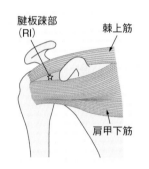

図8　腱板疎部の位置

MEMO
石灰沈着
石灰とはリン酸カルシウム結晶のこと．初めは濃厚なミルク状であるが，次第に硬くなり石膏状へと変化する．この石灰が蓄積し，膨らんでくると痛みを発生する．

凍結肩（frozen shoulder）

腱板疎部（rotator interval）

MEMO
轢音（cracking）
関節内轢音や軋轢音（あつれきおん）ともいう．運動時に肩関節にゴリゴリやジョリジョリなどの音が鳴る．

MEMO
潜行性
症状があきらかでない状態．

MEMO
エンドフィール（endfeel；運動終末感）
関節可動域の最終域を超えて他動運動を行おうとするとき，それを制限する組織に特有の抵抗感を検者は感じとることができる．その抵抗感のことをエンドフィールとよぶ．

4）予後

　一般的には半年から1年ほどで自然治癒するとされるが，自然修復が見込めず，治療を進めても寛解しないなど，多様かつ複雑な病態を示すこともある．そのため，各病態のメカニズムを理解したうえで患者の症状を注意深く観察し，適切な評価に基づいた理学療法の実施が重要となる．

2．その他の類縁疾患

　肩関節の疼痛と運動障害を主徴とする疾患は，肩関節周囲炎のほか，腱板断裂，上腕二頭筋長頭腱炎，石灰沈着性腱板炎などがある．**表3**にそれらの鑑別方法を示す．

1）腱板断裂

　腱板断裂の発生機転については一定の見解は得られていないが，一般的には退行性変化あるいはインピンジメントによる変性で脆弱化した腱板にさまざまな程度で外傷が加わり，断裂を発生するという考え方が多い．一般的には，正常肩甲帯の円滑な動きを欠き，疼痛（特に夜間痛）や棘上・棘下筋の萎縮などを認める．

2）上腕二頭筋長頭腱炎

　上腕二頭筋は，関節上結節から始まる長頭と烏口突起から始まる短頭の2頭をもち，本来の作用は肘関節屈曲，前腕回外である．長頭腱は結節間溝において筒状滑膜に包まれ，さらにその上を上腕横靱帯により固定されている．上腕の屈曲や外転に伴い，この部位で滑膜とのあいだを滑走するが，長頭腱自体の動きはほとんどなく，実際には上腕骨頭が上腕二頭筋長頭腱に対して上下に滑動している（**図9**）．結節間溝の滑膜部分で滑動が障害されることは少なく，上腕二頭筋長頭腱炎は断続的な刺激や圧迫を受けることによる腱周囲の滑膜炎によるものが多い（**図10**）[8]．

　この結果，長頭腱の機能不全が生じ，骨頭に対する下方への引き下げ機能が低下する．そして，骨頭が上方移動することで肩甲上腕リズムに異常が生じて，肩峰下インピンジメントを助長する．症状として，結節間溝に限局する圧痛がある．ヤーガソンテストは特徴的とされるが陽性率は低い．

表3　肩関節疾患の鑑別方法

		肩峰下滑液包炎	腱板断裂	上腕二頭筋長頭腱炎	石灰沈着性腱板炎
症状	疼痛		（＋）特に夜間痛		（＋＋＋）
	結節間溝の疼痛			（＋）	
	軋音		（＋）		
	肩甲上腕リズム	（−）	（−）	（−）	
	distraction test	（＋）	（＋）		
	有痛弧徴候	（＋）	（＋）		
	スピードテスト			（＋）	
	ヤーガソンテスト			（＋）	
	インピンジメントテスト		（＋）		
	ドロップアームサイン		（±）完全断裂の場合		
検査	プロカインテスト	（＋）	（＋）		
	関節造影	（−）	（＋）	（±）	
	肩峰下滑液包造影	（±）	（±）		（＋）
	単純X線		（＋）完全断裂の場合		

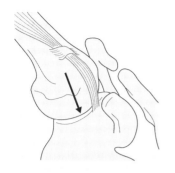

図 9　上腕二頭筋長頭腱と挙上メカニズム
上腕の屈曲や外転に伴い，上腕骨頭が上腕二頭筋長頭腱に対して上下に滑動する．

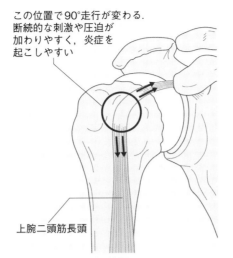

この位置で90°走行が変わる．断続的な刺激や圧迫が加わりやすく，炎症を起こしやすい

上腕二頭筋長頭

図 10　上腕二頭筋長頭の走行

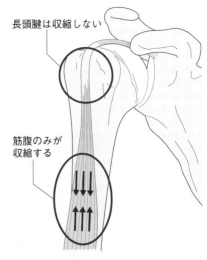

長頭腱は収縮しない

筋腹のみが収縮する

図 11　上腕二頭筋と長頭腱の関係

3) 石灰沈着性腱板炎

　腱板内に沈着した石灰により急性炎症を引き起こす．石灰沈着は加齢や軽微な外傷による腱板の変性や壊死に続発するとされてきたが，最近では腱板内にカルシウムが沈着すると考えられている[9]．沈着部位としては棘上筋が約半数と最も多く，次いで棘下筋に多い．人口の 2.7〜7.5％にみられ，圧倒的に女性に多く，好発年齢も 25〜50 歳と比較的若年者に分布している．

3．肩関節周囲炎などに対する整形外科的治療

薬物療法

（1）内服薬，外用薬，坐剤

　治療の目的は疼痛，筋痙直の緩和である．

　内服薬は非ステロイド系の消炎鎮痛薬，筋弛緩薬など，外用薬は塗布剤，貼付剤などが用いられる．

　坐剤は著明な疼痛や夜間痛の強い例には薬効が優れ，胃腸障害の少ない点で効果的である．

（2）局所注射，関節内注射

a．肩峰下滑液包内注射

　適応は腱板を中心とする第二肩関節の障害（腱板炎，腱板損傷，石灰沈着性腱板炎など），特に初期の症例で，著明な自発痛・運動痛，有痛弧徴候を呈するものである．
　注射部位は肩峰外縁より 1 cm 下方部とする．

b．上腕二頭筋長頭腱腱鞘内注射

　長頭腱腱鞘炎を適応とし，注射部位は両結節間の腱鞘内とする．

c．肩関節包内注射

　癒着性関節包炎の病態を呈する後期の筋性拘縮を適応とし，注射部位は肩の前方または後方にする．

（3）肩甲上神経ブロック

　肩甲帯の疼痛や循環障害を適応とし，注射部位は肩甲骨上部の肩甲切痕とする．

4．肩関節周囲炎などに対する評価

　主な評価は以下のとおりである．詳しくは Lecture 23 を参照されたい．

💡 **ここがポイント！**
長頭腱の走行は結節間溝内で方向を約 90°変える．そのため，たえず上腕骨頭からの断続的な刺激や圧迫を受けており，炎症を起こしやすい構造になっている（図10）．

💡 **ここがポイント！**
肘関節屈曲や前腕回外時には，上腕二頭筋の筋腹のみが収縮する．よって，長頭腱は収縮せず，結節間溝を滑動することはない（図11）．

石灰沈着性腱板炎（calcified tendinitis）

📖 **MEMO**
関節内注射
関節包のなかの関節腔へ注射すること．関節包内に痛みがある場合に効果が期待できるが，感染の危険性がある．

📖 **MEMO**
神経ブロック
神経そのものや神経周囲へ注射すること．障害部位の治癒力を高めることが期待されるが，神経自体の損傷や血腫などによる神経圧迫などの危険性がある．

LECTURE 22

徒手筋力検査 (manual muscle test：MMT)	①疼痛の評価：部位，程度，種類など． ②関節可動域の評価：日本整形外科学会・日本リハビリテーション医学会による測定法など． ③筋力の評価：徒手筋力検査，測定器を用いた筋力評価など． ④運動分析の評価：肩甲上腕リズム，関節上腕リズムなど．

5. 肩関節周囲炎などに対する理学療法

主な理学療法は以下のとおりである．詳しくは Lecture 23 を参照されたい．

1）物理療法

①寒冷療法：アイスパック，アイスマッサージなど．

②温熱療法：ホットパック，超音波療法，極超短波療法など．

2）運動療法

①安静およびリラクセーション．

②関節可動域運動：コッドマンの振り子運動，棒体操，筋のダイレクトストレッチ，関節包と烏口上腕靱帯のストレッチ，徒手療法など．

③筋力増強トレーニング：ゴムバンドやアレイ・重錘バンドを使用しての外転・外旋運動など，壁を用いての挙上運動など．

コッドマン (Codman) の振り子運動

■引用文献

1) 横山茂樹ほか：肩関節周囲炎・腱板損傷の病期別理学療法ガイドライン．理学療法 2002；19：85-93.
2) 立花 孝：五十肩の治療 運動療法，物理療法，その他の保存療法．整形・災害外科 2004；47 (3)：237-42.
3) 高岸憲二：いわゆる五十肩．岩本幸英編．神中整形外科学 下巻，第 23 版．南山堂；2013. p.397-9.
4) Codman EA：The shoulder：rupture of the supraspinatus tendon and other lesions in or about the subacromial bursa. Thomas Todd；1934.
5) Inman VT, et al.：Observations on the function of the shoulder joint. J Bone Joint Surg 1944；26：1-30.
6) 水野智明ほか：肩関節の病態運動学と理学療法（Ⅱ）—肩関節周囲炎の病態と理学療法．理学療法 2009；26：757-64.
7) 山田稔晃，甲斐義信ほか：肩関節周囲炎に対するセルフエクササイズ．理学療法 2008；25：1038-43.
8) 乾 浩明，信原克哉：解剖と仕組み．新版 肩診療マニュアル．医歯薬出版；2013. p.1-13.
9) Uhthoff HK, et al.：Calcifying tendinitis. In：Rockwood CA Jr, et al (eds). The shoulders, Vol 2. Saunders；1990. p.774-90.

■参考文献

1) 西川仁史：肩関節周囲炎（いわゆる五十肩）の理学療法．理学療法 2006；23：1617-26.
2) 横田淳司ほか：肩関節周囲炎 その病態解析と運動療法 腱板損傷 腱板断裂の病態の観点から．理学療法 1998；15 (5)：347-51.

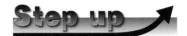

1. 肩峰下滑動機構（図1）[1]

　肩甲上腕関節の関節運動の際に，大結節が肩峰と衝突しないためのメカニズムである．肩関節外転運動では骨頭の外旋運動を伴い，屈曲運動では骨頭は内旋位のまま大結節が烏口肩峰靱帯下のほぼ中央を通過している．挙上時に烏口肩峰アーチに疼痛を生じる場合，大結節が肩峰直下に入りきれない，もしくは抜けきれない状態にある[2]．この骨頭の関節運動を滑らかにするため，肩峰下滑液包，三角筋下滑液包，烏口下滑液包の3つの滑液包が滑動機構として存在しており，この滑液包の癒着によってメカニズムに障害が生じる．

　肩峰下滑動機構（suprahumeral gliding mechanism）を図1に示す．path は大結節の通路を表し，glide は大結節の位置関係を表す．

1）大結節の通路（path）

　前方路（anterior path）は，屈曲した場合，大結節は内旋位で烏口肩峰靱帯のほぼ中央を通り，後側方路（posterolateral path）は，外転した場合，大結節は外旋しながら肩峰下を通る．中間路（neutral path）は，前方路と後側方路の中間域であり，この中に肩甲骨面（scapular plane）がある．この領域は各筋が上腕骨軸と同一方向に作用するため，大結節の回旋運動が少ない[3]．

2）大結節の位置関係（glide）

　ソファー[4]は大結節の通路をさらに分類し，大結節の位置関係を立体的に把握できるようにした．pre-rotational glide は，大結節が肩峰の外にあり，肩峰下に入り込む前（挙上80°）を表す．rotational glide は，肩峰直下にあるとき（挙上80°〜120°）を表し，肩挙上時に烏口肩峰アーチに疼痛が生じる場合は大結節が rotational glide に入りきれない，もしくは抜けきれない状態にある．post-rotational glide は，大結節が肩峰の内にあり，肩峰を通過した後（挙上120°以上）を表す．

2. 肩甲上腕関節の動的安定化

　肩甲上腕関節の動的安定化には，関節包と腱板の役割が重要とされている．腱板の安定化メカニズムは，講義（p.69，70参照）で述べているため，ここでは関節包の安定化メカニズムについて説明する．

1）関節包

　関節包は肩甲上腕関節の運動メカニズムにおいて，可動性・安定性・運動の誘導に重要な役割を果たしている．上腕骨と肩甲骨を連結し，関節包の容積は，上腕骨頭の約2倍である．関節包内は非常に不安定な状態であるが，

LECTURE
22

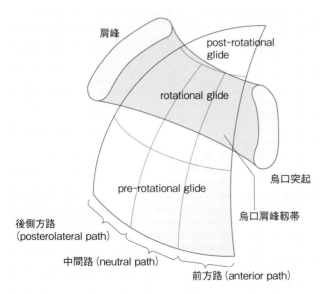

図1　第二肩関節における烏口上腕靱帯と上腕
　　　骨大結節の関係と大結節の通路
（立花　孝ほか：理学療法ジャーナル 1990；24：761-7[1]）

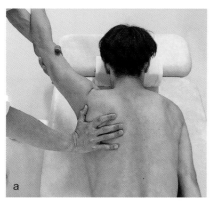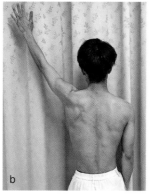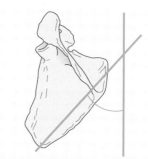

肩甲骨三角部の最突出部と　垂直線
下角最下端を結んだ線

図2　肩甲上腕リズムの評価
a. 上肢の挙上運動を誘導しながら肩甲骨の動きを観察する.
b. 上肢の挙上運動時の垂直線と肩甲骨がなす角度を測定する.

関節包内圧によって安定性が得られている. 関節包内圧は, 下垂位では陰圧となっており, たとえるならば, ガラスに吸盤が付着している状態で関節窩と上腕骨頭が押し付けられて動的安定性を得ている. この関節包内圧は, 肩関節の挙上に伴い変化し, 挙上約60°でほぼ陽圧となる. 陽圧になることで上腕骨頭の動的安定性は失われるが, 関節包はタオルを絞ったようなねじれた状態となっており, 関節内の運動が制限されている. 飴を包んだ紙をねじるように絞ると飴が動かないのと同じ状態である. 肩関節に障害がある場合は, 関節内圧が陽圧になる直前に損傷が生じる場合が多く, 肩関節は60°～90°の安定化機能が重要といえる.

3. 肩甲上腕リズム

　1934年に肩甲上腕リズムの概念が登場して以来, さまざまな形でこの問題は論じられてきた. 講義で述べたように, 肩甲上腕関節での運動と肩甲骨の回旋との比は, 報告者により相違が認められ, フリードマン[5]は3:2, ドゥディ[6]は常に一定ではなく上肢挙上とともに変化すると述べている. これらは, 報告者の計測方法の差によるものと考えられている. 運動療法を行う際には, 正常リズムを把握しておくことは非常に重要であり, 上肢挙上制限が生じた場合に, 肩甲上腕関節と肩甲骨のどちらに運動制限があるのかを区別する必要がある.

1) 肩甲上腕リズムの評価

(1) 上肢挙上運動を誘導しながら肩甲骨の運動を観察する（図2a）

　通常は, 上肢の挙上に伴い, 肩甲骨は腋窩のラインまで移動することが可能である. 肩甲骨下角が十分に側方へ移動しない場合には, 肩甲骨の可動性低下を疑う. 逆に, 上肢が十分に挙上する前に肩甲骨下角が腋窩ラインまで到達する場合は, 肩甲上腕関節の可動性低下を疑う.

(2) その他の評価方法

　上肢挙上時の肩甲骨の可動性を把握するため, 垂直線に対する肩甲骨三角部の最突出部と下角最下端を結んだ線のなす角度を測定し, この角度が小さい場合は肩甲骨の可動性低下を疑い, 角度が大きい場合は肩甲上腕関節の可動性低下を疑う（図2b）.

■引用文献

1) 立花　孝ほか：肩関節. 理学療法ジャーナル 1990；24：761-7.
2) 横山茂樹ほか：肩関節周囲炎・腱板損傷の病期別理学療法ガイドライン. 理学療法 2002；19：85-93.
3) 乾　浩明, 信原克哉：バイオメカニクス. 新版 肩診療マニュアル. 医歯薬出版；2013：p.15-33.
4) Sohier R：Kinesiotherapy of the shoulder. Bristol：John Wright & Sons；1967.
5) Freedman L, Munro RR：Abduction of the arm in the scapular plane. J Bone Joint Surg Am 1966；48：1503-10.
6) Doody SG, Freedman L, et al.：Shoulder movements during abduction in the scapular plane. Arch Phys Med Rehabil 1970；51：595-604.

■参考文献

1) 水野智明ほか：肩関節の病態運動学と理学療法（II）―肩関節周囲炎の病態と理学療法. 理学療法 2009；26：757-64.

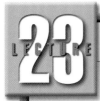

肩関節周囲炎（2）
実習：評価と治療

到達目標

- 肩関節周囲炎の評価において必要な項目と方法を理解する．
- 肩関節周囲炎の病期別理学療法の目的について理解する．
- 各々の運動療法の目的と方法を理解し，適切に実施できる．

この講義を理解するために

　この講義では，肩関節周囲炎を評価する際に必要な評価項目を理解し，具体的な方法について学びます．そして，病期別における理学療法の治療方針と原則，目的について学習します．さらに，関節可動域運動や筋力増強トレーニングなどの運動療法について，その目的と方法を理解し，適切に実践できる技術を身につけるだけでなく，患者の状態に応じて適切な治療プログラムを選択できる技術を学習します．

　肩関節周囲炎の評価と治療を学ぶにあたり，以下の項目をあらかじめ学習しておきましょう．

- □ 肩関節周囲炎の病態・症状について学習しておく．
- □ 一般的な理学療法評価の内容を学習しておく．
- □ 肩関節の運動方向および参考可動域について学習しておく．
- □ 関節可動域運動には実際に筋に触れて行うものもあるため，触診できるようにしておく．
- □ 筋の作用について学習しておく．

講義を終えて確認すること

- □ 肩関節周囲炎の評価に必要な内容を理解できた．
- □ 病期別の理学療法の目的について理解できた．
- □ 関節可動域運動や筋力増強トレーニングなどの運動療法を適切に実践する技術が身についた．

LECTURE 23

1. 肩関節周囲炎に対する評価

1）疼痛評価

肩関節周囲炎は疼痛を伴う運動制限であるため，疼痛の評価は必要不可欠である．痛みの強さ，種類，部位，出現する姿勢，肢位，動作などを詳細に評価する．

2）関節可動域検査

自動および他動的な関節可動域を評価する．可動域は，肩関節周囲筋の筋緊張や体幹・肩甲骨の位置，他関節による代償運動などに大きく影響されるため，評価に適した肢位を選択することが重要である．
　例）疼痛により筋緊張が高い場合：背臥位（筋緊張の影響を軽減するため）
　　　姿勢や代償動作の影響を把握する場合：座位

3）筋力検査

基本的な肩関節の筋力は，徒手筋力検査を用いることで十分な情報となりうる．しかし，筋力低下による代償動作を生じやすいため，筋力検査の際は正確に実施することが重要である．測定時には疼痛評価も同時に行い，障害部位を把握する．

4）動作分析の評価

肩甲上腕リズムや関節上腕リズムの評価を行う．単にリズムの異常だけを評価するのではなく，徒手的に肩甲骨の運動を補助したり，肩甲骨の位置の補正をしながら上肢の挙上を行わせることで疼痛の有無，程度を評価する．

2. 肩関節周囲炎に対する理学療法

1）物理療法

疼痛緩和やリラクセーションなどを目的に行われるが，個々の症状に応じて使い分ける．一般的に疼痛の強い急性期では，主に寒冷療法が行われる．

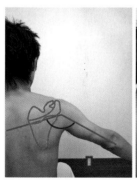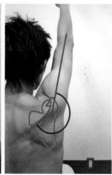

図1　spino-humeral angle（SHA）

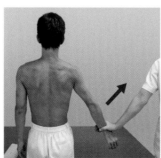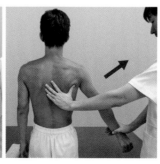

a．固定なし　　　　　b．固定あり

図2　肩甲骨の固定の有無による筋力評価
通常は肩甲骨を固定すると筋力は低下する．しかし，肩甲胸郭関節に機能障害がある場合は，肩甲骨を固定すると安定性が得られるため，非固定時に比べて明らかな筋力の発揮が認められる．
➡：運動方向（患者の力の方向）．

（1）寒冷療法

疼痛緩和，筋の弛緩などを目的とする．

適応は圧痛や運動痛が出る部位（炎症性の痛みと思われる部位）でアイスパック，アイスマッサージなどを行う．

（2）温熱療法

局所の循環改善，筋性拘縮の緩和，関節可動域改善などを目的とする．

適応は急性期後の運動障害あるいは後期の筋性拘縮期で，ホットパック，超音波療法，極超短波療法などを行う．

2）病期別理学療法

（1）急性期（第1相：愛護的理学療法）

疼痛が強い時期であり，この時期では疼痛を増強させないことが第一優先である．

理学療法の目的は，疼痛軽減と過剰な筋緊張の緩和である．

a. 安静およびリラクセーション

急性期における損傷部位への刺激は炎症を拡大させ，疼痛の増強，関節可動域制限の助長を招くことが多い．さらに，筋を過剰に緊張させ関節運動を無意識に制限する症例が多く，それが二次的な疼痛を引き起こす．よって，疼痛が著明な場合には，疼痛発生部位への負担を軽減させるため，筋の緊張を防ぐ適切な安静肢位を獲得することが重要である．

就寝時のポジショニングでは，就寝時に疼痛を引き起こさないように，枕やクッションを用いた肢位を指導する．上腕の下に敷いて肩自体が過伸展にならないようにする．肩関節は肩甲骨面上で軽度外転位およびやや内旋位となるように枕やタオルを用いて調節する（図3）．

b. 関節可動域運動（コッドマン体操）[2]

体幹前屈位で上肢を下垂して，可能な限り脱力させる．この肢位は腱板が肩峰などの支点を必要とせず，最もリラックスした状態となる．また，上肢の重みを利用することで，関節周囲軟部組織へのストレッチ効果も得られる（図4）．

（2）亜急性期（第2相：段階的理学療法）

安静時痛や夜間痛が軽減する時期である．

徐々に関節可動域および筋力，筋協調性の改善を目的として理学療法を進める．

a. 関節可動域運動

a）挙上運動

①背臥位または立位で患側の手首を健側の手でつかみ，健側上肢の力で挙上する（図5）．

②立位では，棚などに両手を添えたまましゃがみこむことで，両上肢は相対的に挙上運動をすることになる（図6）．

b）内旋・後挙運動

体の後ろで患側の手首を健側の手でつかみ，上方に引き上げる（図7）．

c）棒体操

①挙上運動：肩幅よりやや広めに棒の両端を握る．両肘関節は伸展位のまま挙上する（図8）．

②外転・外旋運動：挙上した棒を後頭部までゆっくり下げる（図9）．

③内・外転運動：棒の両端にそれぞれ手を当てる．健側の手で棒の端を押して患側の手を側方へ押し上げ外転させる．逆に患側の手で健側の手を側方に押して内転させる．その際，肩関節屈曲が起こらないように前額面での運動を指導する（図10）．

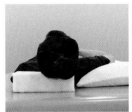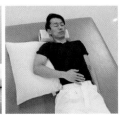

図3　就寝時のポジショニング

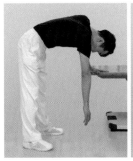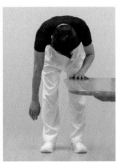

図4　コッドマン体操

⚡**気をつけよう！**
急性期の無理な理学療法は関節周囲組織の炎症を増強し，関節拘縮を悪化させるため，愛護的に行う必要がある．

LECTURE
23

肩甲骨面（scapular plane）

📖**MEMO**
コッドマン（Codman）体操
コッドマン体操は患側上肢を挙上しようとするとき，運動痛を誘発する例に対して適応となる．可能であれば手関節に1～1.5 kgの重錘バンドを巻く．

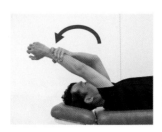

図5　挙上運動

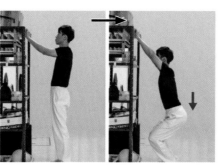

図6　立位での挙上運動

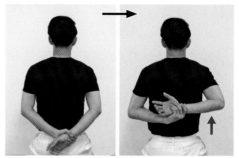

図7　内旋・後挙運動

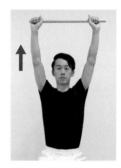

図8　挙上運動

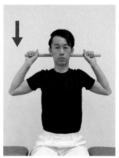

図9　外転・外旋運動

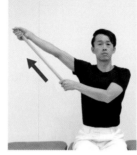

図10　内・外転運動

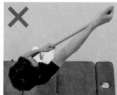

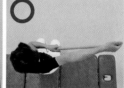

肩関節屈曲が起こらないように，前額面での運動を指導する．

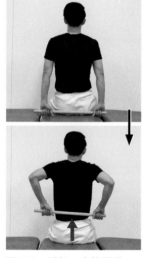

図11　外転・内旋運動

テーブルサンディング（table sanding）

コッドマン（Codman）の振り子運動

気をつけよう！
コッドマンの振り子運動では，下垂した上肢を意図的に振ると，肩関節周囲筋群は肩甲上腕関節の運動を逆に抑制することになり，肩甲骨の代償運動を招きかねないため注意する．

④外転・内旋運動：棒を背部に回し，肩幅より広めに両手で棒を握り，肩甲骨を内転させながら上方に引き上げる（**図11**）．

d）テーブルサンディング

軽くテーブルを押しながら，前方挙上，水平内・外転，内・外旋方向に運動を行う．タオルを使用すると摩擦抵抗を軽減することができる（**図12**）．

e）コッドマンの振り子運動[2]

体幹前屈位で上肢を下垂し，自らの上肢の重みを利用して前後，左右に振り子状に回旋させる（**図13**）．上肢に重錘を負荷することにより，牽引力が加わる．

f）壁を用いてのスライドエクササイズ

立位または座位で壁を指で伝いながら，徐々に挙上（外転）する（**図14**）．

g）滑車運動（プーリー体操）

肩甲上腕リズムの再獲得や，関節可動域拡大を目的として行う．健側上肢を下方に引き下げることで，相対的に患側上肢が挙上される．獲得した可動域範囲内で実施することを原則とし，無理な範囲での運動は炎症を増強するため，注意が必要である（**図15**）．

b．筋力増強トレーニング

得られた関節可動域に応じて，筋力増強トレーニングの負荷を漸増していく．一般的には等尺性運動から開始し，徐々に等張性運動へと移行していく．

a）外旋運動

等尺性外旋運動（肩甲骨の内転との組み合わせ）では，両上肢体側位，肘関節90°屈曲位にてゴムバンドを把持する．両側同時に等尺性の外旋運動を行い，3～5秒間保持する（**図16**）．

腹臥位では，アレイ（1～3 kg）を持ち，肘関節90°屈曲位にて外旋運動を行う（**図17**）．

b）肩甲骨外転（前鋸筋）運動

壁に向かって立位となり，肘関節伸展位で手掌面を壁につける．プッシュアップするように両手掌面で壁を3～5秒間押す（**図18**）．

LECTURE
23

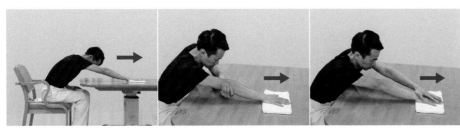

a. 前方挙上

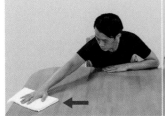 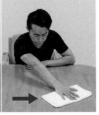

b. 水平内・外転

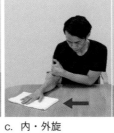 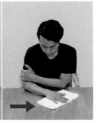

c. 内・外旋

図12　テーブルサンディング
筋力が弱い場合や正しい方向に運動できない場合は，健側の手を添えて運動を補助する．

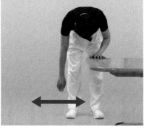

図13　コッドマンの振り子運動

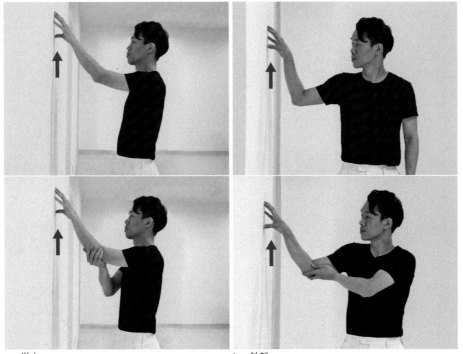

a. 挙上　　　　　　　　　　b. 外転

図14　壁を用いてのスライドエクササイズ
筋力が弱い場合や正しい方向に運動できない場合は，健側の手を患側の肘に添えて運動を補助する．

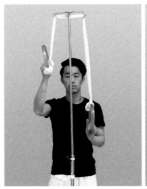 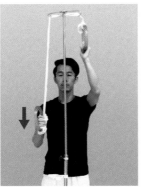

図15　滑車運動
点滴支柱台などを利用することで容易に行うことができる．

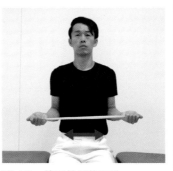

図16　等尺性外旋運動

🖐試してみよう

図11の外転・内旋運動で著明な筋力低下を認める場合は，肩幅よりも狭く握るようにすると，挙上しやすくなる．

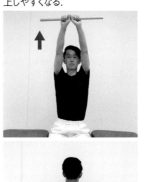

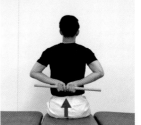

LECTURE
23

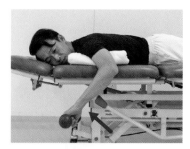

図17 外旋運動

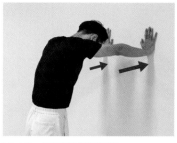

図18 肩甲骨外転運動

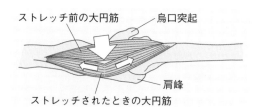

ストレッチ前の大円筋　　烏口突起

ストレッチされたときの大円筋　　肩峰

図19 ダイレクトストレッチ
弦を押し伸ばすようにストレッチする.
（立花　孝：整形・災害外科 2004；47：237-42[4]）

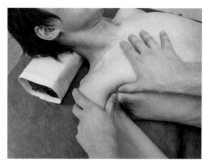

図20 大胸筋のダイレクトストレッチ

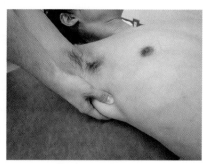

図21 大円筋・広背筋のダイレクトストレッチ

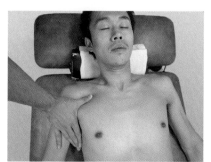

図22 小胸筋のダイレクトストレッチ

MEMO

● ダイレクト（動的）ストレッチ
徒手にて直接圧迫し伸張させる方法である. 指腹で皮膚の上から垂直方向に圧迫し, 筋線維の長軸に対し直角方向に指を動かすことで直接的に伸張する.

● スタティック（静的）ストレッチ
反動を利用せずに, 他動的にゆっくりと筋を伸張し, その肢位を持続的に保持することで筋の緊張を低下させる.

（3）慢性期（第3相：積極的理学療法）

　拘縮肩のように関節可動域が著しく低下している場合は, 可動域拡大のために他動的な関節可動域運動を行う.

　筋力増強トレーニングも徐々に抵抗量を増大していくが, 重錘やゴムバンドを使用する場合には, 筋力に応じた重さや強度を選択する必要がある.

a. 伸張運動

a) 筋のダイレクトストレッチ[3]（図19）[4]

　対象は触知できる筋すべてであるが, 臨床上よく実施するのは, 大胸筋, 大円筋・広背筋, 小胸筋, 上腕三頭筋長頭である.

①大胸筋：大胸筋（腋窩前壁）に両側の母指先端を当て, 頭側に向かって押し上げるようにして圧迫する（図20）.

②大円筋・広背筋：腋窩後壁の前面に母指を当て, 背面に向かって圧迫する（図21）.

③小胸筋：烏口突起から斜め内側に走る小胸筋を触知し, 胸郭に向かって圧迫する（図22）.

④上腕三頭筋長頭：腋窩後壁の上腕部で筋に触れ, 筋の走行に直角に揺するようにして圧迫する（図23）.

b) 筋のストレッチ

　理学療法士が実施するのみならず, 可能であれば患者自身が実施できるように指導する. 各々の筋に対するストレッチ方法については Step up（p.86）を参照のこと.

c) 関節包と烏口上腕靱帯のストレッチ（表1）[5]

　拘縮肩の症例では, 前方から下方および後方にかけての関節包が短縮しており, 挙上, 上腕体側位外旋, 上腕外転位内・外旋, 水平外転が強く制限される. 拘縮した関節包や靱帯に対するストレッチでは, 大きな力を加えるよりは, ゆっくり時間（20〜30分）をかけて伸張することが望ましい.

①前方の関節包と烏口上腕靱帯のストレッチ：上腕体側位（45°, 疼痛時は30°外転位）で肘を支えて外旋を行う（図24）.

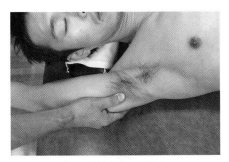

図23 上腕三頭筋長頭のダイレクトストレッチ

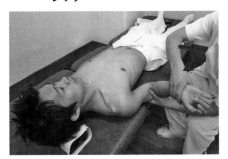

図24 前方の関節包と烏口上腕靱帯のストレッチ
方向：上腕45°外転位外旋.

表1 運動方向と伸張部位の関係

運動方向＼部位	関節包	烏口上腕靱帯 前部線維（小結節付着）	烏口上腕靱帯 後部線維（大結節付着）
挙上	下方		
後挙	前上方	○	
内転	上方	○	○
上腕体側位外旋	上前方	○	○
上腕体側位内旋	上後方		
上腕45°外転位外旋	前方	○	
上腕45°外転位内旋	後方		
上腕外転位外旋	下方・後方	○	○
上腕外転位内旋	前方～下方	○	
上腕屈曲位外旋	上後方	○	
上腕屈曲位内旋	下後方		
水平外転	前下方	○	
水平内転	後方		
結帯	後上方～後方		

（西川仁史：理学療法 2006；23：1617-26[5]）
運動方向ごとに関節包の伸張部位と烏口上腕靱帯の伸張の有無（○：伸張あり）を示している.

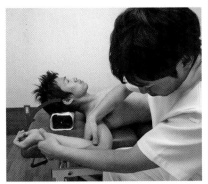

図25 下方～後方の関節包のストレッチ
方向：上腕外転位外旋.

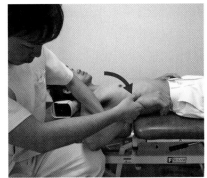

図26 前方～下方の関節包のストレッチ
方向：上腕外転位内旋.

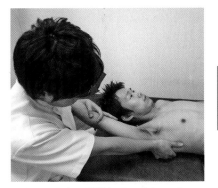

図27 下方の関節包のストレッチ
方向：挙上.

②下方～後方の関節包のストレッチ：約90°外転位かつ20°～30°水平内転位（理学療法士の大腿の上に患者の肘を置くとよい）で，外旋を行う（**図25**）.

③前方～下方の関節包のストレッチ：約90°外転位かつ20°～30°水平内転位（理学療法士の大腿の上に患者の肘を置くとよい）で，内旋を行う（**図26**）. 前方突出してくる肩甲骨を固定する.

④下方の関節包のストレッチ：肩甲骨外縁を固定し，上腕骨を挙上する（**図27**）.

d）徒手療法

　肩甲上腕関節における上腕骨頭の運動軸を獲得する目的で実施する. 肩甲上腕関節において肩甲骨面上で滑り運動ところがり運動を考慮して第二肩関節に対する骨頭の取り込みを誘導しながら実施する[5].

①前後運動：背臥位で胸郭前方の烏口突起から肩甲棘をつかみ，肩甲骨を後方に押し込む. 同時に上腕骨頭を関節窩上で滑走するように前方に引き出す（**図28a**）.

②下方への滑走運動：背臥位（または側臥位）で外転位に保持し，上腕の長軸に牽引を加える（**図28b**）.

③側方引き離し運動：背臥位（または椅子座位）で上腕遠位外側から体側へ向けて押すように固定しながら，腋窩に入れたもう一方の手で関節窩から骨頭を側方へ引き

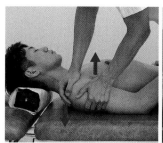

a. 前後運動

図28　徒手療法

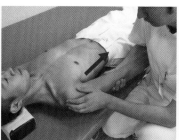

b. 下方への滑走運動

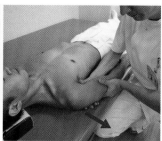

c. 側方引き離し運動

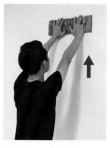

図29　重錘を用いた壁でのスライドエクササイズ

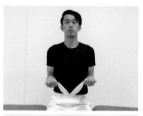

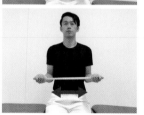

図30　ゴムバンドを用いた外旋運動

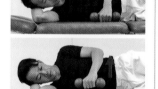

図31　アレイを用いた外旋運動

■ここがポイント！
筋力に応じた重錘の重さやゴムバンドの強度を選択する.

MEMO
ホームエクササイズの指導のポイント
● 一度だけの指導ではなく, 繰り返し指導する.
● 口頭だけではなく, 理学療法士が実際に体を使って方法を指導する.
● 患者個々の状態に合わせた目標を設定する.
● 状態の変化によって適宜内容を変更する.
● 休息や中止する目安を伝える.

離すような外力を加える (図28c).

b. 筋力増強トレーニング

a) 挙上運動

重錘を用いた壁でのスライドエクササイズであり, 肘関節伸展位で重錘を壁に押し当てながら挙上する (図29).

b) 外旋運動

① ゴムバンドを用いた外旋運動：両上腕体側位, 肘関節90°屈曲位にてゴムバンドを把持し, ゴムバンドの抵抗に抗して外旋運動を行う (図30). 筋力に応じたゴムバンドの強度を選択することが重要である.

② アレイを用いた外旋運動：患肢が上の側臥位で上腕体側位, 肘関節90°屈曲位とし, アレイ (1～3 kg) を把持した患肢を内旋位から外旋方向に動かす (図31).

c. ホームエクササイズ

肩甲上腕関節の全可動域のうち, 中間域から最終可動域に達した場合には, 可動域と筋力を維持するために, 家庭でも行える自主運動プログラムを設定し, 継続して行えるよう患者や家族に指導する. この時期は患者の積極的な運動療法への参加が, なによりも必要となる.

■引用文献

1) 横山茂樹ほか：肩関節周囲炎・腱板損傷の病期別理学療法ガイドライン. 理学療法 2002；19：85-93.
2) Codman EA：The shoulder：rupture of the supraspinatus tendon and other lesions in or about the subacromial bursa. Thomas Todd；1934.
3) 立花　孝：運動療法. 信原克哉編. プラクティカルマニュアル 肩疾患保存療法, 第1版. 金原出版；1997. p.17-23
4) 立花　孝：五十肩の治療 運動療法, 物理療法, その他の保存療法. 整形・災害外科 2004；47：237-42.
5) 西川仁史：肩関節周囲炎 (いわゆる五十肩) の理学療法. 理学療法 2006；23 (12)：1617-26.

■参考文献

1) 河村廣幸ほか：肩関節周囲炎 (五十肩). 冨士武史監. ここがポイント！ 整形外科疾患の理学療法, 改訂第2版. 金原出版；2006. p.93-114.
2) 小室　透, 米田　稔：肩関節周囲炎に対する外来理学療法. 理学療法ジャーナル 2001；35：36-44.
3) 武富由雄：慢性期—主として運動制限に対して. 信原克哉編. プラクティカルマニュアル 肩疾患保存療法, 第1版. 金原出版；1997. p.70-4
4) 山田稔晃, 甲斐義浩ほか：肩関節周囲炎に対するセルフエクササイズ. 理学療法 2008；25：1038-43.

LECTURE 23

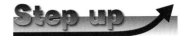

1. 肩関節周囲炎における関節可動域制限の因子と特徴

関節可動域の改善のためには，当然のことながら制限されている原因を把握し，最も適した理学療法を実施すべきである．ここでは，原因別の特徴と理学療法について述べる．

1）炎症性・疼痛逃避（急性期）

●特徴：エンドフィールを待たずに疼痛が出現し，疼痛出現の再現性が高い（再現性の低い場合は心因性が疑われる）．

●理学療法：積極的な運動は避け，運動療法の実施というよりは，炎症症状を軽減するための安静を促す肢位を指導する．

2）組織の柔軟性低下（亜急性期，慢性期）

●特徴：エンドフィールとともに関節可動域制限がみられる．亜急性期では疼痛が出現するが，慢性期では疼痛を伴わないこともある．

●理学療法：伸張トレーニングが適しており，その強度は防御性筋収縮を誘発しない程度がよい．

3）関節内異物・損傷部（繊毛・侵食部）刺激

●特徴：エンドフィールがカチッと止まるように出現する（spring block）．急性期では疼痛を伴うが，慢性期では疼痛を伴わず違和感を訴えることが多い．

●理学療法：徒手療法が適しており，一時的ながら疼痛，違和感とともに関節可動域の改善が得られる．

4）筋性

●特徴：筋腹把持により関節運動が出現する．疼痛は筋腹の伸張時痛が主体で，関節部の疼痛は訴えないことが多い．

●理学療法：温熱療法などの物理療法や固有受容性神経筋促進法（proprioceptive neuromuscular facilitation：PNF）などが適している．

2. 肩関節周囲炎に対する関節可動域運動

ここでは，講義では扱わなかった関節可動域運動を病期別に紹介する．

1）急性期：肩甲胸郭関節のトレーニング

肩関節周囲筋群の防御性筋収縮は，肩甲骨の位置異常を引き起こし，不良姿勢の原因となる．よって，肩甲骨の内・外転および胸郭の伸張，肩甲骨の挙上，体幹回旋に伴う肩甲骨の運動などを行う[1]（図1）．

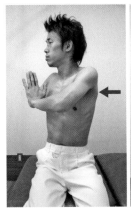
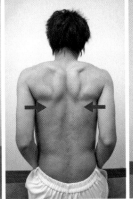
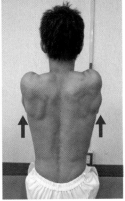

a. 肩甲骨の内・外転　　b. 肩甲骨内転と胸郭の伸展　c. 肩甲骨挙上

図1　肩甲胸郭関節のトレーニング

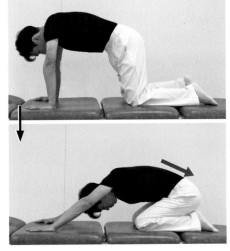

図2　挙上運動

LECTURE
23

表1　各筋のストレッチ法

対象筋	方法	セルフエクササイズ
肩甲骨内転筋群	側臥位で肩甲骨内側から肩甲骨をつかみ外側へ引き上げる.	反対側の手を腋窩から回し肩甲骨をつかんで水平内転する.
僧帽筋上部線維肩甲挙筋	肩がすくまないように固定して頸部側屈する.	左記の動作を自動運動で行うか，反対側の手で頸部を側屈する.
大胸筋	結髪*位から水平外転する.	左記に同じ.
小胸筋	腋窩に母指を入れるか肩甲帯を前後から把持し，肩甲骨をできるだけ後傾した状態で頭側へ動かす.	肩をすくめる.
三角筋前部線維	肘屈曲位で水平外転するか，肩を伸展する.	左記に同じ.
三角筋中部線維	肩甲骨の下方回旋を抑制した状態で内転を行う.	上腕を体側につけたまま肩をすくめる.
三角筋後部線維	肩甲骨の外転を抑制した状態で水平内転を行う.	反対側の手で上腕を下から支え水平内転する.
肩甲下筋	上腕体側位で外旋する.	上腕体側位で肘を90°屈曲して手を壁に当て，肩が外旋位になるよう体幹を反対側へ回す.
棘下筋 小円筋	最大結帯**動作から肘をできるだけ前に出す.	左記に同じ.
広背筋	座位で肩最大挙上位のまま体幹を側屈する.	左記に同じ.
大円筋	肩甲骨の上方回旋を制止して，肩を最大挙上する.	反対側の手を腋窩から回し，肩甲骨の外縁を押さえながら挙上する.
上腕二頭筋	肘伸展位で水平外転する.	左記に同じ.
上腕三頭筋	肘を最大屈曲する．長頭は肘を最大屈曲位に保持して肩を最大挙上する.	左記に同じ.

*結髪：肩関節外転位，外旋位であり，後頭部で髪を結うときの肢位である（図3）.
**結帯：肩関節伸展位，軽度外転位，内旋位であり，腰背部で帯を結うときの肢位である（図4）.

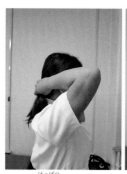
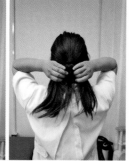

図3　結髪（けっぱつ）

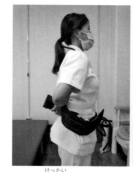
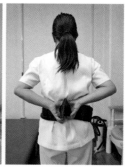

図4　結帯（けったい）

2) 亜急性期：四つ這い位での挙上運動

　両手，両膝をついて四つ這い位をとり，殿部を後方に引き下ろすことで，両上肢は相対的に挙上運動をすることになる．挙上角度をさらに増すには両手を前方に移動すればよい（図2）.

3) 慢性期：筋のストレッチ　　（表1）

　理学療法士が実施するのみならず，可能であれば患者自身が実施できるように指導する.

■引用文献

1）山田稔晃，甲斐義浩ほか：肩関節周囲炎に対するセルフエクササイズ．理学療法 2008；25：1038-43.

■参考文献

1）武富由雄：慢性期―主として運動制限に対して．信原克哉編．プラクティカルマニュアル 肩疾患保存療法，第1版．金原出版；1997．p.70-4.
2）山口光國：肩関節（Cuff-Y exercise）．山嵜　勉編．整形外科理学療法の理論と技術，第1版．メジカルビュー社；1997．p.202-51.

LECTURE
23

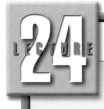

肩の外傷（1）
総論

- 腱板断裂の病態について理解する.
- 腱板断裂の症状や検査方法, 治療方法について理解する.
- 肩関節脱臼の病態について理解する.
- 肩関節脱臼の症状や治療方法, 合併症について理解する.
- そのほかの外傷による肩関節障害について理解する.

この講義を理解するために

　この講義では, 最初に外傷による肩関節障害のなかで臨床でよく遭遇する腱板断裂や肩関節脱臼を中心に, それらの病態について学習します. 次に, 各疾患の病態の理解に必要な症状や整形外科的検査 (X 線検査, 関節造影など) についての基礎的な知識を補い, 治療方針および治療方法を学習し, 各疾患に対する治療内容を理解します. また, そのほかの外傷による肩関節障害についての症状と治療方針・治療方法なども学習します.

　肩の外傷を学ぶにあたり, 以下の項目をあらかじめ学習しておきましょう.

　　□ 腱板の機能 (役割) について学習しておく.

　　□ 肩関節の運動学について学習しておく.

　　□ 狭義の肩関節の機能解剖について学習しておく.

LECTURE
24

講義を終えて確認すること

　　□ 腱板断裂の病態や症状について理解できた.

　　□ 肩関節脱臼の病態や症状について理解できた.

　　□ 診断に必要な各種検査について理解できた.

　　□ 治療方針および治療内容について理解できた.

1. 腱板断裂

腱板を構成する4つの筋（棘上筋，棘下筋，小円筋，肩甲下筋）のいずれか1つ，または2つ以上の腱性部の連続性が断たれたものをいう．

1）病因・病態

大多数の腱板断裂は腱の変性を基盤とし，脆弱化した腱板に軽微な外傷が積み重なって発生すると考えられている．中年以降に多く，明らかな外傷歴を認めないこともある．一方，若年者の腱板断裂には明らかな外傷が関与することが多い．断裂は棘上筋に最も多くみられる．

2）分類

さまざまな分類法があるが，根本的には腱板の連続性が断たれ，肩関節腔と肩峰下滑液包が交通する完全断裂と，交通しない不全断裂に分けられる[1]（図1）．

（1）完全断裂

断裂が腱の厚み全体にわたるものを完全断裂といい，以下に分けられる．

①大断裂：断裂範囲が2つ以上の筋腱にわたるもの．

②広範囲断裂：断裂がさらに大きく，腱性部分がほとんど消失し，上腕骨頭全体が露出したもの．

（2）不全断裂

断裂が腱の厚みの一部にとどまるものを不全断裂といい，以下に分けられる．

①関節面断裂：関節側からの部分断裂．

②腱内断裂：関節面断裂に連続する断裂．

③滑液包面断裂：滑液包側からの部分断裂．

3）診断

（1）症状

主症状は，①運動痛，夜間痛，圧痛（大結節）などの疼痛，②挙上困難（有痛弧徴候，ドロップアームサイン），である．そのほかに，以下の症状がみられる．

③筋萎縮：完全断裂の場合，発生後2〜3週間ほど経つと，棘上筋と棘下筋に萎縮が出現する．

④軋音：肩峰の前部で運動時にゴリゴリとした音を認める．

（2）検査所見

a．X線所見

肩峰下面には骨棘がみられ，大結節には骨増殖や骨硬化像，骨嚢胞がみられる．肩

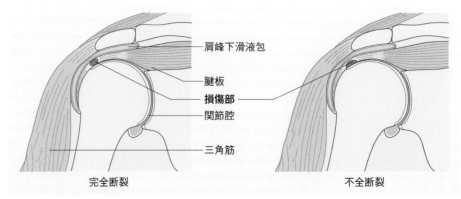

図1　腱板断裂の分類

完全断裂　　　　　　　　　　　　　　　　不全断裂

肩峰下滑液包
腱板
損傷部
関節腔
三角筋

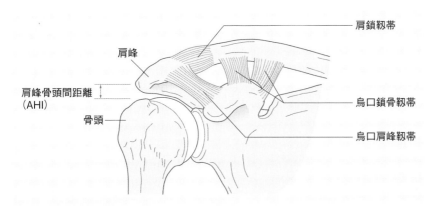

図2　肩峰骨頭間距離

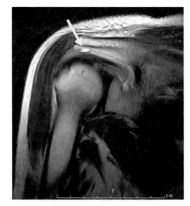

図3　腱板断裂のMRI所見

峰骨頭間距離は正常では7〜14 mmであるが，完全断裂では5〜7 mm以下となる（**図2**）.

b. 関節造影所見

完全断裂では造影剤が肩峰下滑液包に流出する．不全断裂のうち関節面断裂には造影剤が腱の厚みの途中まで進入する.

c. 超音波所見

完全断裂では腱影の欠損，腱の局所的菲薄化がみられる.

d. MRI所見

断裂部は一般的に高信号となる．断裂の大きさが3 cm以上の完全断裂では，腱の萎縮や腱欠損部への水の貯留がみられる（**図3**）.

（3）鑑別

a. 完全断裂

最も確実な方法は関節造影であり，超音波やMRIによる評価は断裂の大きさが1 cm以下の小さな断裂では正確性に欠ける．臨床的には断裂部の触知や筋萎縮が特異的所見である．挙上困難，有痛弧徴候，ドロップアームサインなどは，完全断裂でなくても認められる.

b. 不全断裂

関節面断裂は，関節造影によって診断できる．腱内断裂は，造影では診断できない．滑液包面断裂は，理論的には滑液包造影で診断できるが，実際は困難である.

4）治療方針

（1）完全断裂

70歳以上の患者で鎮痛薬を必要とする夜間痛を認める場合は手術を考慮するが，夜間痛がなければ手術の適応は少ない．しかし，挙上位で仕事をする場合は，手術の適応となることが多い．そのほか，断裂の大きさ，発症後の期間，筋萎縮の程度なども，治療方針を決める参考となる.

（2）不全断裂

原則として3〜6か月以上の保存的治療を行い，症状が改善しなければ手術を考える.

5）治療

（1）保存的治療

除痛を目的として行う．温熱療法を中心とした物理療法，拘縮の予防や筋力の増強のための運動療法，関節内または肩峰下滑液包への注射療法（局所麻酔薬とステロイド薬の混注）などがある.

肩峰骨頭間距離
（acromiohumeral interval：AHI）

MEMO
腱板断裂にて肩峰骨頭間距離が短くなる理由として，腱板断裂により上からの押さえがきかなくなり，三角筋の不随意収縮による骨頭の上前方への偏位が起きるためと考えられている.

MEMO
菲薄
薄くなること.

MRI（magnetic resonance imaging；磁気共鳴画像）

LECTURE
24

MEMO
70歳に満たない場合や若年者では，手術の適応となる.

LECTURE 24

（2）観血的治療

a．完全断裂

マクラフリン法が最もよく行われる（Step up〈p.95〉参照）．これは残存する腱を過緊張にならない程度まで引き出して，上腕骨頭に作製した骨溝に埋め込む手術である．通常，前肩峰形成術を併せて行う．断裂が広範な場合の手術法として，僧帽筋，肩甲下筋，広背筋などの移行術がある．

b．不全断裂

変性部分を含めて腱を切除し，側側吻合または骨との縫合を行う．

6）予後

完全断裂は保存的治療によって癒合することはない．手術の成績は，ほとんどの場合で良好となるが，マクラフリン法で治療できないような大きな断裂では，成績が劣ることが多い．

2．外傷性肩関節脱臼

1）病因・病態

肩関節脱臼のうち，外傷性のものは96％を占めている．脱臼の方向は前方，後方などに大別されるが，90％以上が前方脱臼である．男性は女性よりも多く，若年者では反復性脱臼に移行することが多い[2]．

2）分類

（1）前方脱臼

上腕骨頭が肩甲骨関節窩の前方に過度に移動したときに生じる．スポーツや転倒などにより，肩関節の外転，外旋あるいは伸展を強制される介達外力により生じることが多い．

（2）後方脱臼

上腕が過度に内転・内旋されて生じるが，完全脱臼は少なく，亜脱臼の状態が多い．

3）診断

視診では，健側の手で患側肢を下から支えていることが多く，肩の丸い輪郭は消失して，外側表面は平坦もしくは鋭角な外見となる．また，触診では脱臼した骨頭を肩関節前下方に触れる．

4）治療方針

脱臼している場合にはできるだけ早く整復する．前方脱臼で，骨折がない，もしくは骨折をしていても大結節の骨片が小さい場合には，原則として無麻酔で徒手整復を行う．無麻酔で整復ができない場合と大結節の骨片が大きい場合は，静脈内麻酔下に整復を行う．それでも整復されない場合と陳旧例には，観血的整復の適応がある．

5）治療

（1）保存的治療：脱臼整復方法[2,3]

整復後の固定期間は，内転・内旋位で3〜5週間である．若年者は拘縮に至ることが少ないため固定期間を長くして再脱臼を予防する．整復後の運動療法は腱板や三角筋の強化が主体となるが，高齢者では運動制限を生じやすいため，関節可動域の改善が重要となる．

a．てこの作用による整復法

コッヘル法（図4）が用いられ，座位として，上肢を牽引しながら内転させる（図4a）．その後，内転をさらに強めながら外旋を加え（図4b），最後に内旋することで整復される（図4c）．

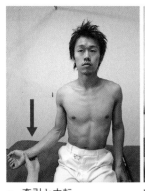 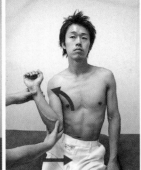 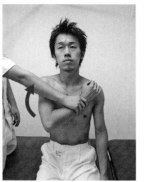

a. 牽引と内転　　b. 内転をさらに強めながら外旋　c. 内旋して整復

図4　コッヘル法

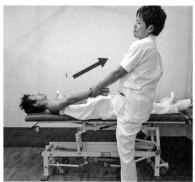

図5　ヒポクラテス法

b. 牽引作用による整復法

主な整復法は以下のとおりである.

①ヒポクラテス法：患者を背臥位とし，患側の腋窩に術者の足を入れ，外旋位で上肢を末梢に牽引しつつ，術者の足をテコの支点として内転すると，整復音とともに整復される（図5）.

②ミルヒ法：患者を背臥位とし，牽引を加えながら十分な時間をかけて上肢を前側方に挙上する．90°あたりで自然に整復されるが，整復されない場合は，補助的に指で骨頭を前方から押す（図6）.

③スティムソン法：患者を腹臥位とし，患側の肩と上肢をベッドの縁から垂らす．2〜5kg前後のおもりを手関節に装着し吊り下げることで，自然に整復されるのを待つ（図7）.整復されない場合は上肢に内外旋を加える.

（2）観血的治療

新鮮例では，大結節骨折を伴うものが大半である．大結節骨片は十分剥離して遊離させ，上腕二頭筋長頭腱が骨頭と大結節のあいだに介在していれば外す．その後，骨頭を外上方に引き上げるとともに，コッヘル法にて整復する．それでも整復できないときには，肩甲下筋を切離して整復を行う.

6）合併症

（1）反復性肩関節脱臼

肩関節脱臼の最大の合併症は，反復性肩関節脱臼である．最も効果的な予防方法は，固定期間を長めにすることである.

（2）腱板断裂

中高年の外傷性脱臼に伴うことが多いため，整復後に夜間痛や挙上制限を訴える際には圧痛や筋力を測定する．関節造影で断裂の有無を確認することが大切である.

（3）腕神経叢・腋窩神経麻痺

神経損傷が断裂に至ることはまれであるが，不全麻痺の場合には，三角筋麻痺を生じているために外転装具の装着が必要となることがある．腋窩神経損傷はよく発生するため，整復する前に腋窩神経の固有領域である上腕外側の感覚障害や麻痺筋の筋電図を調べることが大切である.

3. 関節唇損傷

1）病因・病態

関節唇損傷は，上肢の挙上および回旋運動時にひっかかり感，疼痛，脱臼感などの症状がみられる．関節唇損傷の原因は，手をつくような転倒や交通事故などの明らかな外傷歴を伴うものと，投球動作を伴うスポーツで生じるスポーツ外傷の2つに分類

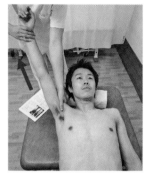

図6　ミルヒ法

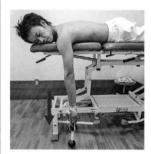

図7　スティムソン法

ヒポクラテス（Hippocrates）法
ミルヒ（Milch）法
スティムソン（Stimson）法

LECTURE
24

MEMO
反復性脱臼
初回脱臼後に，わずかな外力によって反復して脱臼する状態である．外転・外旋位をとると，不安感を訴えることが多い．積極的なスポーツ参加や，上肢挙上が必要とされる作業が困難となる．初回脱臼時の外傷の程度が，反復性脱臼に移行するか否かに影響し，年齢が若いほど移行しやすくなる．原因として，上腕骨頭により関節唇，関節包付着部の損傷，肩鎖関節損傷，肩甲下筋の弛緩などがある.

上方関節唇損傷（superior la-brum anterior and posterior：SLAP）
ベネット損傷（Bennett lesion）
バンカート損傷（Bankart lesion）

MEMO
デブリドマン（débridemen）
①開放創の周囲や創部の洗浄，②挫滅（損傷）組織の切除，を合わせた処置．本項では切除の意味をもち，損傷した部位を取り除くことをさす．クリーニングや清掃ともよばれる．

MEMO
直達外力
上肢下垂位あるいは軽度内転位で転倒し，肩峰端で着地して生じる．そのとき，肩甲骨は急激に下方および内方に押し下げられ，同時に烏口鎖骨靱帯を介して鎖骨も引き下げられ，第1肋骨と衝突する．第1肋骨は，てこの支点となって，第1肋骨に骨折が生じなければ，肩鎖，烏口鎖骨靱帯に過緊張あるいは断裂が生じる．また，同時に僧帽筋や三角筋にも断裂がみられることがある．

ピアノキーサイン（piano key sign）

LECTURE
24

👁 **覚えよう！**

胸鎖関節損傷
肩を下にして転倒することにより発生する．農業従事者などでは明らかな外傷なく前方亜脱臼が起こることがある．
前方脱臼：転倒したとき肩外側の圧迫力が前方から作用し，鎖骨の内側端が前方に転位して生じる．
後方脱臼：前方脱臼と反対に，圧迫力が後方から作用し，鎖骨の内側端が後方に転位して生じる．スポーツや交通外傷によって生じることが多い．
胸鎖関節損傷第2度
鎖骨内側端に強大な直達外力が加わって生じるものであり，大血管や気管，食道に対する圧迫あるいは損傷を合併する．
胸鎖関節損傷第3度
鎖骨内側端には25歳ごろ癒合する骨端核がある．したがって，25歳以前では骨端離開を胸鎖関節脱臼と誤ることがある．

され，前者では関節上方への圧迫力や剪断力，後者では急激な肘伸展に対抗する上腕二頭筋の収縮力が関与していると考えられている．

2）分類と発生頻度

損傷部位による分類では，上方関節唇損傷，ベネット損傷，バンカート損傷の3つに分類される．発生頻度はスポーツ外傷が多く，その中でも上方関節唇損傷が多い．

3）治療

ここでは発生頻度が多い上方関節唇損傷について述べることとする．治療は，保存療法を第一選択とする．Cuff-Yエクササイズ（カフトレーニング；腱板機能トレーニング，Lecture 25〈p.102〉参照），肩甲帯周囲の筋力増強トレーニング，後方関節包のストレッチやヒアルロン酸ナトリウムの関節内注射を施行しながら，約3か月間が経過しても症状の改善が認められない場合に観血的治療を考える．観血的治療は，鏡視下にて行われ，損傷部分のみをデブリドマンする方法や関節唇の固定を行う方法がある．

4．そのほかの外傷による肩関節疾患

1）肩鎖関節損傷

直達外力により生じることが介達外力よりも圧倒的に多く，交通事故やスポーツなどの際に，肩を下にして転倒することにより生じる．損傷の程度により第1度（捻挫），第2度（亜脱臼），第3度（脱臼）の3段階に分けられる．また，断裂のタイプにより6タイプに分類される（図8）[4]．

（1）診断

肩鎖関節部に限局した疼痛，圧痛，腫脹がある．鎖骨外側端は頭側に突出し，これを圧迫すると整復されるが，手を離すと脱臼位に戻るピアノキーサインが認められる（図9）．

（2）治療

保存的治療は，固定装具などにより整復位を得る方法である．固定を外すと脱臼位に戻ることが多い．観血的治療は，損傷靱帯の修復・再建により肩鎖関節の安定性を得る方法である．

2）胸鎖関節損傷

受傷機序は，介達外力によって引き起こされることが多い．ほとんどは前方脱臼であり，後方脱臼はまれである．損傷の程度により第1度（捻挫），第2度（亜脱臼），第3度（脱臼）の3段階に分けられる．

（1）診断と治療

損傷の程度別による診療と用いられる保存的治療を以下のように示す．
①第1度：胸鎖関節に腫脹と圧痛を認めるが，変形はなく，運動痛も軽い．三角巾による局所の安静を2〜3週間続ける．
②第2度：鎖骨の内側端がわずかに前方あるいは後方に偏位しており，腫脹，圧痛，運動痛が強い．亜脱臼を整復し，8字包帯あるいは鎖骨バンドで6週間固定する．
③第3度：鎖骨の内側端の転位による変形が著明で，前方脱臼のときは膨隆を，後方脱臼のときは陥凹を認める．腫脹，圧痛，運動痛が著しい．整復後，8字ギプス包帯あるいは鎖骨バンドで6週間固定する．

前方脱臼で不安定性が著しい場合と，後方脱臼で徒手整復が不可能な場合に，観血的治療の適応となる．

（2）合併症

前方脱臼の場合に十分な整復がされないと，軽度の変形や疼痛が残存することがある．後方脱臼の場合は，胸骨の後ろには大血管群，気管，食道などの重要な臓器があ

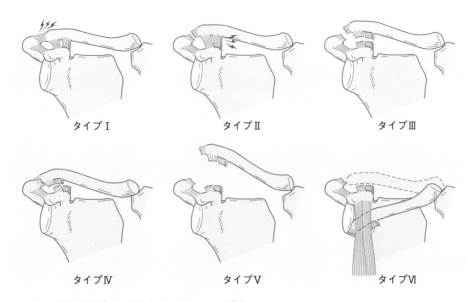

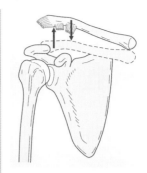

図9 ピアノキーサイン

図8 肩鎖関節損傷の分類（ロックウッド分類）
タイプⅠ：肩鎖関節の捻挫であり，靱帯は断裂していない.
タイプⅡ：肩鎖靱帯は断裂しているが，烏口鎖骨靱帯は断裂していない.
タイプⅢ：肩鎖靱帯，烏口鎖骨靱帯ともに断裂している. 鎖骨は上方に転位する（烏口鎖骨間距離が健側に比べて 25～100％増大）.
タイプⅣ：肩鎖靱帯，烏口鎖骨靱帯ともに断裂している. 鎖骨は後方に転位する.
タイプⅤ：タイプⅢの重症型である. 烏口鎖骨間距離は健側に比べて 100～300％増大する. 鎖骨の外側半分から僧帽筋，三角筋が剥脱する.
タイプⅥ：肩鎖靱帯，烏口鎖骨靱帯ともに断裂している. 鎖骨は肩峰あるいは烏口突起の下に転位する.
（Rockwood CA, et al.：Fracture in Adults, Vol1. JB Lippincott；1991[4])）

るため，これらの圧迫症状が最も重大な合併症となる.

3）鎖骨骨折

　肩関節周囲の骨折の 2/3 を占め，小児や若年男性に多いのが特徴である. 中央 1/3 の骨折が圧倒的に多い. 中央 1/3 の骨折では，末梢側の骨片は上肢の重量に，中枢側の骨片は胸鎖乳突筋に引かれて頭側凸の変形が生じる. 転倒や転落により肩を強打したり，上肢を伸展して転倒する際の介達外力により骨折を生じることが多く，直達外力によるものは少ない. 定型的な骨片の転位を示す症例および第 3 骨片を伴う症例が最も多いが，骨癒合は良好である.

（1）診断

　外見上肢位としては患側の肩が前内方に下がり，患側上肢を胸部につけ，健側の手で固定するため肩幅は狭くなる. 胸鎖乳突筋を弛緩させるため患側への斜頸位をとる.

　視診では皮膚の突出，鎖骨の変形，皮下出血，腫脹などの有無をみる.

　圧痛，運動時痛などの疼痛や肩関節の自動挙上不可，関節可動域制限などの運動障害，轢音などをみる.

（2）治療方針

　神経や血管が骨片などにより直接損傷を受けている場合，骨折端の著しい転位，骨片の角状変形や皮膚の穿孔例，整復位での保持困難例，整復・保持ともに困難な例，開放性骨折，有痛性偽関節などが観血的治療の適応となる.

（3）治療

　小児や比較的整復位での固定が良好な場合には，8 字包帯法や鎖骨バンドを用いた保存的治療を行う. 保存的治療の期間は，一般的には成人で 4～6 週である. 観血的治療を行う場合は，内固定材料としては髄内釘ならびにプレート固定が一般的である.

（4）予後

　中央 1/3 の骨折では，比較的転位の大きい場合や第 3 骨片を伴う場合にも骨癒合は

MEMO
8 字包帯法
包帯を使用して，背側で 8 の字を描き，両肩にタスキをかけるように巻いて固定する方法.

MEMO
鎖骨バンド
タスキ状のバンドで胸を反るようにして固定する，鎖骨を広げ，損傷部分の安静保持を目的とする.

MEMO
8 字ギプス包帯
8 字包帯法の要領で，包帯を石膏で固めて固定する方法.

ここがポイント！
肩鎖関節損傷に対する X 線検査
立位で上肢の力を抜かせ，両手に 5 kg の重錘を吊り下げて撮影を行う. 正常例でも肩峰と鎖骨端とのあいだの段差には個人差が大きいので，必ず左右を比較する.

MEMO
肩鎖関節損傷の手術適応
ロックウッド（Rockwood）分類のタイプⅣ以上に適応がある.

MEMO
鎖骨骨折の受傷機転
①中央 1/3 の骨折（骨幹部骨折）：肩外側を打撲するなどの介達外力が剪断力として鎖骨中央に働く.
②外側 1/3 の骨折（遠位端骨折）：外上方から直達外力が加わる.
③内側 1/3 の骨折（近位端骨折）：内前方から直達外力が加わる.

MEMO
肩甲骨骨折の手術適応
①解放骨折，②神経血管損傷の合併，③骨片端が鋭利で皮膚を貫通するおそれがある場合，④骨折部に明らかに軟部組織が介在する場合，⑤有痛性の偽関節，⑥徒手整復が困難な内側端骨折，など．

MEMO
キルシュナー（Kirschner）鋼線
ステンレス鋼でできたピンのこと．

MEMO
肩甲骨骨折の特徴
肩甲骨に起始部をもつ棘上筋，棘下筋，肩甲下筋内への出血のため，上肢を挙上することが困難になる．

覚えよう！
肩鎖関節脱臼，烏口鎖骨靱帯損傷，鎖骨骨折のいずれかが合併すると末梢側の骨片は不安定となり，転位が大きくなる．

MEMO
● 鏡視下バンカート（Bankart）法
剝離して下方へ転位した関節唇を下関節上腕靱帯と一緒に上方に持ち上げて関節窩前縁に固定する方法である
● 鏡視下肩峰下形成術（肩峰下除圧術）
烏口肩峰靱帯を一部切離し，インピンジメントを生じている肩峰を部分的に削る方法である．
● 鏡視下腱板修復術
肩峰を部分的に削ったあと，断裂部の縁を縫合糸を用いて縫合する方法である．

MEMO
鏡視下手術の欠点
手術セットが高価であること，鏡視下手術の技術習得に時間を要することである．

LECTURE 24

良好である．偽関節の発生率は，保存的治療よりも観血的治療のほうが高いといわれている．

4）肩甲骨骨折

主に成人の外傷である．本骨折は，部位別に体部骨折，頸部骨折，関節窩骨折，肩峰骨折，烏口突起骨折に分類される．体部骨折が約1/2を占め，頸部骨折が約1/3を占める．これらの骨折は，非常に強い外力により発生するため，多発性肋骨骨折，血気胸などの重篤な胸部損傷を合併することが多い．

（1）診断

体部骨折では肩甲部の疼痛，腫脹，皮下出血，呼吸に伴う疼痛，上肢挙上が困難となる．頸部骨折では肩峰が突出してみえ，患者は上肢を軽度外転位に支える．関節窩骨折では断層撮影，CT にて関節面の骨折の程度をみる．

（2）治療方針

体部骨折，安定型の頸部骨折，転位の小さい骨折に対しては，保存的治療が基本である．観血的治療の適応は，不安定型の頸部骨折，関節窩骨折で骨折が関節面の1/6以上に及ぶ場合，転位の大きい肩峰骨折などである．

（3）治療

保存的治療は，1〜2週間の三角巾固定または体幹固定を行う．関節窩骨折で観血的治療が適応となれば，スクリューにて固定を行い，肩峰骨折で肩峰が垂れ下がり，上腕骨頭と衝突する場合は，骨片を持ち上げてキルシュナー鋼線で固定する．

（4）予後

一般的に骨癒合は良好である．固定期間を短くし，早期から肩関節の運動を行うと機能的には問題がないことが多い．

5. 鏡視下手術

近年，整形外科学の分野において技術革新が著しく，その中に鏡視下手術があげられる．鏡視下手術とは，直径1〜4 mm の細いカメラや器具を関節内に挿入して行う手術である．従来の手術では，手術操作を行うために筋肉や関節包を切離するため，術後は癒着瘢痕化が生じたり，疼痛によるリハビリテーション開始時期の遅延が生じていた．よって，関節可動域や筋力などの機能回復に時間を要し，場合によっては予後が不良となることも起こりうる．しかし，鏡視下手術では，皮膚切開が小さいため手術侵襲が少なく，機能的に重要な筋肉や関節包は切離しない．また，侵襲が少ないため術後の疼痛も少なく，術後早期からのリハビリテーションが可能になることで機能回復が早い．術後のリハビリテーションにかかる期間が短縮されるなどの利点がある．

代表的なものに，肩関節脱臼に対して行われる鏡視下バンカート法や，腱板断裂に対する鏡視下腱板修復術，インピンジメント症候群に対する鏡視下肩峰下形成術（肩峰下除圧術）などがある．

■引用文献

1）西川仁史：腱板断裂に対する術前・術後の理学療法．理学療法 2002；19：691-7.
2）乾　浩明，信原克哉：肩関節疾患．新版 肩診療マニュアル．医歯薬出版；2013．p.140-2.
3）福田宏明：肩関節脱臼．山本　真編．ベッドサイドの整形外科学，第2版．医歯薬出版；1987．p.83-7.
4）Rockwood CA, et al.：Injuries to the acromioclavicular joint. In：Rockwood CA, et al. eds. Fracture in Adults. Vol 1. JB Lippincott：1991. p.1181-251.

■参考文献

乾　浩明，信原克哉：肩関節疾患．新版 肩診療マニュアル．医歯薬出版；2013：p.73-164.

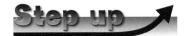

腱板断裂に対する観血的治療と術後理学療法

1）観血的治療

（1）マクラフリン（McLaughlin）法[1]（図1）

　完全断裂および不全断裂の一部に用いられ，上腕骨頭の腱板付着部に骨溝を作製し，その部分に腱板断端を縫合し固定する方法である．腱板断端を元の位置に縫合固定することが困難な場合には，付着部に最も近い骨頭に溝を作製し縫合する．広範な腱板断裂では，腱板の修復が不能と判断されることが多いが，引き込まれた断端を絹糸で固定し，徐々に癒着をはずして引き出してくることにより，骨頭を被覆できる．

2）術前理学療法

　術前に疼痛，関節可動域，腱板などの筋力の理学療法評価を行い，術後の理学療法プログラムや目標設定に役立てる．特に拘縮で術前から可動域が不良であるものは，術後の可動域獲得に難渋するため，十分な評価を行ったうえで，可能な限りの改善をしておくことが望ましい．また，筋力増強トレーニングは，第二肩関節でのインピンジメントを避け，低下している腱板機能に負担が生じないように慎重に行う必要がある．

3）術後理学療法

　術中の腱板修復状態を把握し，主治医と連携をとりながら術後理学療法を進める（図2）．

（1）挙上位維持期

　術後は，修復した腱板に収縮や過度の緊張を与えると再断裂する可能性があるため，充分な注意が必要である．そのために，安静肢位としてゼロポジション位にて，下垂位獲得に合わせて固定角度調整可能な外転装具（図3）やスリングなどを用いた固定を行う．急性炎症による疼痛が著明な場合は，寒冷処置を行うことにより疼痛軽減を図る．

　ゼロポジションとは約130°側方挙上（脊椎の代償運動が入ると約150°）し，約30°前方へ移動した肢位である（図4）．上腕骨軸と肩甲棘が一致する肢位であり，肩関節周囲筋群の走行がほぼ一直線となる．上腕骨の回旋運動も少ないため，

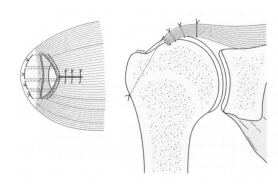

図1　マクラフリン法

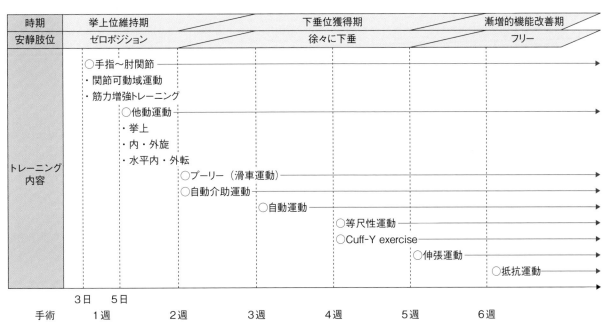

時期	挙上位維持期	下垂位獲得期	漸増的機能改善期
安静肢位	ゼロポジション	徐々に下垂	フリー
トレーニング内容	○手指～肘関節 ・関節可動域運動 ・筋力増強トレーニング 　○他動運動 　・挙上 　・内・外旋 　・水平内・外転 　　○プーリー（滑車運動） 　　○自動介助運動	○自動運動 　○等尺性運動 　○Cuff-Y exercise 　　○伸張運動 　　　○抵抗運動	

	3日　5日					
手術	1週	2週	3週	4週	5週	6週

図2　腱板断裂術後の理学療法プロトコールの一例

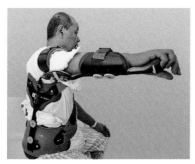

図3　外転装具

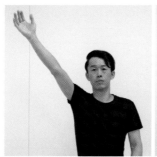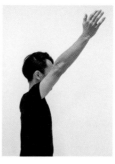

図4　ゼロポジション
側面からみた場合に挙上した上肢で顔が隠れ，耳が見えるような状態.

非常に安定した状態となる．しかし，安定した肢位ではあるが，前方脱臼肢位に近いことから，肩関節不安定症や外傷性脱臼の既往がある場合は，前方脱臼に注意を要する．

a. 術後3〜5日以降

血行促進のために手指から肘関節の関節可動域運動，筋力増強トレーニングを行う．ただし，大断裂で，上腕二頭筋長頭腱をアンカーとして腱板と縫合している場合は，肘関節の運動を遅らせることがある[2]ため注意を要する．

b. 術後5〜7日以降

第二肩関節での癒着防止のために，肩甲骨面上での他動挙上運動を始め，徐々に内・外旋運動，水平内・外転運動も取り入れる．肩甲骨面上での運動は，上腕骨頭が臼蓋面に対して回旋運動を伴わず，肩関節の前方と後方の筋の緊張バランスがとれている状態となる．この時期の関節可動域運動は，修復した腱板に過度なストレスを与えないように愛護的に行う必要がある．

c. 術後2週以降

肩関節挙上の自動介助運動を開始する．プーリーを用いた滑車運動もこの時期から開始する．

(2) 下垂位獲得期

術後2〜3週以降，防御性筋収縮を抑制しながらゼロポジション位から徐々に挙上角度を下げて，3〜5週で完全下垂位とする．この時期は，自動介助運動や自動運動を中心に行う．ただし，下垂位獲得を意識しすぎて挙上筋力の低下を招かないように，下垂可動域の改善に合わせて挙上筋力の維持を怠らないようにする．この時期の挙上筋力は，自動挙上（徒手筋力検査3レベル）を維持しておく必要がある[3]．

(3) 漸増的機能改善期

術後5〜6週で修復腱の癒合がほぼ完成する時期になり，漸増的に機能改善を行う[3]．また，腱と骨が癒合する時期は術後6〜12週必要であるという報告を考慮すると，積極的な伸張運動や抵抗運動は術後6週以降がよい[2]．

a. 関節可動域改善

特に内旋，水平内転，伸展，結帯動作は代償運動を抑制し，可動域制限がある場合は，その方向に伸張運動を行う．

b. 肩甲上腕リズム

肩甲上腕リズムの乱れに関与するものは，腱板機能低下，三角筋や肩甲骨周囲筋の筋力低下，疼痛，拘縮による影響である．挙上運動における協調的な筋活動に着目した機能改善を心がける．

c. Cuff-Yエクササイズ（腱板機能トレーニング）

目的とする腱板構成筋の筋力に応じて，運動肢位や負荷量を調節し適宜確認する．形だけの運動の遂行ではなく，正しい動かし方を意識して実施することが重要である．詳細はLecture 25 (p.102) を参照のこと．

■引用文献

1) 乾　浩明，信原克哉：肩関節疾患．新版 肩診療マニュアル．医歯薬出版；2013．p.73-164．
2) 峯　貴文，西川仁史ほか：腱板損傷の理学療法プログラム．理学療法2008；25：135-9．
3) 西川仁史：腱板断裂に対する術前・術後の理学療法．理学療法2002；19：691-7．

LECTURE
24

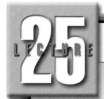

肩の外傷（2）
実習：評価と治療

到達目標

- 外傷による肩関節障害に対する評価について理解する.
- 理学療法の評価を適切に実施できる.
- Cuff-Y エクササイズの理論・目的を理解し，適切に実施できる.

この講義を理解するために

この講義では，最初に外傷による肩関節障害の診断に必要な整形外科的評価方法について学習します. 理学療法の評価において必要な項目を理解し，適切に評価項目を列挙して実践する技術を学びます. この結果をもとに，理学療法プログラムを立案し，今回は Cuff-Y エクササイズ（カフトレーニング；腱板機能トレーニング）を中心に，運動療法の理論と目的を知り，実施する技術を学びます.

肩の外傷を学ぶにあたり，以下の項目をあらかじめ学習しておきましょう.

□ 肩関節および肩甲帯の触診について学習しておく.

□ 肩関節の運動学について学習しておく.

□ 腱板の機能（役割）について学習しておく.

講義を終えて確認すること

□ 肩関節疾患に対する一連の評価の流れについて理解できた.

□ 理学療法評価に必要な内容を理解し，適切に実践する技術が身についた.

□ Cuff-Y エクササイズの目的や理論について理解し，適切に実践する技術が身についた.

LECTURE
25

1. 外傷による肩関節障害に対する評価

肩関節の障害を評価するうえで，最初に患者の訴えが肩関節を構成している組織そのものの障害か，肩関節以外（頭部・頸部・上腕神経叢の障害や内臓疾患などによる放散痛など）によるものなのかを見極めることが大切である．

評価は問診，視診，触診の順で行い，疾患によってはその疾患特有の検査を行う．

1) 問診

問診は，適切な評価や治療のために欠くことができないものであり，詳細に患者の訴えを聞き取ることが大切である．

2) 視診

前・後・側方の3方向から行い，主に筋の萎縮，局所の腫脹，発赤，変形などをみる（表1）．

3) 触診

触診のポイントを表2[1]に示す．

4) 疼痛評価　（表3）

疼痛の程度の評価には，VASやNRS，フェイス・ペイン・スケールが用いられている．

鈍痛か激痛か，自発痛か運動痛か，あるいは夜間痛かを確認し，患者自身が疼痛部

MEMO

VAS（visual analog scale；視覚的アナログ目盛り法）
疼痛の評価法．疼痛の程度を我慢できない最大の疼痛を10，まったく疼痛がない場合を0として指でさしてもらって記録する．患者個人により疼痛の感じ方が異なるため，患者間での比較は困難だが，個々の患者の疼痛の変化は反映される．

NRS（Numerical Rating Scale；数値的評価スケール）

フェイス・ペイン・スケール（Faces Pain Scale：FPS）

LECTURE 25

表1　視診のポイント

方向	視診ポイント
前方	筋萎縮の有無（三角筋前・中部線維，大胸筋，僧帽筋など） 両肩峰の高さ 肩峰下の陥凹 肩鎖関節の突出 胸鎖関節の変形や発赤 鎖骨の左右対称性
後方	肩甲骨の位置異常 筋萎縮の有無（僧帽筋，菱形筋，三角筋後部線維，棘上筋，棘下筋など） 脊椎側彎の有無
側方	頸椎から腰椎に至る脊柱のアライメント 肩甲骨の位置 肩甲骨と上腕骨頭の位置関係

表3　疼痛の程度・種類のみで診断が予想できる代表的な疾患

石灰沈着性腱板炎	急激な疼痛の出現，夜も眠れないほどの激痛．
肩峰下インピンジメント	ある一定の動作での引っかかりや疼痛．
肩関節周囲炎，腱板断裂など	運動痛・運動制限や長期間持続する夜間痛．

表2　触診のポイント

	部位	触診ポイント
前方	烏口突起	鎖骨の全長を3等分し，外側1/3の部位より1横指尾側へ指を進めると触診できる．
	結節間溝	前腕の回外運動を反復させ，上腕二頭筋長頭の収縮を触診する．その指を中枢側に移動し，烏口突起の高さで小結節と大結節に挟まれた溝が触れる．
	小結節	結節間溝に指を置き，患者の肩関節をゆっくりと外旋させると，小結節が指の下を通過する．
	大結節	結節間溝に指を置き，患者の肩関節をゆっくりと内旋させると，大結節が指の下を通過する．
	鎖骨	鎖骨を水平面上投影して触れると，鎖骨独特のSラインが触診できる．外側へ向かうと肩鎖関節，内側へ向かうと胸鎖関節へたどり着く．
	肩鎖関節	鎖骨体の前縁を外側へ触れていくと，肩鎖関節の前方部が触れる．
	胸鎖関節	鎖骨の胸骨端を確認後，患者に肩甲帯の挙上・下制運動を反復させる．挙上にて鎖骨胸骨端が下方へ，下制にて上方へ滑るのが触れる．
後方	棘下筋	指を肩甲棘下縁のすぐ遠位と下角近位の2か所に当て，肩関節下垂位のまま外旋運動を反復させると，収縮を感じる．
	棘上筋	肩甲棘の上縁に指を当て，肩甲骨面上での外転運動を約45°行うと収縮を感じる．
	肩峰	肩甲棘の下縁を外側方向へ触れていくと，ほぼ直角に前方へと折れる肩峰角が触診でき，この肩峰角から前方へ広がる扁平な骨部分が肩峰である．
	上角	肩甲骨内側縁に沿って頭側へ指を進めると，上縁と内側縁によって構成される上角が触診できる．
	下角	肩甲骨内側縁に沿って尾側へ指を進めると，外側縁とによって構成される下角が触診できる．

（林　典雄：機能解剖学的触診技術―上肢，改訂2版．メジカルビュー社；2011[1]）

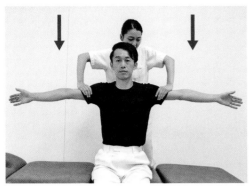
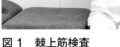

図1　棘上筋検査

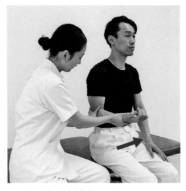

図2　棘下筋検査

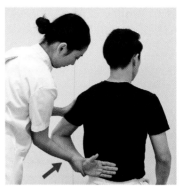

図3　肩甲下筋検査

位を示すようにする．困難な場合は，圧痛点の有無や誘発検査を用いた疼痛の再現で評価を行う．

5）関節可動域検査

（1）関節可動域検査

一般的に，日本整形外科学会・日本リハビリテーション医学会による測定法が用いられる．自動運動のみ制限されているのか，あるいは自動・他動運動とも制限されているのかを確認する．

（2）エンドフィールの確認

急性期では，損傷部位の腫脹や充血により炎症が強くなると，エンドフィールがなく，突発的な痛みによる制限がみられる．慢性期では，エンドフィールとともに関節可動域制限がみられる．疼痛は伴う場合と伴わない場合がある．

6）筋力の評価

（1）徒手筋力検査

基本的な肩関節の筋力評価は，徒手筋力検査で行う．

（2）腱板機能の評価

各筋の運動方向（作用方向）に応じた負荷を加えて，筋力低下や疼痛の確認を行う．

a．棘上筋検査

肩関節外転90°，上腕45°外旋位にて，上方から抵抗を加える（**図1**）．

b．棘下筋検査

上肢下垂位，肘関節90°屈曲位にて，内旋方向へ抵抗を加える（**図2**）．

c．肩甲下筋検査

結帯位にて，肩関節外旋方向へ抵抗を加える（**図3**）．

7）整形外科的徒手検査法

（1）徒手抵抗検査（表4）

徒手抵抗に対する異常所見から，疑うべき疾患や部位を把握することができる．

a．回旋テスト

肘屈曲90°，肩関節内外旋中間位にて内外旋に対し徒手抵抗を加え，等尺性筋収縮を起こさせる（**図4**）．

b．下垂位外転テスト

下垂位から肩甲骨面上での外転運動に対し徒手抵抗を加え，等尺性筋収縮を起こさせる（**図5**）．

c．45°外転テスト

下垂位外転テストの肢位よりも45°外転位で，外転運動に対し徒手抵抗を加え，等尺性筋収縮を起こさせる（**図6**）．

エンドフィール（endfeel；運動終末感）
エンドフィールについてはLecture 2参照

徒手筋力検査（manual muscle test：MMT）

📖 MEMO
肩甲胸郭関節の評価も重要であり，腱板はすべての筋が肩甲骨に付着しているため，肩甲胸郭関節の機能不全を生じると十分に筋力を発揮できなくなる．肩甲骨を徒手的に固定したほうが筋力を発揮できるときは，腱板筋よりも肩甲骨の使い方に問題がある可能性が高い．

📖 MEMO
棘上筋：外転作用．
棘下筋：外旋作用．
肩甲下筋：内旋作用．

棘上筋検査（full can test）

肩甲下筋検査（lift off test）

肩甲骨面（scapula plane）

LECTURE
25

表4 徒手抵抗検査

	肩甲上腕関節の評価	肩甲胸郭関節の評価
回旋テスト （rotation test）	疼痛の発生と部位および患者の無意識な反応（肩関節伸展位や外転位）を確認する．	正常：肩甲骨は胸郭上に固定される． 機能低下：内転運動や見かけ上の翼状肩甲（winging）などの異常運動．
下垂位外転テスト （initial abduction test）	疼痛の有無や部位を確認する．	正常：肩甲骨は固定された位置から上方回旋運動を行う． 機能低下：肩甲骨の下方回旋や挙上・下方回旋，下制・下方回旋運動などが起こる．
45°外転テスト （45° abduction test）	無意識に上腕を外旋させたり，肘屈曲位となり上腕二頭筋を過剰に収縮する． 体幹や骨盤の代償運動が認められることが多い．	正常：外転角度が増加するにつれ，肩甲骨の上方回旋角度も増加する． 機能低下：肩甲骨の下方回旋や挙上・下方回旋，下制・下方回旋運動などが起こる．

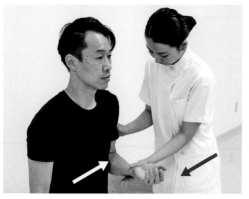

図4 回旋テスト

白矢印：患者の力の方向，赤矢印：検者の力の方向
（他同様）

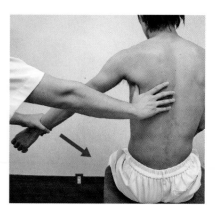

図5 下垂位外転テスト　　図6 45°外転テスト

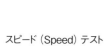 覚えよう！

下垂位外転テストと45°外転
テストにて疼痛が出現する場合は，ともに肩峰下滑液包炎や腱板断裂が疑われる．疼痛の原因は，下垂位外転テストでは滑液包や腱板に生じた炎症などの組織損傷であり，45°外転テストでは，インピンジメントによるものである．下垂位外転テストでは疼痛が出現しないが，45°外転テストで疼痛が出現する場合は，腱板機能の障害が疑われる．

LECTURE
25

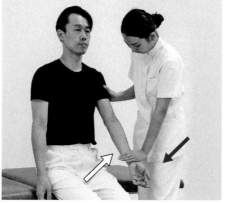

図7 スピードテスト

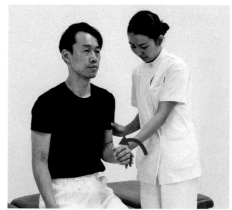

図8 ヤーガソンテスト

（2）誘発検査

a. 上腕二頭筋腱炎に対する検査

スピード（Speed）テスト

a）スピードテスト（図7）

　前腕回外，肘伸展位にて，上腕を前方挙上する．前腕部に抵抗を加えることで結節間溝の疼痛が増強するものが陽性となる．

ヤーガソン（Yergason）テスト

b）ヤーガソンテスト（図8）

　肘屈曲，前腕回内位で，前腕回外する．前腕部に抵抗を加えることで結節間溝の疼痛が増強するものが陽性となる．

b. 腱板や第二肩関節に対する検査

有痛弧徴候（painful arc sign）

a）有痛弧徴候（図9）

　自動的に上肢をゆっくり外転させる．60°〜120°で疼痛が出現・増強し，その前後で疼痛がないものを陽性とする．陽性では腱板断裂，肩峰下インピンジメントが疑わ

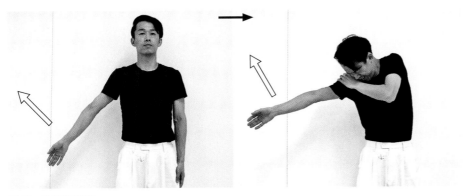

図9　有痛弧徴候

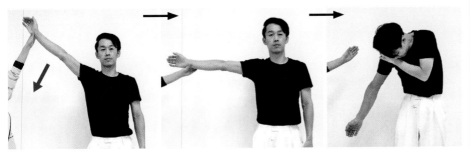

図10　ドロップアームサイン

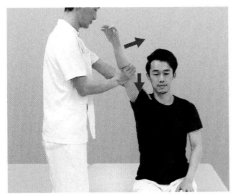

図11　インピンジメントテスト

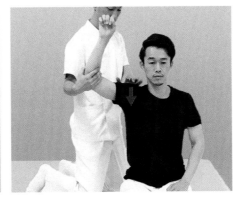

図12　anterior apprehension test

れる．

b）ドロップアームサイン（図10）

　他動的に挙上した上肢を検者が支えながら下降させ，外転90°くらいで支え手を離す．上肢が落ちてしまうものを陽性とする．陽性では腱板断裂，肩峰下滑液包炎，腋窩神経麻痺などが疑われる．

c）インピンジメントテスト（図11）

　検者が肩甲骨を上から下方に押さえて上肢を他動的に前方挙上させる．疼痛が出現するものを陽性とする．陽性では肩峰下インピンジメントが疑われる．

c. 不安定肩に対する検査：anterior apprehension test（図12）

　肘屈曲90°，肩外転90°，外旋位で検者が上肢骨頭を後方から前方に押す．脱臼感，不安感を訴えるものを陽性とする．陽性では反復性肩関節脱臼が疑われる．

d. 腱板断裂と肩関節周囲炎の症状の分析

　腱板断裂と肩関節周囲炎の症状は多くが重複する．両疾患の症状を比べると**表5**[2]のようになる．

気をつけよう！
症例により損傷部位が異なるため，陽性となる反応が出現する肢位が異なることが多い．基本肢位での検査のほか，肢位を変えて実施することで，より詳細な評価が得られることが多い．

ドロップアームサイン（drop arm sign）

インピンジメントテスト（inpingement test）

気をつけよう！
第二肩関節での大結節の通過障害がある場合に，自動運動を行わせると，逆にインピンジメントを助長し痛みを増悪させるので注意が必要である．

MEMO
プロカインテスト
疼痛の責任病巣が，関節包内か滑液包内の原因によるものかを鑑別するのに有用である．局麻薬約 5.0 mL を肩峰下滑液包あるいは関節包に注入し，疼痛の消失率にて判定する．

distraction test（肩鎖関節への上下方向負荷）
検者は肩甲骨を固定し，上肢を他動的に下方，内転方向に引くことで上下方向の負荷が加えられる．このとき，肩鎖関節部に限局する疼痛が誘発するものを陽性とする．

表 5　腱板断裂と肩関節周囲炎の症状の分析

	腱板断裂		肩関節周囲炎	
	完全断裂	不全断裂	肩峰下腔の障害	長頭腱の障害
疼痛	＋	＋	＋	＋
有痛弧徴候	＋	＋	＊	－
プロカインテスト	＋	＋	＋	－
インピンジメントテスト	＋	＋	＊	－
distraction test	＋	＋	＊	－
拘縮	－	＋	＋＋	－
肩甲上腕リズムの欠如	＋	＋	＋	＋
軋音	＋	±	－	－
筋萎縮（棘上・棘下筋）	＋	－	－	－
ドロップアームサイン	＋	－	－	－
筋力低下（外転・外旋）	＋	－	－	－
ヤーガソンテスト	－	－	－	＋

＊：拘縮の存在下では観察または検査が不可能である
（福田宏明：ベッドサイドの整形外科学，第 2 版．医歯薬出版：1987．p.300-6[2]）

2. 外傷による肩関節障害に対する理学療法

1) 関節可動域運動

　適切な関節可動域運動を行うためには，可動域制限の原因を明確にしておく必要がある．

（1）筋を伸張する場合

　適切に伸張が行えるように運動の方向を選択する．伸張方法は，徒手にて直接圧迫し伸張させるダイレクト（動的）ストレッチと，他動的に筋を伸張し，その肢位を持続的に保持するスタティック（静的）ストレッチがある．

（2）靱帯や関節包を伸張する場合

　第二肩関節での上腕骨頭の動きをイメージして徒手的に操作する必要がある．インピンジメントが生じている場合は，上腕骨の近位を押さえこみ第二肩関節での骨頭の通過を誘導しながら伸張する．

2) Cuff-Y エクササイズ（カフトレーニング；腱板機能トレーニング）

（1）Cuff-Y エクササイズの概要

　Cuff-Y エクササイズは，肩甲上腕関節と肩甲胸郭関節を含む肩関節複合体機能の正常な機能を回復させるための運動療法の概念である[3]．Cuff は腱板を意味し肩甲上腕関節にとって重要なはたらきをする．また，Y は肩甲骨（側面からみた形状，**図13**）を意味し，肩甲上腕関節が機能するうえで基盤となる．

a. 筋活動バランス[3]

　肩関節疾患によりアウターマッスルに対し相対的に腱板機能（インナーマッスル）が低下すると，骨頭の関節窩上での支点が定まらず，非生理的な動きを生じさせ，骨頭が関節内組織に機械的な刺激を与えるため，種々の解剖学的・機能的な障害を引き起こす（**図14**）[4]．また，腱板の走行を考えると，すべての筋は肩甲骨に起始をもち，上腕骨に付着している（Lecture 22 **図5，6**〈p.70〉参照）ことから，腱板機能を効率よく発揮するためには肩甲骨を胸郭に固定する必要がある．

b. 目的

　腱板の機能を相対的に高めることを目的とする．肩関節の安定した動きを獲得するには，腱板機能を向上させることが重要となる．しかし，ゴムバンドをただ引っ張る

MEMO
● アウターマッスル
三角筋，大胸筋などはパワーやスピードを発揮するための筋肉であり，肩挙上時の骨回転中心のずれを生じさせる剪断力（ずれを生じさせる力のこと）としてはたらくことが多い．
● 腱板（インナーマッスル）
関節包とともに，動作時に上腕骨頭の関節窩への求心性を高める機能をもつ．そのなかでも，外転時の主動作筋でありスターターマッスルとしてはたらく棘上筋は，肩外転挙上時に重要な役割を果たす．

LECTURE
25

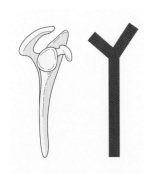 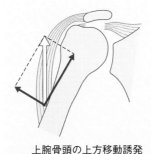 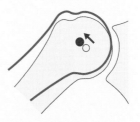

上腕骨頭の上方移動誘発　　上腕骨頭の回転中心の乱れ

図13　側面からみた肩甲骨　　**図14　腱板機能低下例の肩甲上腕関節の動き**
（横田淳司ほか：腱板断裂の病態．理学療法 1998；15：347-51[4]）

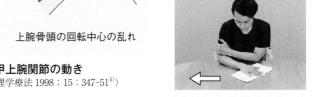

図15　無負荷での内・外旋運動

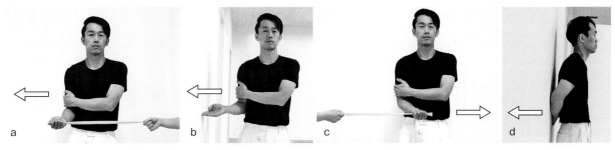

a　　　　b　　　　c　　　　d

図16　低負荷での内・外旋運動
a．棘下筋：上肢下垂位・肘関節 90° 屈曲位でゴムバンドを把持し，外旋方向へ引っ張る．
b．棘下筋：上肢下垂位・肘関節 90° 屈曲位にて手部を壁に接触させ外旋方向への等尺性収縮を行う．
c．肩甲下筋：上肢下垂位・肘関節 90° 屈曲位でゴムバンドを把持し，内旋方向へ引っ張る．
d．肩甲下筋：結帯位にて手部を壁に接触させ肩関節伸展方向への等尺性収縮を行う．

のではなく，疼痛を引き起こした根本的原因である異常な動かし方を修正していくよ
うトレーニングする必要がある．

(2) Cuff-Y エクササイズの方法

　腱板に対しては，アウターマッスルとのバランスを考慮したうえでトレーニングを
行い，肩関節複合体としての機能を獲得する．肩甲胸郭関節の機能障害があると判断
した場合は，腱板トレーニングに先んじて治療を行う．肩甲胸郭関節に対する機能ト
レーニングは Step up（p.105）を参照のこと．

　注意点は，疼痛を誘発しない範囲で行うこと．低負荷での運動が効果的であり，過
大な負荷量を加えるとアウターマッスルの過剰な筋収縮がはたらくので安易に負荷を
上げない．

a．内・外旋運動（棘下筋，肩甲下筋）

　Cuff-Y エクササイズの最も基本となる運動である．肩甲骨の運動が入らない程度
の低負荷で運動を行う．

a) 無負荷での内・外旋運動

　上肢下垂位・肘関節 90° 屈曲位でタオルを軽く押さえながら内・外旋方向に運動を
行う（**図15**）．

b) 低負荷での内・外旋運動

　無負荷での運動が容易にできるようになったら，ゴムバンドなどの弾性のあるもの
を使用したり，壁を押さえることで内・外旋方向に運動を行う（**図16**）．

b．外転運動（棘上筋）

　肩甲骨面上で，外転運動は下垂位から 45° 外転位までの範囲で運動を行う（**図17**）．
体幹の側屈，肩甲骨の過剰な挙上を生じないよう負荷に注意する．

LECTURE **25**

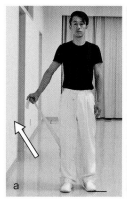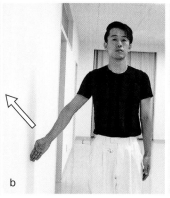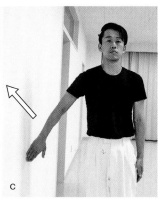

図 17 外転運動（棘上筋）
a. ゴムバンドを用い，反対側の足の先端でバンドを踏み，運動側の膝後方を通し外転運動を行う．
b. 肩関節 45°外転，上腕 45°外旋位にて手部を壁に接触させ外転方向への等尺性収縮を行う．
c. 肩関節 45°外転，上腕 45°内旋位にて手部を壁に接触させ外転方向への等尺性収縮を行う．

3. 肩の装具

　肩の固定に装具を用いることがある．一般的には，運動を制限する静的装具が用いられるが，最近は症例によって固定を最小限にして一定の動きを可能とした動的装具が用いられることもある．次に肩装具の種類を列挙する．

1）肩外転装具

　一般に肩関節の固定は体幹を含めた装具が用いられ，良肢位固定装具，ゼロポジション固定装具などがある．最近は肩関節の外転角度，水平屈曲・伸展や肘関節の角度を自由に調整できるものも多い（Lecture 24 Step up **図 3**〈p.96〉参照）．腕神経叢麻痺，肩関節手術後などに用いられる．

2）鎖骨バンド

　固定保持装具であり，鎖骨骨折や胸鎖関節損傷などに用いられる．できるだけ胸を張らせて背中を反らすようにさせ，その位置で装着する．取り外しが可能で，薄い服のうえから装着するため，日常生活に支障は生じにくい．

3）その他の装具

　その他の装具として，肩鎖関節損傷に対する固定保持の目的で使用される肩鎖関節固定帯や，筋の麻痺，靱帯損傷，関節包弛緩などの疾患に対する支持目的で使用される BFO やサスペンションスリング，アームスリングなどがある．

■引用文献

1）林　典雄：機能解剖学的触診技術—上肢，改訂 2 版．メジカルビュー社；2011.
2）福田宏明：肩関節周囲炎．山本　真編．ベッドサイドの整形外科学，第 2 版．医歯薬出版；1987．p.300-6.
3）筒井廣明：Cuff-Y exercise. Jpn J Sport Sci 1992；11：762-9.
4）横田淳司ほか：腱板断裂の病態．理学療法 1998；15：347-51.

■参考文献

1）乾　浩明，信原克哉：解剖と仕組み．新版 肩診療マニュアル，医歯薬出版；2013．p.1-40.
2）峯　貴文ほか：腱板損傷の理学療法プログラム．理学療法 2008；25：135-9.
3）西中直也ほか：Cuff-Y exercise の理論と実際．臨床スポーツ医学 2005；22：1371-7.
4）高橋友明ほか：腱板損傷の理学療法．理学療法 2006；23：1611-6.

MEMO
支持装具
筋の麻痺，靱帯損傷，関節包弛緩などが生じると，上肢の重量の影響で上腕骨骨頭が下垂，あるいは亜脱臼を生じる．これに対して用いる装具が支持装具である．

BFO（balanced forearm orthosis）

サスペンションスリング（suspension sling）

アームスリング（arm sling）

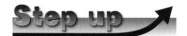

1. 肩甲胸郭関節に対する機能トレーニング

1）肩甲胸郭関節の役割

　肩甲胸郭関節は，上肢の運動の中心（動的安定性）として重要な役割を担うだけでなく，肩甲上腕関節の土台（固定性）としても重要な関節である．前述したように，腱板のすべての筋は肩甲骨に起始をもっているため，腱板が正常に機能するためには肩甲骨が胸郭上で安定していることが条件となる．肩甲胸郭関節はさまざまな方向から引っ張り合う筋により肋骨上を浮遊しており，関節包や靱帯は存在しないためこの肩甲骨の固定力が得られなければ，肩関節挙上時に肩甲骨の上方回旋は失われ容易に肩甲上腕リズムは乱れる．

　正常な肩甲骨のアライメントとは，肩甲骨内側縁が脊椎に平行で胸郭中心線から約 7.5 cm，胸郭に張りついたような状態で，第 2 胸椎から第 7 胸椎のあいだに位置する．

2）肩甲胸郭関節の動き

　肩甲骨は前額面に対して 30° 傾き，鎖骨と 60° の角度で交わる．肩甲骨が胸郭上を内方へ動くと肩甲骨関節窩は外方を向き，鎖骨との角度は 70° となる．外方へ動くと関節窩はより前額面に近づき，その移動角度は 40°〜45° に及ぶ．肩甲上腕関節の動きにつれて肩甲骨は回旋するが，その回旋軸は肩甲骨に垂直で，肩甲棘中央やや下方にある．また，肩甲骨は上下に 10〜12 cm 移動する．

3）肩甲胸郭関節の評価

（1）動的安定性の評価

　肩関節挙上および外転時に，肩甲骨の上方回旋が十分に行えているかどうかを確認する．上方回旋不良例は，僧帽筋，菱形筋，前鋸筋などの体幹と連結する筋によるもので，胸椎や胸郭の可動域制限を伴うことが多い．

（2）固定性の評価

　肩関節挙上および外転時に他動的に肩甲骨を固定する操作を加え，筋力の相違をみる．固定されることで安定性が得られ，筋力発揮が良好となれば，固定性に問題があることが多い．

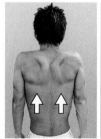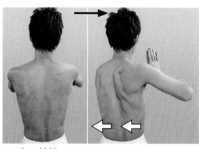

a. 挙上　　　b. 内・外転

図 1　動的安定性の改善のためのセルフエクササイズ

4）トレーニングの目的

- 動的安定性の改善：上肢挙上時の上方回旋の運動能力の向上．
- 固定性の改善：回旋運動時の胸郭への固定能力の向上．

5）トレーニングの内容

（1）動的安定性の改善

a. 肩甲骨に対するセルフエクササイズ

　肩甲骨を挙上，内・外転方向へゆっくりと大きく動かす（図 1）．

b. 胸郭の可動域トレーニング

　胸郭のストレッチを行うことで，可動域を改善する（図 2）．

（2）固定性の改善

　肩甲上腕リズムが乱れ，肩甲骨の胸郭への固定性が低下しているものに対しては，正確な運動方向を徒手的に誘導する（図 3）．

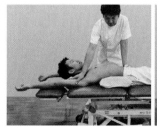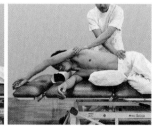

図 2　肩甲胸郭関節の可動域トレーニング

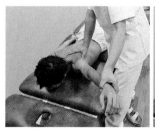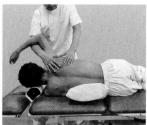

図 3　肩甲骨の誘導

LECTURE
25

2. 肩関節疾患治療成績判定基準

　日本整形外科学会が制定した機能判定基準で，肩関節の状態を 5 項目（疼痛，機能，可動域，X 線所見，関節安定性）の合計点を数値的に評価する（表 1）．100 点満点であり，点数が高いほうがよい状態であることを示す．

表 1　肩関節疾患治療成績判定基準（日本整形外科学会）

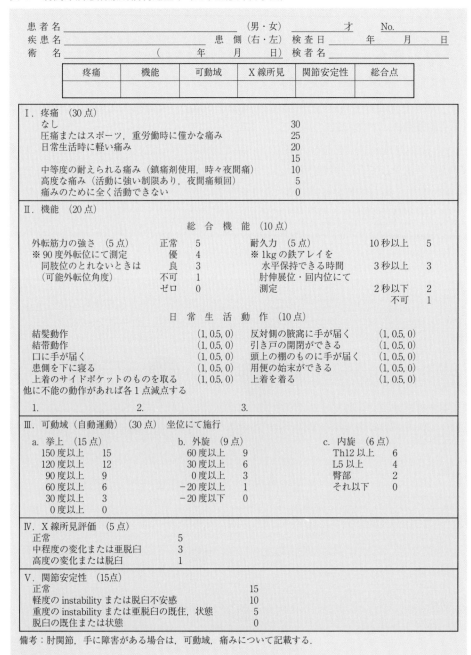

（日本整形外科学会：肩関節疾患治療成績判定基準．日整会誌 1987：61：623-9[1]）

■引用文献

　1）日本整形外科学会：肩関節疾患治療成績判定基準．日整会誌 1987：61：623-9.

■参考文献

　1）西中直也ほか：Cuff-Y exercise の理論と実際．臨床スポーツ医学 2005；22：1371-7.
　2）高村　隆：肩関節疾患の理学療法における運動制御・学習理論の応用．理学療法 2009；26：815-25.
　3）山口光國：肩関節（Cuff-Y exercise）．整形外科理学療法の理論と技術．第 1 版．メジカルビュー社；1997．p.202-51.

LECTURE 25

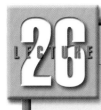

膝靭帯損傷と半月板損傷（1）
総論

到達目標

- 靭帯と半月板の機能解剖を理解する.
- 膝関節損傷の病態を理解する.
- 膝関節損傷の発生メカニズムを理解する.
- 発生しやすい膝関節損傷を発生機序より理解する.
- 整形外科的治療法（保存的治療と観血的治療）を理解する.

この講義を理解するために

　この講義では，最初に膝関節損傷の発生機序と損傷を起こしやすいとされる動作について理解し，どのような場面でどんな人に膝関節損傷が生じやすいのか，発生機序より生じやすいとされる膝関節損傷についても学習します．次に各靭帯と半月板の機能解剖について整理し，その病態，各膝関節損傷の特徴的な徴候や症状を学びます．そして，整形外科の観血的治療と保存的治療，治療方針の選択について学びます.

　膝関節損傷の概要を学ぶにあたり，以下の項目をあらかじめ学習しておきましょう.

　　□ 膝関節周囲の解剖学（特に靭帯や半月板の形状と位置関係，筋の起始と停止）を学習しておく.

　　□ 運動学（靭帯や半月板の役割など）を学習しておく.

　　□ 発生機序を理解するために関節運動の方向を理解しておく.

講義を終えて確認すること

　　□ 各膝関節損傷の発生メカニズムを理解できた.

　　□ 各膝関節損傷の病態を理解できた.

　　□ 整形外科的治療の選択や方針を理解できた.

1. 膝関節の機能解剖

1）関節 （図1）

膝関節の静的安定性は，関節面の形状からほとんどを靱帯や筋を中心とした軟部組織に頼っている．

大腿脛骨関節は大腿骨と脛骨のあいだの関節，膝蓋大腿関節は膝蓋骨と大腿骨のあいだの関節である．

2）靱帯 （図2）

関節包とともに膝関節の静的安定性を担う．

（1）前十字靱帯

脛骨の前方への引き出しとともに，脛骨の内旋，膝関節の外反，過伸展を制動する．前内側線維束は膝関節全可動域で緊張し，後外側線維束は伸展でのみ緊張する．

（2）後十字靱帯

脛骨の後方への引き出しとともに，膝関節の外旋を制動する．前外側線維束は屈曲で緊張し，後内側線維束は屈曲・伸展ともに緊張する．

（3）内側側副靱帯

膝関節の外反動揺性を防止する．伸展位で緊張して屈曲位でやや弛緩する．

大 腿 脛 骨 関 節（femorotibial joint：FTJ）
膝蓋大腿関節（patellofemoral joint：PFJ）

前十字靱帯（anterior cruciate ligament：ACL）
後 十 字 靱 帯（posterior cruciate ligament：PCL）
内側側副靱帯（medial collateral ligament：MCL）

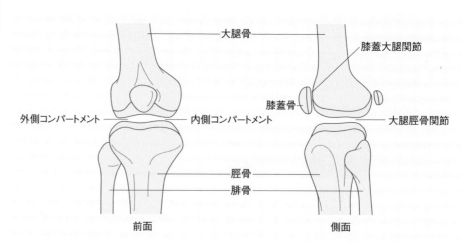

図1　膝の関節面（右膝）

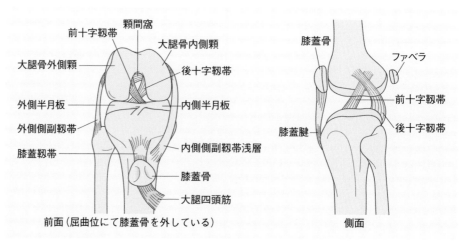

図2　膝の靱帯（右膝）

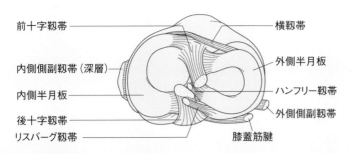

図3　半月板の構造（右膝）

ハンフリー（Humphry）靱帯
リスバーグ（Wrisberg）靱帯

（4）外側側副靱帯

　膝関節の内反動揺性を防止する．伸展位で緊張して屈曲位でやや弛緩する．

外側側副靱帯（lateral collateral ligament：LCL）

3）半月板 （図3）

　内・外側の脛骨関節面の辺縁を覆う線維軟骨で，辺縁が楔状に厚くなっている．形状は，半環状（C字型）の内側半月板が環状（O字型）の外側半月板よりも前後径が大きい．

　半月板は膝関節伸展時に前方へ，屈曲時に後方へ移動するが，外側半月板のほうが移動量は大きい．半月板中節の辺縁1/3は血行支配を受けているが，ほかの部位には血管がなく関節液から栄養を得ている．

2. 前十字靱帯損傷

　前十字靱帯損傷はスポーツ中の受傷が高頻度であり，発生機序より活動中に膝関節軽度屈曲位で大腿四頭筋が強く収縮することによって受傷する非接触型損傷と，第三者による外力が直接靱帯へストレスを加えて受傷する接触型損傷に大別される．発生頻度としては，前者のほうが高い．

　また，損傷のしかたによって単独型（他の靱帯損傷などを伴わないもの）と複合型に分けられる．合併症として，前十字靱帯損傷の40〜60％に半月板損傷を伴う．

　前十字靱帯を損傷した膝は，大腿四頭筋の収縮により前方への不安定性が増大する．そのため，大腿四頭筋の作用に拮抗するハムストリングの強化が重要となる．

1）発生機序

（1）非接触型損傷

　ジャンプの踏切，ジャンプからの着地，急停止，急な方向転換などで受傷しやすく，単独型損傷が多い．この型は女性に多く，バスケットボール，バレーボール，器械体操などの競技で頻発する．

　発生機序は，膝関節軽度屈曲位において大腿四頭筋の急激な収縮により，脛骨が前方に引き出されることで生じる膝関節前方亜脱臼の結果として起こる（図4）．

（2）接触型損傷

　タックル，スライディングなどの接触外力により受傷しやすく，内側側副靱帯損傷や半月板損傷を合併する複合型損傷が多い．この型は男性に多く，サッカー，ラグビー，柔道，アメリカンフットボールなどの競技で頻発する．

　発生機序は，直接外力による膝外反，下腿外旋などで起こることが多い（図5）．

2）機能解剖と病態

　膝関節（大腿脛骨関節）は関節面の形態が一致しないため，半月板により適合性を増大させている．また，骨性の支持性がきわめて弱く，その安定性は筋や靱帯・関節包に依存しやすく，損傷を受けやすい．

前十字靱帯損傷（anterior cruciat ligament〈ACL〉injury）

非接触型損傷（non-contact injury）
接触型損傷（contact injury）

📖 MEMO
非接触型損傷において女性の発生頻度が高い原因として，顆間隆起間の狭小化や膝屈筋群の大腿四頭筋に対する筋力比の低下などが考えられている．

👁 覚えよう！
前十字靱帯損傷のストレスのかかり方
ジャンプ着地時や走行中の急停止で大腿四頭筋の急激な収縮が生じ，その分力 F_A によって脛骨が前方へ引き出されて前十字靱帯が損傷する．

LECTURE
26

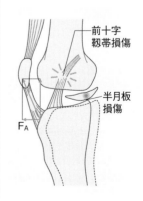

（河村廣幸ほか：ここがポイント！整形外科疾患の理学療法.改訂第2版. 金原出版；2006. p.265-87[1]）

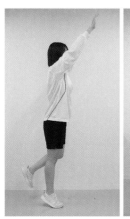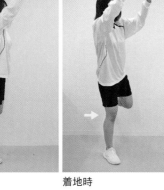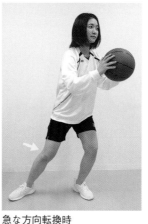

踏み切り時　　　　　　着地時　　　　　　　　急な方向転換時

図4　前十字靱帯損傷の発生機序（非接触型損傷）
ジャンプの着地時に，体が傾き膝の外反が強制されてしまう．急な方向転換では膝が外反強制されてしまう．

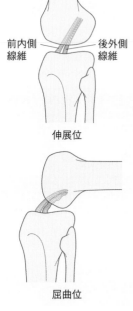

図5　前十字靱帯損傷の発生機序（接触型損傷）
外側からのタックルにより，膝関節の外反を強制されてしまう．

前内側線維　　後外側線維

伸展位

屈曲位

図6　膝関節伸展位・屈曲位での前十字靱帯の緊張
主として，前内側線維束は膝関節全可動域で緊張し，後外側線維束は伸展位でのみ緊張することで脛骨の前方移動を制動している．

LECTURE 26

📖 MEMO

前十字靱帯と関節固有感覚
神経生理学的に前十字靱帯内にも受容体（メカノレセプター）が存在することが証明されており，近年では膝の位置を知る関節位置覚と膝の動きを認識する関節運動覚を合わせた関節固有感覚受容体としての機能も注目されている．

膝くずれ（giving way）現象

前十字靱帯は，大腿骨外側顆の内壁後方から起こり脛骨顆間隆起およびその前方に扇状に広がりながら付着する．滑膜により被覆された線維性構造で長さ30～40 mm，太さは中央部で10 mmほどある．また，前十字靱帯は前内側線維束と後外側線維束に分けられ，膝関節全可動域で常に両方の線維が緊張を保っているのではなく，各線維が機能を分担し，膝の安定性を保つようにはたらいている．主として，前内側線維束は膝関節全可動域で緊張し，後外側線維束は伸展位でのみ緊張する（**図6**）．双方の緊張が脛骨の前方移動を制動し，関節包，側副靱帯および半月板と共同して脛骨の内旋を制動している．

前十字靱帯損傷は，受傷時に断裂音（ポップ音）と「関節がはずれた感じ」といった体感を得ることが多く，スポーツ中の受傷では，激痛のため競技の続行が困難となる．受傷後数時間で関節血腫を認め，腫脹，関節可動域制限などが増悪する．一度損傷されると自然治癒力が低いため，膝関節は永続的に前外方に不安定となり，走行時や階段昇降といった軽微な外力でも急に力が入らなくなり，「膝がガクッとなる」という膝くずれ現象や関節不安定感を自覚するようになる．

3）治療

前十字靱帯損傷に対する治療としては，靱帯を縫合する縫合術や移植で靱帯を再建する再建術といった観血的治療と，手術をせずに膝関節周囲筋などを強化し，運動時には装具やテーピングで膝の不安定感を防ぐ保存的治療に大別される．

（1）保存的治療

保存療法の適応は，単独型損傷で日常生活レベルに不安定感がないもの，スポーツや仕事において活動性が高くないもの，合併症で半月板損傷による症状のないもの，高齢者や骨端線閉鎖以前の若年者などである．

しかし，一度機能不全になった前十字靱帯機能が回復する確率は低いと考えられており，膝に不安定感があるもの，合併症で半月板損傷による症状があるものなどを無視したまま活動性が高い仕事やスポーツ活動（ジャンプや全力走など）を継続した場合，膝くずれを反復することとなり，二次性変形性膝関節症に至るおそれがあるため，注意が必要である．

（2）観血的治療

新鮮前十字靱帯単独型損傷に対しては縫合術も行われるが，長期成績はあまりよくなく，スポーツを継続する可能性のあるものに対しては再建術のほうが成績が良好である．そのため，スポーツ活動を継続的に行う患者や陳旧例で膝くずれを繰り返す患

表1　移植腱の特徴

移植腱	長所	短所
骨付き膝蓋腱（BTB）	・骨片と骨孔との癒合が容易で，強固な固定が得られる ・移植腱の強度が高い	・採取部の痛み ・大腿四頭筋の筋力回復遅延
半腱様筋腱・薄筋腱（STG）	・解剖学的形状を再現する術式への応用が容易 ・BTBに比べ採取部の痛みが少ない	・移植腱と骨孔との癒合不全 ・膝関節屈曲筋力の低下 ・腱の低形成の症例あり

（木村佳記ほか：理学療法士臨床判断フローチャート．文光堂；2009．p.62-74[2]）

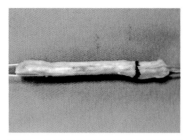

図7　骨付き膝蓋腱からなる移植腱（BTB）

者の場合，膝関節の安定化を獲得するために観血的治療として関節鏡視下に靱帯再建術を行うことがほとんどである．

現在，再建術では骨付きの中1/3の膝蓋腱，半腱様筋腱・薄筋腱などが主に用いられている（**表1**[2]，**図7**）．再建術では術後6か月～1年でスポーツ復帰が可能となる．

3. 後十字靱帯損傷

前十字靱帯損傷や内側側副靱帯損傷に比して，単独での発生頻度は少ない．しかしながら，被損傷者が損傷そのものや障害を認識していないことも少なくはなく，単独型損傷の場合，陳旧例もまれではない．

後十字靱帯を損傷した膝は，ハムストリングの収縮により後方への不安定性が増大するため，大腿四頭筋の強化が重要となる．

1）発生機序

後十字靱帯損傷は前十字靱帯損傷とは異なり，接触動作に伴う膝関節屈曲位での脛骨前面の打撲により発生することが多い（**図8**）．スポーツ外傷としては，柔道やアメリカンフットボールなどコンタクトスポーツで頻発する．受傷者の多くは男性である．

また，バイク事故の際の転倒で同様の機序で発生し，乗用車の追突事故の場合では，座席部において前方のダッシュボードに脛骨前面を強打して受傷する（dashboard injury）．

2）機能解剖と病態

後十字靱帯は大腿骨顆間窩内側前方より起こり，後外方に走行し，脛骨顆間隆起の後方および後関節包に付着する．縦径32mmとされる．後十字靱帯は前外側線維束と後内側線維束に分けられ，前外側線維束は伸展位で弛緩し，屈曲位で緊張する（**図9**）．一方，後内側線維束は伸展位・屈曲位ともに緊張をしており，双方の緊張が脛骨の後方亜脱臼を制動するとともに，大腿骨顆部のころがり運動を誘導し，回旋運動の軸としてもはたらいている．

単独型の場合，前十字靱帯損傷と比べて膝くずれなどの機能障害は少なく，漠然とした不安定感や膝窩部（後十字靱帯脛骨付着部）の皮下血腫と自発痛あるいは圧痛を訴えることがある．そのため，不安定感を強く訴える場合や，疼痛，腫脹を生じる場合には複合型損傷（後外側構成体の損傷，顆部軟骨損傷，半月板損傷など）であることが多い．

後十字靱帯損傷膝では，膝関節屈曲位（仰臥位での立て膝）とすると膝関節の後方不安定性を呈するため，重力の作用で脛骨プラトーが後方亜脱臼し，下腿の後方落ち込み現象（sagging徴候）を観察できる（**図10**）．

陳旧性後十字靱帯損傷の場合，方向転換・ジャンプ動作時の脱力感や走行時におけ

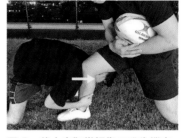

図8　後十字靱帯損傷の発生機序

骨付き膝蓋腱（bone-patellar tendon-bone：BTB）
半腱様筋腱・薄筋腱（semitendinosus and gracilis tendons：STG）

後十字靱帯損傷（posterior cruciate ligament〈PCL〉injury）

LECTURE 26

👁 **覚えよう！**

sagging徴候
後十字靱帯不全膝による下腿の後方落ち込み現象．落ち込み徴候（sag sign）ともいう．

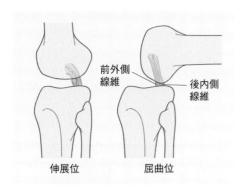

前外側線維

後内側線維

伸展位　　　　屈曲位

図9　膝関節伸展位・屈曲位での後十字靱帯の緊張
前外側線維は屈曲位のみで緊張し，後内側線維は伸展位・屈曲位ともに緊張することで，脛骨の後方移動を制動する.

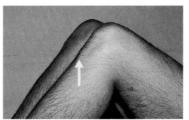

図10　下腿の後方落ち込み現象（sagging 徴候）
左の脛骨（手前）が後方へ落ち込み，くぼんでみえる. この現象を sagging 徴候という.

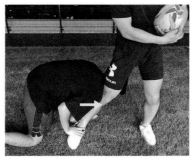

図11　内側側副靱帯損傷の発生機序
外側からのタックルにより膝関節の外反を強制されてしまう.

る加速動作の遅延など，しゃがみ込み動作やしゃがみ込み位からの立ち上がり動作に支障を生じる.

3) 治療法

　後十字靱帯機能不全が存在しても，臨床的愁訴はきわめて少ない. また，前十字靱帯損傷に比べ，二次的な半月板損傷などをきたす可能性が低く，保存的治療でも，大腿四頭筋の筋力が回復すれば，高率でスポーツ復帰が可能である. そのため，単独型損傷では一般的には第一に保存的治療が選択される. 一方，内側側副靱帯以外の靱帯損傷を合併した場合は，ほかの損傷靱帯を可及的に修復するが，修復困難な場合は再建術を行う. 再建術の移植腱の処理については前十字靱帯再建術と同様である.

4. 内側側副靱帯損傷

　内側側副靱帯損傷は，スポーツ外傷において発生頻度の高い疾患であり，特にコンタクトスポーツでの受傷が高頻度である. 損傷のしかたによって単独型と前・後十字靱帯損傷を伴う複合型損傷に分けられる.

1) 発生機序

　サッカー，アメリカンフットボール，柔道などで相手との接触による受傷が多い. また，スキー中の自己転倒による受傷も多い.

　単独型，複合型ともに，過度な膝関節の外反，下腿外旋ストレスが加わることで受傷する（**図11**）.

2) 機能解剖と病態

　膝関節の内側支持機構には，静的支持として内側側副靱帯および内側関節包があり，動的支持機構として縫工筋，薄筋，半腱様筋（これらで鵞足を形成），半膜様筋がある.

　内側側副靱帯（浅層内側側副靱帯，深層後斜靱帯，深層内側関節包靱帯）は，浅層の大腿骨内側上顆から脛骨の半腱様筋付着部より遠位内側まで至る平坦な靱帯と，深層の後斜靱帯とよばれる内側関節包後部や内側関節包靱帯からなり，浅層内側側副靱帯は常に緊張しているが，深層後斜靱帯は屈曲するにつれ弛緩する（**図12**）. また，深層内側関節包靱帯は内側半月板と結合している. 内側側副靱帯の主たる機能は膝関節の外反および脛骨外旋に対する制動である.

　受傷直後は単独損傷の場合，前十字靱帯損傷とは異なり，不十分ながら競技の続行が可能であることが多い. また，損傷された膝は同部位に圧痛を認め，外反不安定性を呈する.

内側側副靱帯損傷（medial collateral ligament〈MCL〉injury）

🔊 MEMO

unhappy triad
前十字靱帯・内側側副靱帯・内側半月板，この3つを同時に損傷したものをいう. 内側側副靱帯は前十字靱帯と内側半月板に接しており，損傷を合併することが多く，不幸の3徴候ともよばれる.

🔊 MEMO

内側側副靱帯損傷と拘縮膝
内側側副靱帯は，周辺から線維芽細胞が血管とともに侵入するため，治癒形成されやすい. しかし，その反面，この治癒組織は周辺組織との癒着を生じやすく，拘縮膝となりやすい. したがって，ギプスなどによる外固定は行わず，支柱付きサポーターなどを用いて治療を進めていく.

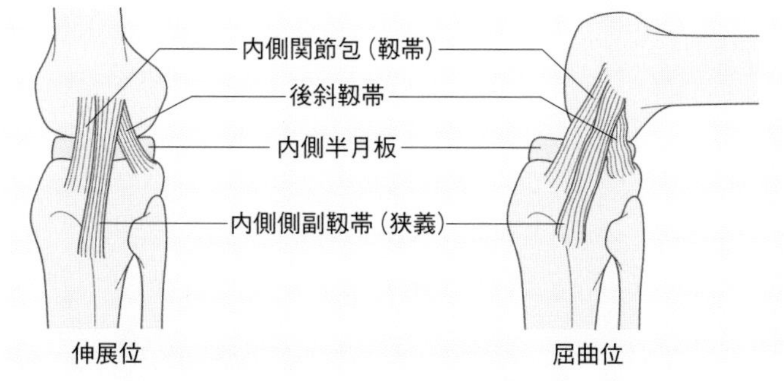

内側関節包（靱帯）
後斜靱帯
内側半月板
内側側副靱帯（狭義）

伸展位　　　　　　　　　　　　　　　　屈曲位

図12　膝関節伸展位・屈曲位での内側側副靱帯の緊張

表2　内側側副靱帯損傷の重症度

重症度	症状・徴候
Ⅰ度	軽度屈曲位および伸展位ともに外反不安定性を認めないが，圧痛があるもの
Ⅱ度	軽度屈曲位では外反不安定性を認めるが，伸展位では外反不安定性を認めないもの
Ⅲ度	軽度屈曲位および伸展位ともに外反不安定性を認めるもの

重症度は3つに分類される（**表2**）が，Ⅱ～Ⅲ度損傷の場合，断裂音（ポップ音）や関節水腫または関節血腫による腫脹が生じる．Ⅲ度損傷の場合，軽度屈曲位のみならず伸展位でも外反不安定性が認められ，ほとんどの場合，前十字靱帯損傷を合併し，大量の関節血腫を認める．

3）治療法

前十字靱帯とは異なり，内側側副靱帯は比較的血行が良好であるため，保存的治療にて進められる．その治療方針は重症度によって選択されるが，Ⅰ～Ⅱ度の単独型損傷では，テーピングによって疼痛が消失すれば0～3週でのスポーツ復帰が可能となる．Ⅲ度の単独型損傷では外反ストレスが加わらないよう膝装具にて固定して，4週間は運動を中止させる．その間，関節可動域運動や歩行は許可される．疼痛が消失すれば運動を許可するが，受傷後3か月までは膝装具を装着させる．複合型損傷の場合，保存的治療により内側側副靱帯を治癒させた後，十字靱帯の再建術を行うことが多い．

5．半月板損傷

半月板損傷はスポーツ外傷に多く，そのなかでも最も高頻度に発生するものの一つである．特に，前十字靱帯損傷に高頻度に合併する．近年，関節鏡やMRIの発展により半月板損傷の診断が確実となり，その治療法も飛躍的に変遷している．

1）発生機序

半月板損傷は，荷重下で膝関節の屈曲による圧縮力と異常な回旋ストレスが加わった際に，半月板の一部が大腿骨と脛骨のあいだに挟まることで生じる．このような外力はスポーツの最中に生じやすく，特にねじり動作と着地を繰り返すようなバレーボールやバスケットボールなどで発生頻度が高い．また，単独型損傷の場合，1回の外傷ではなく，同じ動作が繰り返されることにより発生することが多い．

2）機能解剖と病態

半月板は，大腿脛骨関節のあいだに存在する線維軟骨であり，半環状の内側半月板と環状の外側半月板に分けられる．また，半月板は膝関節の屈曲に伴い後方に移動するが，その移動量は外側半月板のほうが大きく，さらに荷重時のほうが大きくなる（**図13**）[3]．

半月板の主たる機能は，大腿脛骨関節の接触面を増大させることによる荷重分散と安定性の向上である．そのため，半月板を損傷したり，切除すると荷重分散機能の破綻や安定性の低下が起こる．

受傷直後，損傷側に限局した痛みや関節水腫を生じ，時には関節血腫を生じることもある．ただし，単独型損傷の場合，関節水腫は持続しないものがほとんどである．

半月板損傷（meniscus injury）

MRI（magnetic resonance imaging；磁気共鳴画像）

LECTURE
26

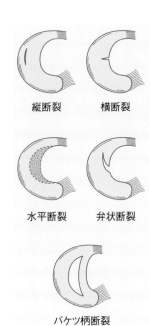

縦断裂　　　横断裂

水平断裂　　弁状断裂

バケツ柄断裂

図 14　半月板の断裂形態

縦断裂（longitudinal tear）
横断裂（transverse tear）
水平断裂（horizontal tear）
弁状断裂（flap tear）
バケツ柄断裂（bucket-handle tear）

MEMO

半月板は軟骨であるため，血行に乏しく，わずかに半月板の辺縁に毛細血管が存在しているだけである．そのため，症状および検査（MRI）結果が軽症で，特に血行がある部位の損傷の場合には，原則として保存療法が適応となる．また，血行のある辺縁部断裂や縦断裂の場合には，関節鏡視下の半月板縫合術が適応となる．その場合，可及的早期（受傷後 3 週以内）に縫合することが，治癒機転上良好といわれている．

LECTURE
26

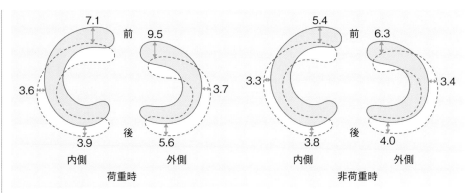

図 13　膝関節屈伸に伴う半月板の前後移動距離（MRI による計測）
数字の単位は mm.
（Vedi V, et al：J Bone Joint Surg 1999；81B：37-41[3]）

　典型的な症状として，階段昇降やしゃがみ込み動作時などに疼痛を訴える．また，運動時に断裂した半月板が膝関節の中で引っかかる症状（catching）やクリックを呈する場合がある．

　半月板損傷は内側，外側のいずれでも生じるが，断裂の形態から，縦断裂，横断裂，水平断裂，それらの合併型である弁状断裂などに分類される（**図 14**）．通常は縦断裂が多いが，内外反による牽引力が加わると水平断裂を生じる．縦断裂が広がるとバケツ柄断裂となり，膝の最大伸展が不能（locking）となる原因として頻度が高く，重要である．

　また，半月板損傷は前十字靱帯損傷を合併していることが多いことから，半月板由来の症状に加えて，前十字靱帯不全による不安定感や膝くずれを訴えることもある．

3）治療法

　半月板損傷の治療法は，保存的治療，縫合術，切除術の 3 つに大別される．その治療方針を決定するうえで重要な点は，前十字靱帯などほかの靱帯損傷との合併の有無，損傷してからの時期，そして損傷部位である．ほかの靱帯損傷を合併している場合は，靱帯の再建術などを先に考慮する．

　近年では，切除による二次性変形性膝関節症の予防という観点から，半月板を温存する治療法が提唱されている．しかし，血行が乏しい部位の損傷や，水平断裂，横断裂において疼痛や関節可動域制限をきたしている場合には，部分的に最小限の半月板切除術を行う．スポーツ復帰には，縫合術を適応した場合は約 4 か月前後，切除術の場合は切除範囲により約 2 か月前後を要する．

■引用文献

1）河村廣幸ほか：膝の靱帯損傷．冨士武史監．ここがポイント！整形外科疾患の理学療法，改訂第 2 版．金原出版；2006．p.265-87.
2）木村佳記ほか：膝前十字靱帯再建術後の運動療法．奈良　勲監，松尾善美編．理学療法士臨床判断フローチャート．文光堂；2009．p.67-74.
3）Vedi V, et al.：Meniscal Movement. An in-vivo study using dynamic MRI. J Bone Joint Surg 1999；81B：37-41.

■参考文献

1）石川　斉編：図解 理学療法技術ガイド―理学療法臨床の場で必ず役立つ実践のすべて，第 4 版．文光堂；2014.
2）史野根生：膝のスポーツ傷害．医学書院；1995.
3）井樋栄二ほか編：標準整形外科学，第 14 版．医学書院；2020.

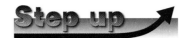

前十字靭帯損傷診療のガイドライン

　前十字靭帯（以下，ACL）損傷については，2006 年に日本整形外科学会診療ガイドライン，前十字靭帯損傷ガイドライン策定委員会による『前十字靭帯（ACL）損傷診療のガイドライン』の初版が発刊された．その後，2012 年に第 2 版，2019 年に第 3 版が発刊されている．以下，第 3 版のガイドライン[1]に沿って要点をまとめる．

1）疫学

　ACL 損傷の危険因子として，性別，解剖学的因子，神経筋因子，ACL 損傷の家族歴の関連性などが示されている．性別については，女性での損傷率が 2〜8 倍と報告されているが，日本における大規模な ACL 損傷の疫学的報告はない．解剖学的因子としては，脛骨後方傾斜が大きく，顆間窩幅が小さいことが示されている．神経筋因子としては，体幹，膝関節の神経筋コントロールの不良がリスクとして示されている．また，両親のいずれかにACL 損傷の既往がある場合の損傷率は 1.95 倍であることも報告されている．

Background Question 1

　ACL 損傷に危険因子は存在するか．

回答

　性別（女性）のほか，解剖学的因子などが危険因子として考えられている．

2）受傷メカニズム

　近年では受傷時のビデオをもとに受傷機序を記述する報告がなされており，非接触型 ACL 損傷では膝外反と脛骨内旋が生じて受傷することが多いと考えられる．また，股関節内旋位，踵接地，体幹の側屈も受傷に関連していると考えられている．

Background Question 2

　非接触型 ACL 損傷の受傷メカニズムにはどのようなものがあるか．

回答

　ジャンプの着地や急停止時に膝外反と脛骨内旋が生じて受傷することが多い．

3）自然経過

　ACL 損傷を放置すると，経時的に関節軟骨損傷，内側半月板損傷の有病率が増加する．ACL 再建時の鏡視所見に基づく調査では，受傷から再建術までの待機期間が長い場合，関節軟骨損傷・半月板損傷の頻度が増加した．

　ACL 損傷時の年齢が高い場合は，関節軟骨損傷の頻度が増加し，男性は女性よりも半月板損傷の頻度が増加していた．ACL 損傷再建術時の関節鏡視所見による調査では，加齢に伴い関節軟骨損傷のオッズ比が上昇し，男性は女性と比較して外側半月板および内側半月板損傷のオッズ比がともに上昇していた．

　ACL 損傷後，活動レベルは下がるものの，短期・中期的には自覚的な膝機能評価・筋力は比較的良好である．

Background Question 3

　ACL 損傷後の自然経過は．

回答

　関節軟骨損傷や半月板損傷の頻度が高まり，これらは受傷時の年齢，性別や活動性に影響される．

LECTURE 26

表1　エビデンスの強さ

A（強）：効果の推定値に強く確信がある
B（中）：効果の推定値に中等度の確信がある
C（弱）：効果の推定値に対する確信は限定的である
D（とても弱い）：効果の推定値がほとんど確信できない

（日本整形外科学会診療ガイドライン委員会ほか編．前十字靱帯（ACL）損傷診療ガイドライン 2019，改訂第3版．南江堂，2019）

表2　推奨の強さ

1　（強い）：「実施すること」，または，「実施しないこと」を推奨する
2　（弱い）：「実施すること」，または，「実施しないこと」を提案する
3　明確な推奨ができない

（日本整形外科学会診療ガイドライン委員会ほか編．前十字靱帯（ACL）損傷診療ガイドライン 2019，改訂第3版．南江堂，2019）

4) ACL 再建術とその成績

　ACL 損傷に対して保存的に治療を行った場合，不安定性が残存し，半月板や軟骨損傷を併発する．半月板や軟骨の損傷を伴う ACL 損傷膝に対する ACL 再建術は，ACL 単独損傷に対する ACL 再建術よりも変形性膝関節症の発症リスクが高くなると報告されている．そのため，ACL 損傷と診断した場合，比較的早期に ACL 再建術を行うことでそのリスクの軽減が期待できる．エビデンスの強さを表1に示す．また，Clinical Question に対する推奨の強さは表2のように示されている．

Clinical Question 1

　ACL 再建術は変形性膝関節症の発症を防ぐことができるか．

推奨草案

　ACL 再建術は変形性膝関節症の発症リスクを軽減させることから，行うことを提案する（推奨度2，エビデンスの強さ C）．

5) ACL 再建術後のスポーツ復帰

　スポーツ復帰は，ACL 再建術後6か月以降とする医師が多いが，根拠は不十分である．術後9か月以降にスポーツ復帰を許可することで再受傷率が減少するという報告もある．復帰に際しては，膝の安定性や十分な関節可動域獲得のほか，筋力や各種パフォーマンステスト，歩行動作において機能回復していると報告されている．また，スポーツ復帰への恐怖心が強い場合は復帰が遅れるとの報告があり，心理的要因の克服も必要となる．

Clinical Question 1

　ACL 再建後のスポーツ復帰の指標として有用なものはあるか．

推奨草案

　復帰時期とともに，筋力や調整力，巧緻性などの運動機能テストが利用されているが，いずれも根拠が不十分である（推奨度なし）．

■引用文献

1）日本整形外科学会診療ガイドライン委員会，前十字靱帯（ACL）損傷診療ガイドライン策定委員会編：前十字靱帯（ACL）損傷診療ガイドライン 2019，改訂第3版．南江堂；2019．

LECTURE
26

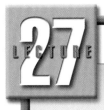

膝靱帯損傷と半月板損傷（2）
実習：評価

到達目標

- 膝関節損傷における評価の意義・目的を理解する.
- 評価に必要な情報収集の内容について理解する.
- 膝関節損傷における機能評価と意味を理解し，適切に実施できる.

この講義を理解するために

　この講義では，最初に膝関節損傷における評価の意義・目的について理解し，次に患者の状態を理解するために必要な情報収集の内容について学びます．さらに，損傷後の膝関節機能を評価するための特殊テストやパフォーマンステストについて，その重要性，内容，方法を理解し，適切に実施できる技術を身につけます．また，情報収集の内容と膝関節機能評価の結果から，理学療法を行ううえで適切な時期や治療手段（物理療法，運動療法，装具療法）の選択を行うという膝関節損傷後における理学療法の一連の流れを学習します．

　実際の評価を学ぶにあたり，以下の項目をあらかじめ学習しておきましょう．

- □ 膝関節周囲の解剖学（特に骨，靱帯，関節などの位置関係）を学習しておく.
- □ 運動学（靱帯や半月板の役割など）を学習しておく.
- □ 靱帯の修復過程（組織学）について学習しておく.
- □ 各基本的な理学療法評価（形態測定，関節可動域検査，徒手筋力検査など）を学習しておく.
- □ 特殊テストでは実際に手で触れて行うため，骨や関節を触診できるようにしておく.

講義を終えて確認すること

- □ 情報収集の必要性と内容を理解できた.
- □ 膝関節固有の特殊テストの内容を理解できた.
- □ 特殊テストやパフォーマンステストを実施する技術を身につけた.

1. 膝関節損傷における評価の意義・目的

膝関節損傷における評価は，患者の病態をできるだけ詳細に理解するために，問診（病歴聴取），視診，触診，関節可動域検査，筋力検査，特殊テストなどが行われる．

適切な評価は有効な治療へとつながり，結果的に効率的な治療を可能とする．そのため，各疾患に対する理解，ほかの疾患との鑑別診断（病態の把握）が不可欠となる．膝関節損傷における評価の目的は，①患者の全体像の把握，②膝関節機能の把握，③予後予測，④治療目標・計画の設定，⑤治療効果の判定，などである．

2. 検査・測定の実際

1）問診（病歴聴取）

問診には，患者の主訴や関節不安定感などの症状がいつどのようなときに起こるのか，その程度などを聴取し，おおよその病態を把握する目的がある．

最初に受傷機転を可能な限り詳細に聴取する．これは再受傷を予防するためにも重要であり，特に非接触か接触か，受傷時の膝関節の肢位や姿勢などを細かく聴取する必要がある．また，このほかにも，年齢や性別，身長，体重などの基本的・身体的情報から，職業や生活環境，スポーツ歴などの社会的情報を幅広く聴取し，治療計画（目標）を決める参考とする．次に，疼痛について出現する部位，再現性，安静時痛か，運動時痛か，夜間痛か，圧痛かなどを細かく聴取する．ほかにも経過や治療歴について把握する．

2）視診

視診は，患者がトレーニング室に出入りするところから始まる．これは，患者が検者や治療者を意識していない状態での動作を観察するためである．検者は，跛行の有無や膝くずれ現象といった歩容のほかに，筋萎縮や腫脹，各肢位での下肢のアライメント異常の有無などについて観察する．

3）触診

触診では，熱感や腫脹，疼痛などの異常の有無や左右差などを観察する．

4）関節可動域検査

関節可動域検査では，自動運動と他動運動の両方を行うことが望ましい．可動域に加え，抵抗感や疼痛がどの範囲でどのような動作のときに出現するのかなどを同時に聴取する．また，膝蓋骨の可動性や筋の伸張性も同時に評価する．

（1）膝蓋骨の可動性の評価（図1）

膝蓋骨は，膝関節屈曲に伴って下方へ移動し，伸展では上方へ移動する．そのため，膝蓋骨の可動性は膝関節にとって重要となる．評価方法は，患側を膝関節伸展位，伸展制限がある場合は最大伸展位で，膝蓋骨を包み込むように把持し上下左右に動かす．このときの状態を，健側と比較して評価をする．

（2）ハムストリングの伸張性の評価（図2）

座位にて，膝関節を伸展位に保持し，体幹を前傾するように指示する．この際，通常であれば体幹の前傾によって骨盤が前傾するが，ハムストリングの伸張性が低下している場合は膝関節が屈曲する．

（3）腓腹筋の伸張性の評価（図3）

足関節の背屈角度を膝関節屈曲位と伸展位で比較し，腓腹筋の伸張性を評価する．

関節可動域検査（range of motion test：ROM-t）

MEMO
肥満度と外傷
肥満者における外傷は，損傷時に膝関節に加わるエネルギーが大きく，重篤な膝関節損傷をきたす傾向にある．そのため，肥満は大きな危険因子としてとらえ，再発予防を含めて指導する．一般的に，BMI（body mass index）25以上で肥満である．
BMI＝体重 kg/（身長 m）^{2}

膝くずれ（giving way）現象

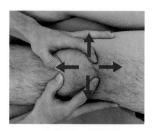

図1 膝蓋骨の可動性の評価

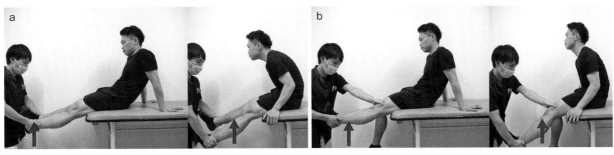

図2　ハムストリングの伸張性の評価
a. 両側での評価，b. 片側での評価．座位にて膝関節を伸展位に保持し，体幹を前傾させるように指示すると，ハムストリングの伸張性が低下している場合，膝関節が屈曲する（a，b）．また，両側同時に評価することで，左右のハムストリングの伸張性の違いを評価することができる．伸張性が低下しているほうの膝関節が屈曲する（a）．

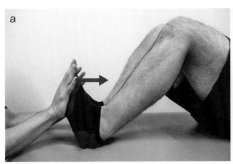
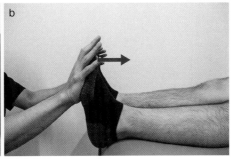

図3　腓腹筋の伸張性の評価
a. 膝屈曲位，b. 膝伸展位．

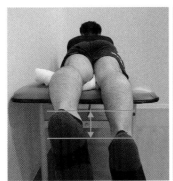
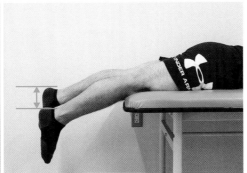

図4　踵高差

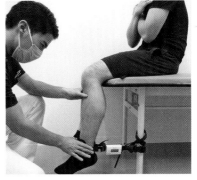

図5　徒手筋力計（HHD）
固定ベルトを使用することで，検者の徒手による固定力と被検者との筋力差による影響を受けることなく正確な測定ができる．特に下肢の筋力を測定する際は，検者の徒手による固定力を被検者の下肢筋力が上回ることがあるため固定ベルトを用いるほうがよい．

（4）膝関節伸展可動域検査

5°以下の伸展制限は，腹臥位で踵の高さの差を計測する踵高差で評価する（**図4**）．この際，大腿部の軟部組織の組織量によって踵の高さが変わるため，大腿周径に左右差がある場合にはタオルを敷くなどして，踵の高さをそろえる．

5）筋力検査

筋力検査では，一般的には徒手筋力検査などが用いられているが，近年では機器の発達に伴い，徒手筋力計（HHD，**図5**）や等速度性筋力測定機器（Cybex®，MYORET®，KINCOM®，Biodex®など）による定量的な評価が可能となった（**図6**）．その際，健側の筋力も同時に測定すると，その値との比較によって患側における筋力の回復度合いを評価することができる．このほかに，臨床上よくみられる大腿四頭筋筋力低下の特異的な現象として自動伸展不全の有無を検査する（**図7**）．

6）特殊テスト

（1）膝関節内の腫脹における特殊テスト

膝蓋跳動では，患者を背臥位とし，膝関節伸展位とする（**図8**）．検者は膝蓋骨約15 cm上に手掌を当て，膝蓋骨を足側へ滑らせる．膝蓋骨を上から下へ押した際，バ

徒手筋力検査
（manual muscle test：MMT）

HHD（hand-held dynamometer）

自動伸展不全（extension lag）

LECTURE
27

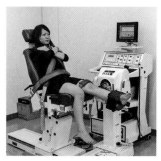

図6 等速度性筋力測定機器
（Cybex®）

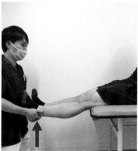

a. 他動伸展

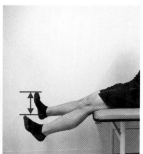

b. 自動伸展

図7 自動伸展不全

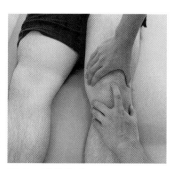

図8 膝蓋跳動

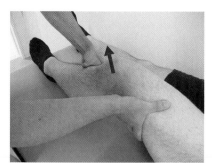

図9 ラックマンテスト

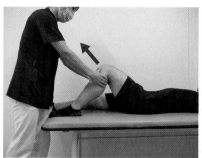

図10 前方引き出しテスト

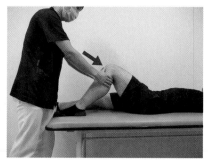

図11 後方引き出しテスト

👁 覚えよう！

自動伸展不全
他動的には完全伸展が可能であり，中間可動域までの筋力も比較的保たれているにもかかわらず，自動的には完全伸展が不可能である状態をいう（図7）．その場合，伸展できていない角度だけ自動伸展不全（extension lag）があるとする（例：extension lag10°）．原因としては諸説あるが，大腿四頭筋の筋力・筋出力の低下や関節水腫などがある．

ラックマン（Lachman）テスト

前方引き出しテスト
（anterior drawer test：ADT）

LECTURE 27

📖 MEMO
関節裂隙の触診
患者を膝関節屈曲位とし，両母指にて膝蓋腱の両端を触知する．そこから，少しずつ後方に向け母指を当てがうと関節裂隙を触知できる．

後方引き出しテスト
（posterior drawer test：PDT）

ウンド様の動きが感じられたら陽性となる．検査時は必ず健側と比較する．

（2）靱帯損傷における特殊テスト

a. 前方不安定性をみるテスト

a）ラックマンテスト（図9）

　患者を背臥位とし，膝関節屈曲約30°とする．この際，患者の下肢の筋を十分弛緩させる．検者は大腿骨遠位部を外側より把持し，脛骨近位部を内側より保持して，脛骨を前方へ引き出した際の前方転位する量を感知する．健側と比較し，過度な前方転位を認めたら陽性となる．

　この肢位の検査は，半月板や内外側側副靱帯の影響を受けにくく，前十字靱帯損傷の特異的な検査として非常に優れている．

b）前方引き出しテスト（図10）

　患者を背臥位とし，股関節屈曲45°，膝関節屈曲80°〜90°とする．この際，患者の下肢の筋を十分弛緩させる．検者は脛骨近位部を両手で保持し，母指を関節裂隙前方へ置く．脛骨を前方へ引き出した際に，関節裂隙前方に置いた母指で前方転位量を感知する．健側と比較し，過度な前方転位を認めたら陽性となる．

　ただし，本法は半月板や内外側側副靱帯の影響を受けやすく，前十字靱帯損傷の検査としての感度はラックマンテストに劣る．また，後十字靱帯損傷例で後方落ち込み現象（sagging徴候；Lecture 26〈p.111〉参照）が陽性の場合，本法にて正常の位置へ復する状態を「陽性」と誤判定しないよう注意する．

b. 後方不安定性をみるテスト

a）後方引き出しテスト（図11）

　測定肢位は前方引き出しテストと同様で，脛骨近位部を後方へ引き出し，関節裂隙前方に置いた母指で後方転位量を感知する．健側と比較し，過度な後方転位を認めたら陽性となる．ただし，sagging徴候を認め，それ以上の転位が認められないことから陰性と誤判定しないよう，注意する．また，脛骨に対する重力を考慮し，測定肢位

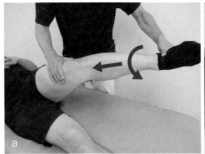
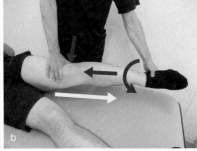

図12 外反ストレステスト

図13 Nテスト
a. 膝関節屈曲90°とし，下腿を内旋かつ軸方向に圧迫力を加える．
b. 外反力を加えながら少しずつ膝関節を伸展させる．

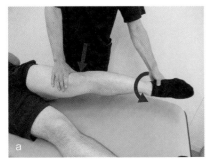
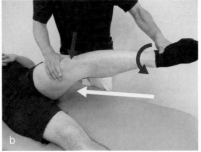

図14 ピヴォットシフトテスト
a. 膝関節を伸展位とし，下腿を内旋かつ外反させる．
b. aを把持しながら少しずつ膝関節を屈曲させる．

を座位で行うこともある．

b) posterior sagging（gravity test）

　患者を背臥位にて，両股関節屈曲45°，膝関節屈曲90°とし，大腿四頭筋を十分に弛緩させる．検者は膝関節を側面より観察し，脛骨粗面が膝蓋骨に対して後方への落ち込みを認めた場合に陽性となる．大腿四頭筋が収縮していると脛骨が前方へ引き出され，sagging徴候を検出しにくくなるため注意する．

c. 側方不安定性をみるテスト

　外反ストレステストでは患者を背臥位とし，膝関節屈曲約30°とする．検者は大腿骨遠位部を外側より把持し，足部を内側より保持して膝関節に外反ストレスを加える（図12）．健側と比較し，過度な可動性を認めたら陽性となる．本法にて陽性の場合，内側側副靱帯損傷と診断する．また，膝関節完全伸展位においても同様の手技で行い，陽性の場合には内側側副靱帯損傷に加えて前十字靱帯損傷の合併を疑う．

d. 回旋不安定性テスト

a) Nテスト（図13）

　患者を背臥位とする．検者は足部を把持し，下腿を内旋かつ軸方向に圧迫力を加える．もう一方で，大腿骨顆上部を外側より把持し，外反力と母指にて腓骨頭を前方へ押し出しながら膝関節を屈曲90°から徐々に伸展させる．屈曲30°から10°付近で，外側脛骨プラトーが前方かつ内旋方向へ亜脱臼するのが触知され，同時に膝くずれ感や不安感を訴えた場合，陽性となる．本法が陽性の場合，前十字靱帯損傷と診断する．

b) ピヴォットシフトテスト（図14）

　患者を背臥位とする．検者は足部を把持し，もう一方で大腿骨顆上部を外側より把持する．膝関節伸展位から下腿を内旋かつ外反させながら徐々に屈曲させる．屈曲30°から40°付近で亜脱臼するのが触知され，これを陽性とする．本法が陽性の場合，前十字靱帯損傷と診断する．

✒ MEMO

定量的前後動揺検査（KT-1000〈2000〉）

靱帯損傷における脛骨偏位移動量の定量的検査法としてKT-1000（2000）アルスロメーターなどが一般的に用いられている．測定方法は，患者を背臥位とし，膝関節屈曲20°および75°で脛骨近位に一定の力を加えた際の脛骨の偏位量を定量的に測る．

外反ストレステスト
（valgus stress test）

LECTURE

27

ピヴォットシフトテスト（pivot shift test）

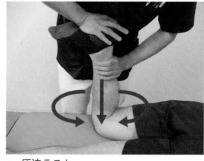

a. 圧迫テスト

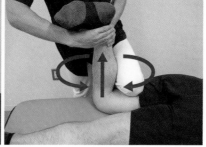

b. 牽引テスト

図15　アプレー圧迫・牽引テスト

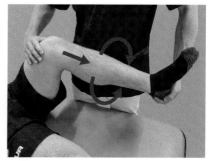

図16　マックマレーテスト

アプレー（Apley）圧迫・牽引テスト

マックマレー（McMurray）テスト

ノイズ（Noyes）

（3）半月板損傷における特殊テスト

a．アプレー圧迫・牽引テスト

アプレー圧迫テストでは，患者を腹臥位とする．検者は膝関節を90°屈曲させ，足部を把持し，一方で膝関節に対し体重をかけるように大腿後面に強い圧迫を加えながら，内側半月板をみる場合は下腿を外旋させ，外側半月板をみる場合は下腿を内旋させる（**図15a**）．半月板損傷の場合，それぞれの回旋強制にて疼痛が出現する．

アプレー牽引テストでは，同肢位にて膝関節に対し牽引力を加えながら内・外旋を強制し，疼痛が出現した場合は内・外側側副靱帯損傷を疑う（**図15b**）．この検査は損傷が半月板にあるのか靱帯にあるのかを鑑別するのに有効である．

b．マックマレーテスト

患者を背臥位とする．検者は患者の膝を屈曲位としたうえで足部を把持し，もう一方で関節裂隙を触知できるように膝を保持する（**図16**）．内側半月板をみる場合は膝を伸展させながら下腿を外旋させ，外側半月板をみる場合は膝を伸展させながら下腿を内旋させる．本法では，内側半月板損傷を疑う場合は内側関節裂隙に，外側半月板損傷を疑う場合は外側関節裂隙に疼痛が出現したり，クリックを触知できた場合に陽性となる．

（4）パフォーマンステスト

a．ホップテスト

ノイズら（1991年）が開発したホップテストは，パフォーマンステストとして一般的によく用いられる．シングルホップテストはできるだけ片足で遠くに跳び，片足（同側）で着地し（**図17a**）[1]，その距離を測定する．また，クロスオーバーホップテストは片足で連続3歩，15 cm幅の線をまたぎながら跳び，片足（同側）で着地するまでの全距離を測定する（**図17b**）[1]．健側との比較や経過を追う必要がある．

b．8の字走

10 m離して両端に直径4 mの円を設定し，その間をできるだけ速く走り，所要時間を測定する（**図17c**）[1]．

7）アライメントの評価

受傷原因が反復・繰り返しによるものと思われる場合やスポーツトレーニング時の再発予防として，アライメントの評価を行う．アライメントを評価するうえで考えておくべきことは，運動連鎖であり下肢のみを評価するのではなく体幹を含む全身の運動連鎖として捉えることである．

スポーツ復帰の際には再発予防として特有の動作（ジャンプ動作やカット動作など）時のアライメントを評価しておくことが重要となる．以下に，骨盤-膝関節の連鎖と足部-下腿-膝関節の連鎖について説明する．

LECTURE
27

👁 **覚えよう！**

アライメント
身体における各部位の相対的位置関係を総称する用語であり，姿勢の評価や動作分析などで用いられることが多い．矢状面，前額面，水平面での各部位の位置関係を正常な位置から偏位していないかをみることで構造的な特徴や安定性を判断できる．また，正常な位置関係にないものをマルアライメントいう．

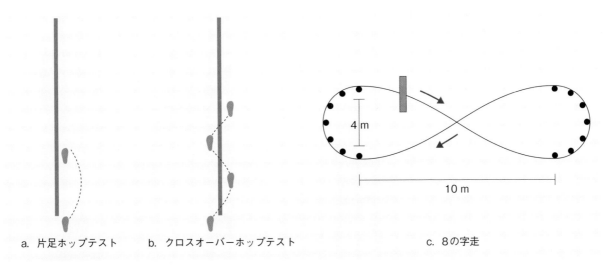

a. 片足ホップテスト　　b. クロスオーバーホップテスト　　c. 8の字走

図17　パフォーマンステスト
（寒川美奈ほか：理学療法 2004；21：141-6[1]）

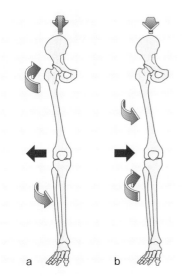

図18　骨盤-膝関節の連鎖
（福井　勉ほか：整形外科理学療法の理論と技術．メジカルビュー社，1997．p.84-114[2]）

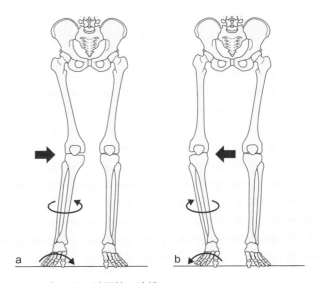

図19　足部-下腿-膝関節の連鎖
（入谷　誠：整形外科理学療法の理論と技術．メジカルビュー社，1997．p.36-83[3]）

　静止立位で骨盤を後傾させたとき，股関節は伸展，外旋し，膝関節は屈曲-内反-内旋する（**図18a**）[2]．逆に前傾させたときは，股関節は屈曲，内旋し，膝関節は伸展-外反-外旋する（**図18b**）[2]．また，足部が全体として回内すると距骨下関節を介して下腿は内旋し，膝は内方を向き膝外反を生じる（**図19a**）[3]．一方，足部が回外すると下腿は外旋して，膝は外方を向き膝内反を生じる（**図19b**）[3]．

　足部の過回内の原因は内側縦アーチの低下と考えられていることから，内側縦アーチの評価をするとよい．

8) 動作の評価

　動作の評価では，どの部位にどのような代償動作が出ているかや，どのようなアライメントとなっているかなどを評価することが大切となる．そのうえで膝関節自体や身体各部位にかかるストレスを把握する．以下に代表的な異常動作の例をあげる．

(1) 歩行動作

　前十字靱帯損傷例では，膝くずれ現象を避けるために大腿四頭筋の収縮を避ける歩

LECTURE
27

👁 **覚えよう！**

内側縦アーチの評価
内側縦アーチの指標は舟状骨の高さであり，通常は舟状骨の高さは内果と第1MP関節を結んだ線上とされている．荷重下で舟状骨の高さが1/3以下に減少すると異常性を意味する．

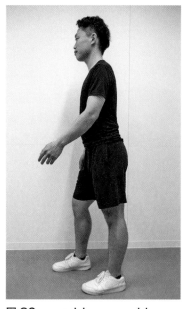

図 20　quadricepsavoidance gait
膝くずれ現象を避けるために，骨盤の後退・後方回旋などの代償により大腿四頭筋の収縮を避けている.

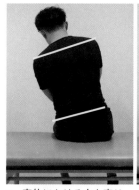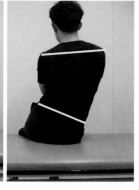

a．座位における立ち直り

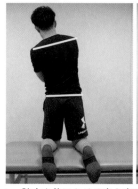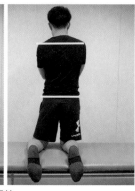

b．膝立ち位における立ち直り

図 21　体重移動の際の非対称性を認める症例
患側（左）への傾斜では体幹の立ち直りが低下している.

行（quadriceps-avoidance gait）を行いやすい（**図 20**）.

（2）跳躍動作

前十字靱帯損傷例では，膝関節屈曲角度を増大させるなどの代償的なストラテジーをとることがある.

9）その他の評価

膝関節への力学的ストレスの軽減には，体幹-股関節および足関節・足部などの患部外の柔軟性や支持性が必要となる．そのため，膝関節と合わせて体幹，股関節，足関節，足部の可動性や筋力の評価を同時に行うことが大切である.

臨床では術後に座位や膝立ち位での体重移動の際，非対称性を認める症例が散見される（**図 21**）．これは，下部体幹，骨盤帯，股関節の姿勢制御能力の低下を示唆するものであり，術後より評価する.

MEMO
ストラテジー（strategy）
戦略を意味する単語であり，一般的に運動戦略や姿勢戦略と表現される.

■引用文献

1）寒川美奈ほか：膝靱帯損傷・半月板損傷のための検査・測定のポイントとその実際. 理学療法 2004；21：141-6.
2）福井　勉ほか：膝関節. 山嵜　勉編. 整形外科理学療法の理論と技術. メジカルビュー社；1997. p.84-114.
3）入谷　誠：足底挿板療法. 山嵜　勉編. 整形外科理学療法の理論と技術. メジカルビュー社；1997. p.36-83.

■参考文献

1）史野根生：スポーツ膝の臨床，第 2 版. 金原出版；2014.

LECTURE 27

Step up

1. 前十字靱帯損傷の理学療法スキーマ（図 1）[1]

- 急性炎症期は，RICE 処置（Lecture 2 参照）を行う．
- 関節可動域運動では，0°〜130°までの早期獲得を目指す．特に伸展制限は歩容などに大きく影響するので，他動的には早期に確保する．
- 再建術後の前十字靱帯にかかるストレスは，荷重量の増加よりは膝関節の屈曲角度や体幹の前傾角度の違いが影響する．
- 下腿の前方移動を抑制しながら，大腿四頭筋の筋力強化を行うには，①膝屈曲 70°以上で行う，②抵抗を下腿近位にかける，③ハムストリングとの同時収縮で行う，④閉鎖性運動連鎖で行う，などがあげられる．
- 前方不安定性に対しては，ハムストリングによる下腿前方動揺制動作用が重要となる．

2. 後十字靱帯損傷の理学療法スキーマ（図 2）[1]

- 急性炎症期は，RICE 処置を行う．
- 関節可動域運動は屈曲位での下腿の後方移動に注意し，完全屈曲は数か月避けたほうがよい．
- 後方不安定性に対しては，大腿四頭筋による下腿後方動揺制動作用が重要となる．
- ハムストリングの筋力強化では，下腿の後方移動を抑制させながら行う必要がある．

3. 半月板損傷の理学療法スキーマ（図 3）[2]

- 急性炎症期は，RICE 処置を行う．
- 半月板損傷後に開始する各種のスポーツトレーニングは，靱帯損傷後に行うものとほぼ同様である．

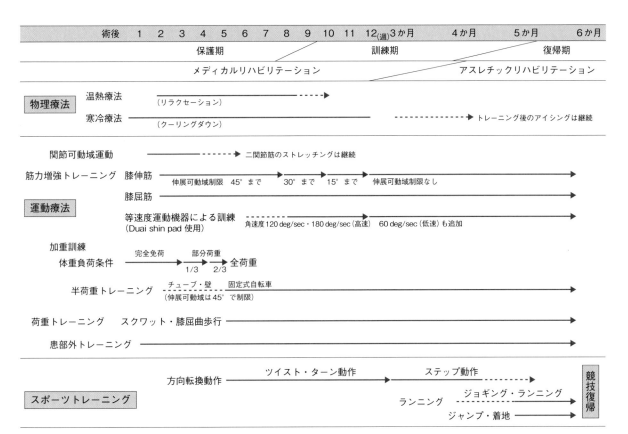

図 1　前十字靱帯損傷の理学療法スキーマ
（河村廣幸ほか：ここがポイント！整形外科疾患の理学療法，改訂第 2 版．金原出版；2006．p.263-87[1]）

LECTURE
27

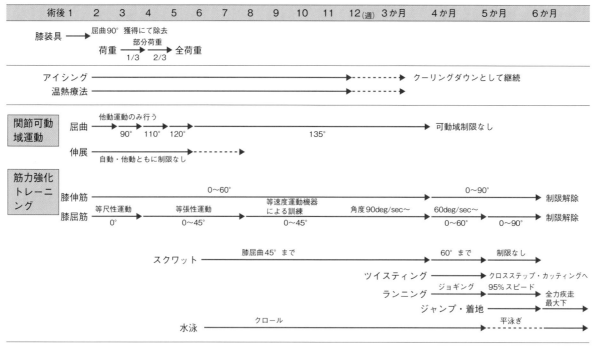

図2 後十字靱帯損傷の理学療法スキーマ
(河村廣幸ほか：ここがポイント！整形外科疾患の理学療法，改訂第2版．金原出版；2006．p.263-87[1])

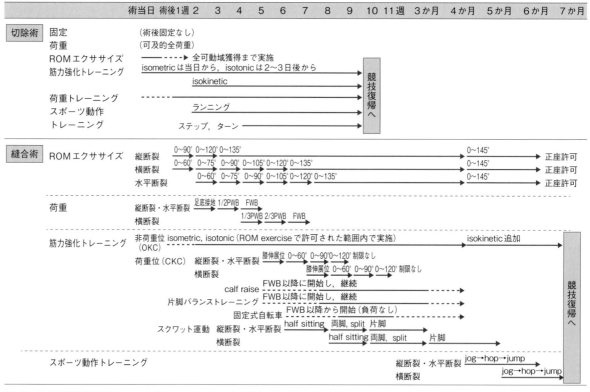

図3 半月板損傷術後のリハビリテーションプログラム
(佐藤睦美：図解 理学療法技術ガイド，第4版，文光堂；2014．p.841-7[2])

■引用文献

1) 河村廣幸ほか：膝の靱帯損傷．冨士武史監．ここがポイント！整形外科疾患の理学療法，改訂第2版．金原出版；2006．p.263-87．
2) 佐藤睦美：半月板損傷．石川 齊ほか編．図解 理学療法技術ガイド—理学療法臨床の場で必ず役立つ実践のすべて，第4版．文光堂；2014．p.841-7．

LECTURE
27

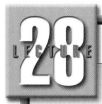

膝靱帯損傷と半月板損傷（3）

実習：治療

LECTURE

28

到達目標

- 膝関節損傷の病態や時期を理解し，適切な治療選択ができる．
- 各靱帯損傷後の理学療法を行ううえでの注意点が理解できる．
- 各靱帯損傷後の理学療法を実施する技術を身につける．

この講義を理解するために

　この講義では，理学療法を行ううえで適切な時期や治療手段（物理療法，運動療法，装具療法など）の選択について学びます．また，実際の治療手技については実技を中心に学習していき，膝関節損傷後における理学療法が実施できるようにします．

　実際の評価を学ぶにあたり，以下の項目をあらかじめ学習しておきましょう．

　　□ 膝関節周囲の解剖学（特に骨，靱帯，関節などの位置関係）を学習しておく．

　　□ 運動学（靱帯や半月板の役割など）を学習しておく．

　　□ 靱帯の修復過程（組織学）について学習しておく．

　　□ 骨や関節を触診できるようにしておく．

講義を終えて確認すること

　　□ 各理学療法手技の意味や内容を理解できた．

　　□ 理学療法を行ううえでの適切な治療選択ができる．

　　□ 各靱帯損傷後の理学療法を行ううえでの注意点を理解できた．

　　□ 各靱帯損傷後の理学療法を実施する技術を身につけた．

1. 膝関節損傷における適切な治療選択

各膝関節損傷の理学療法は，物理療法，運動療法，スポーツトレーニング，補装具などが主体となっている．また，術後においてはその治癒過程より保護期，運動期，復帰期に分けられる．

①保護期：手術した腱や半月板の修復が十分でなく，術肢の安静を保ち保護的に運動を開始する時期である．

②運動期：不十分ながら術後の腱や半月板が修復段階にあり，適度な刺激を与えることが可能であるため，関節可動域運動と制限範囲内での筋力増強トレーニングを行う時期である．

③復帰期：下肢全体の筋力やバランスを調整し，日常生活や競技レベル復帰に向け，コンディショニングを行う時期である．また，この時期は日常生活に必要な運動機能の回復を図る場合と競技復帰を目指す場合に分けられる．

しかし，各期に明確な境界はなく主治医との密接な情報交換が必要であり，トレーニングの処方（運動内容，負荷など）を決定していくうえでは重要となる．

理学療法を進めるうえで再断裂・損傷を予防することはたいへん重要である．運動負荷を設定する際に客観的な筋力評価の方法として体重支持指数（WBI）があり（**表1**），下肢運動機能を的確に捉えることができ，適切な治療選択が可能となる．

2. 前十字靱帯損傷における再建術後の理学療法の実際

再建術後の理学療法では，再建靱帯のリモデリングを考慮し，安全で効果的な運動療法が求められる．特に，術後早期では再建靱帯への過度な張力を制御する必要があるため，運動療法を進めるうえで適切な運動の時期や方法を選択していかなくてはならない．

1）物理療法

急性期は炎症症状が強い時期であり，後の治療経過に大きく影響する．そのため，炎症症状の早期沈静化を目的に，寒冷を中心としたRICE処置（Lecture 2参照）を行う．また，炎症症状が強い際にはトレーニング前後のみならず，ほかのトレーニング（関節可動域運動や筋力増強トレーニングなど）と併用して行うとよい．さらに，運動療法やスポーツトレーニング後に生じる炎症の再燃を抑制する手段としても有用である．

急性期では筋収縮感覚が低下していることが多いため，必要に応じて電気刺激を併用した筋力増強トレーニングや筋機能の再トレーニングを実施していく（**図1**）．

2）関節可動域運動

トレーニング開始時は愛護的に進め，病棟でも持続的他動運動を用いて痛みのない

MEMO

体重支持指数（weight bearing index：WBI）
体重当たりの膝関節伸展筋力を表す（WBI＝最大膝関節伸展筋力/体重〈kg〉）．健常なスポーツ選手の等尺性膝関節伸展力は，体重1kg当たり1kg（WBI平均1.00）で片脚で発揮される大腿四頭筋の筋力がほぼ自分の体重値と同じとなる．また，正常歩行を行うには0.4以上（膝関節伸展筋力が体重の40%以上），ジョギング程度の運動では0.6以上，ジャンプやダッシュ，ターンなどの激しい運動を不安なく行うためには0.9以上のWBIを必要とする．

RICE
（Rest-Icing-Compression-Elevation；安静・寒冷・圧迫・挙上）処置

持続的他動運動（continuous passive motion：CPM）

LECTURE **28**

表1 体重支持指数（WBI）の評価

WBI 0.4 未満	平地歩行ができる最低限の筋力．0.4未満では歩行に杖などの補助が必要．
WBI 0.4～0.6	歩くことはできるが日常生活動作が困難で痛みを伴う．
WBI 0.6～0.8	立ち座り，軽い走行，階段昇降に支障はない．しかし，疲れやすく，スポーツでは思い切った動作ができないうえ，筋肉痛を伴う．
WBI 0.8～1.0	日常生活を越えて，レクリエーションスポーツをこなせる．翌日の活動にも支障はない．ただ，肉体的，精神的疲労が気になり，不安感に悩まされがちである．
WBI 1.0～1.2	健康不安がほとんどなくなり，あらゆる活動に積極的に参加できる．
WBI 1.2 以上	競技スポーツの選手やトップクラスのスポーツ選手レベル．

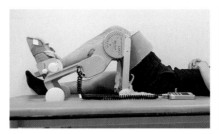

図1　電気刺激を併用した筋力強化（伸筋）

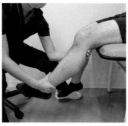

図2　持続的他動運動による関節可動域運動

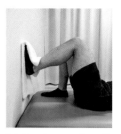

図3　下腿の自重を利用した関節可動域運動

図4　ウォールスライディング

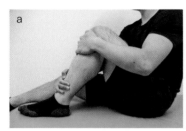

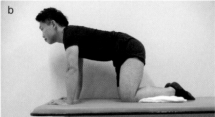

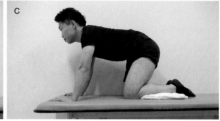

図5　脛骨の前方移動を抑制した関節可動域運動（前十字靱帯損傷時）
a. 脛骨近位部を抑えながら，もう一方の手で膝関節を屈曲させる．そうすることで脛骨の前方移動を抑制でき，後方すべりも誘導できる．
b. 開始肢位，c. 最終肢位．四つ這い位をとることで脛骨前面を抑えることができる．四つ這い位から少しずつ殿部を後方へ引くように膝関節を屈曲させると，脛骨の前方移動を抑制でき，後方すべりも誘導できる．

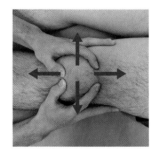

図6　膝蓋骨の滑動運動

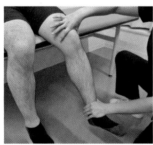

図7　膝蓋骨誘導下での関節可動域運動

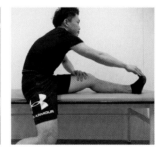

図8　ハムストリングと腓腹筋のストレッチ

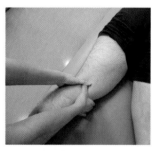

図9　膝窩部のマッサージ

範囲で行う（**図2**）．急性期における関節可動域運動の具体的な方法としては，痛みによる防御収縮を避けるために下腿の自重を利用した方法などが行われる．例えば，膝関節屈曲90°までは患者を端座位とし，治療者が下腿を支えてリラックスできたら自重でゆっくりと膝を屈曲させる方法（**図3**）や，患者を背臥位とし，足底を壁につけた状態で膝を屈曲させる方法（ウォールスライディング，**図4**）などがある．

　再建術後の関節可動域運動において可動域を拡大させていく際にはいくつかの注意点がある．前十字靱帯損傷の場合，後方すべりを誘導しながら可動域運動を進める．膝関節の屈曲に伴い，脛骨を前面より押さえ，後方すべりを誘導しながら行う方法（**図5**）などがある．また，膝関節の伸展可動域運動では，脛骨を前面より押さえ，脛骨の前方移動を抑制しながら動かすとよい．膝蓋大腿関節の可動性にも留意し，伸展位では膝蓋骨を上下・左右方向へ滑動させ（**図6**），屈曲運動では膝蓋骨を下腿方向へ押し下げるように動きを補助する（**図7**）．ハムストリングや腓腹筋の伸張性も十分に確保しておくことが重要である．具体的には，膝関節伸展位，足関節背屈位で骨盤を前傾させる（**図8**）．この際，骨盤の回旋を抑制するために，対側の手で足部を把持し，同側の手は膝が屈曲しないように上から抑えておくとよい．さらに，ハムストリングへの伸張を増加させたい場合には，対側の股関節を伸展させると骨盤が前傾し，より伸張感が得られる．

　ほかにも，ハムストリングや腓腹筋の起始部ならびに付着部である膝窩部に対し

ウォールスライディング（wall sliding）

💡ここがポイント！
外固定と関節可動域運動
外固定は，損傷組織部位を近接させ，安静を図るのに有用である．一方で，治癒組織の周辺組織との癒着は避けられない．そのため，再建靱帯などに過度な伸張ストレスがかからない条件下であれば，できる限り早期に可動域運動を進めるべきである．

LECTURE 28

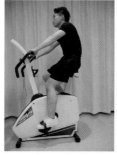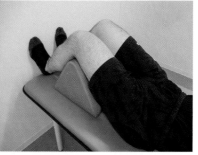

a. ペダリング運動　　　b. 低負荷CKC筋力トレーニング

図10　半荷重位でのトレーニング

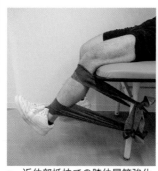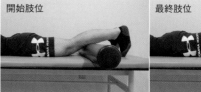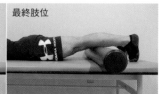

開始肢位　　　　　　　最終肢位

b. 下腿の前方移動を抑制した大腿四頭筋強化

a. 近位部抵抗での膝伸展筋強化

図11　大腿四頭筋のトレーニング（前十字靱帯損傷時）

て、直接マッサージを行うとよい（**図9**）。

3) 筋力増強トレーニング

　膝不安定性に対する能動的安定要素である膝屈伸筋を強化することは、非常に重要である。特に、前十字靱帯損傷の場合は、脛骨の前方移動を抑制するハムストリングの強化が重要となる。

　筋力増強トレーニングはゴムチューブなどを用いた足底を接地しない状態で行う開放性運動連鎖トレーニングと、スクワットやレッグプレスなど足底を接地した状態で行う閉鎖性運動連鎖トレーニングに大別される。

　術後の免荷期間では、ゴムチューブなどを用いた膝伸展抵抗運動や固定式自転車のペダリング動作（**図10a**）などの非荷重位、もしくは半荷重位でのトレーニング（**図10b**）が行われ、廃用性筋萎縮を最小限にとどめる。荷重が許可されれば、スクワット動作などの閉鎖性運動連鎖トレーニングを積極的に進める。スクワット動作は始めに両脚から徐々に片脚へと進め、さらにダンベルなどの負荷を加えて実施する。

　しかし、靱帯再建術後の再断裂には十分な注意が必要なため、筋力強化を行う際には抵抗をかける位置や運動の肢位を考慮する必要がある。

　前十字靱帯損傷時の大腿四頭筋強化では、ゴムチューブ（セラバンド®、セラチューブ®）を下腿近位部と遠位部に巻き、膝伸展の抵抗運動を行う（**図11a**、**表2**、**3**）。この際、近位部に巻いたゴムチューブは伸展に伴いゴムの張力が増し、膝伸展筋力による脛骨の前方移動に対して拮抗的に作用するため安全な方法となる。ほかにも下腿近位部で支持した状態から体幹をベッドから浮かすことで大腿四頭筋を強化する方法（**図11b**）などがある。

　さらに、ハーフスクワット（膝の屈曲角度が90°までのスクワット、**図12**）は、体幹と骨盤を前傾させることにより、重心が前方へ移動する。そのため、大腿四頭筋、前脛骨筋の筋活動は減少し、大腿二頭筋、腓腹筋の筋活動が増大するので前十字靱帯

表2　セラバンド®の色別抵抗力表

種類		伸ばした長さ		
カラー	レベル	20 cm	40 cm	60 cm
黄褐色	極弱	0.5	0.7	0.9
黄色	弱	0.7	1.0	1.1
赤色	中弱	0.9	1.6	2.0
緑色	中	1.1	1.9	2.3
青色	強	1.4	2.8	3.4
黒色	最強	1.8	3.4	4.1
銀色	極最強	2.8	4.4	5.9
金色	超最強	3.4	5.9	7.6

（抵抗力（kg））

60 cm のセラバンド® を使用

表3　セラチューブ®の色別抵抗力表

チューブの種類		伸ばした長さ		
カラー	レベル	20 cm	40 cm	60 cm
黄色	弱	0.8	1.3	1.7
赤色	中弱	0.9	1.4	1.8
緑色	中	1.5	2.4	3.0
青色	強	2.0	2.9	3.7
黒色	最強	2.2	3.5	4.3
銀色	極最強	2.6	4.0	5.1

（抵抗力（kg））

60 cm のセラチューブ® を使用

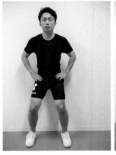
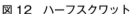

図 12　ハーフスクワット

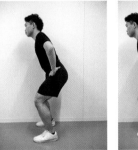
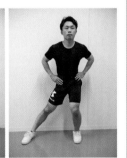

a.　フォワードランジ　　b.　サイドランジ

図 13　ランジ動作

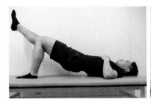
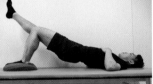
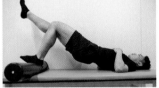

a.　片脚ブリッジ　　　b.　不安定板　　　　c.　ロールブリッジ

図 14　各種ブリッジ

への負荷が少ないトレーニングとして有用である.

　また，ランジ動作による下肢の支持性の強化や筋力強化がある．基本的なランジ動作は，立位から前に踏み込んで静止し，再び立位に戻る一連の動作である（**図 13a**）．別法として側方への運動であるサイドランジがある（**図 13b**）．双方ともに注意すべき点は足尖と膝の向きを同一にすることであり，姿勢が不安定となる場合には平行棒や手すりを使用するとよい.

　ブリッジ動作による筋力増強トレーニングは，膝関節周囲筋だけでなく支持面や支持脚を片脚とすることにより股関節周囲筋や体幹筋群も同時にはたらくことで，体幹-下肢といった協調性のトレーニングにもなる（**図 14**）．

　機器を用いた筋力増強トレーニングとして Redcord® がある．前十字靱帯損傷膝に対して，深い屈曲域でのハムストリングの強化（**図 15**）などがある.

4) 固有受容感覚トレーニング

　靱帯を損傷した膝は関節固有受容感覚（位置覚や運動覚）が低下し，協調性が低下する．そのため，不安定板やセラピーボールなどを用いて固有受容感覚トレーニング（**図 16**）を行い，再学習させる．不安定板上に患者を立たせ，バランスをとらせる.

MEMO

セラバンド®，セラチューブ®
アメリカで開発されたゴムチューブであり，理学療法の現場などでよく用いられている．実際には，運動方法や部位によって強度を設定するが，強度は色によって異なる（**表 2，表 3**）．

MEMO

遅発性筋痛
遅発性筋痛とは，いわゆる「筋肉痛」のことであり，同じく筋に痛みを生じる肉離れとは異なる．トレーニング後 24～48 時間後に著明となる筋肉の痛みであり，慣れない運動や急に負荷を増加したとき，休止後に運動を再開したときに生じやすい．運動負荷を設定するときには，この遅発性筋痛の有無や程度にも気をつけながら行う.

MEMO

靴とグラウンドコンディション
損傷後や再建術後，再発予防のために装具やテーピングが用いられることはよく知られている．しかし，前十字靱帯損傷は，急停止や急な方向転換などによって生じるため，靴とグラウンド（コートなど）表面との摩擦が適切であることが大切となる．したがって，適切な靴の使用（テニスシューズの場合，ハードコート上では，滑らないクレーコート用シューズは履かないなど）も再発予防には重要となる.

MEMO

Redcord®
ノルウェー発祥の機器であり，予防や治療において適応分野や対象者を問わず，リラックス，エクササイズ，トレーニング，コンディショニングなど，さまざまに応用可能なツールとして国際的に注目されている.

LECTURE
28

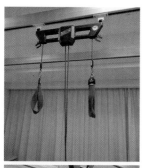

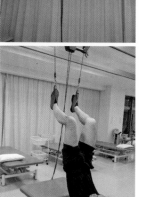

図15 Redcord®による
筋力増強トレーニ
ング（前十字靱帯
損傷時）

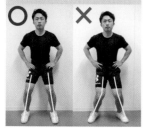

⚡気をつけよう！
スクワットは正しいフォームで指
導しなければ，かえって膝の障
害を生じることがあるため，注
意する．

①膝の向きは足趾の第Ⅱ趾の
方向へ向くようにする
→膝関節の捻転ストレスや足
部アーチの破綻を防ぐ．

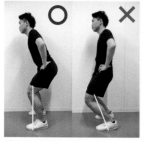

②膝は足尖より前へ出さない
→膝蓋大腿関節への過度な
ストレスを防ぐ（膝蓋軟骨軟化
症の原因となる）．

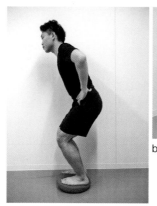

a. 不安定板上のスクワット

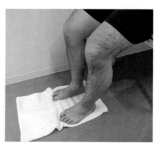

b. ボールを用いた固有受容感覚
トレーニング

図17 タオルギャザー

図16 固有受容感覚トレーニング

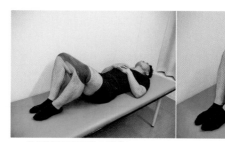

a. 股関節周囲筋群の強化

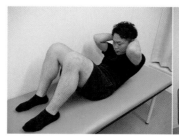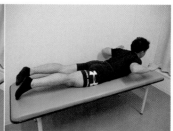

b. 体幹筋の強化

図18 患部外トレーニング

初めは両脚から次第に片脚へと移行するが，慣れてくればスクワットやキャッチボール，バスケットのドリブルなどの課題を与えて難易度を高めていく．ほかにも，股・膝関節は動かさずに足趾の屈伸のみでタオルを手前にたぐり寄せるタオルギャザー（図17）や，壁にジグザグの線を描き，足底をなぞるように動かしてもらう方法などがある．

5）患部外トレーニング

膝関節以外にも股関節周囲筋群は荷重期以降の下肢の支持性に大きく関与しており，その強化は重要である．実際には股関節外転・外旋ならびに内転・内旋の強化（図18a）を行い，股関節や膝関節の角度を変えながら行うと効率よい．また，腹筋や背筋などの体幹筋の強化（図18b），スポーツ活動に必要な体力の維持・向上も合わせて重要となる．こうした患部外トレーニングは損傷した膝の時期にかかわらず行えるため，早期より積極的に実施する．

6）装具・テーピング

損傷後や術後早期は，膝関節を完全伸展位にすると靱帯に伸張ストレスが加わり，さらなる損傷や再断裂の危険があるため，ニーブレースを装着したままで筋力増強トレーニングなどを行う．急性期が過ぎたら，膝装具を装着したままでの関節可動域運

動や筋力増強トレーニングなどを行う.

　前十字靱帯損傷用装具は，脛骨の前方動揺を制動することを目的としたストラップやパッドが付くのが特徴である（**図19**）. 競技復帰する際には，膝関節の不安定性を制動するため，必要に応じてテーピングなどを用いる場合もある. テーピングの目的には，ほかにも疼痛の抑制や精神的な不安感を軽減することがあり，さまざまな目的で用いられている.

　前十字靱帯損傷におけるテーピングの場合，荷重位での脛骨前方偏位を抑制する（脛骨の前方移動制動）目的で用いる（**図20**）. 効果としては，疼痛と関節の不安定性が軽減できる.

3. 後十字靱帯損傷における理学療法の実際

　後十字靱帯損傷では，Lecture 26 で述べたように単独損傷の場合は，一般的に保存療法が選択されることが多く，大腿四頭筋の筋力強化が主体となる.

1）物理療法

　炎症症状が認められる急性期は，早期鎮静化を目的に寒冷を中心とした RICE 処置を行う.

2）関節可動域運動

　基本的には前十字靱帯損傷のときと同様に，急性期では疼痛や防御収縮に配慮しながら愛護的に行う.

　後十字靱帯損傷後の関節可動域運動において，可動域を拡大させていく際の注意点は屈曲位での下腿の後方移動である. そのため，下腿の後方移動を抑制させた方法で関節可動域運動を進める必要がある. 深屈曲位ではタオルなどを挟みながら行うとよい（**図21**）.

3）筋力増強トレーニング

　膝不安定性に対する能動的安定要素である膝屈伸筋を強化することが重要となる. 特に，膝関節の伸筋である大腿四頭筋は脛骨の後方移動を制動する作用があるため，後十字靱帯損傷の場合には，脛骨の後方移動を抑制する大腿四頭筋の強化が最も重要となる. 基本的な筋力増強トレーニングの進め方は，前十字靱帯損傷のときと同じであり，筋力の回復に合わせてゴムチューブやマシンでの強化を積極的に行う. また，荷重が許可されれば閉鎖性運動連鎖トレーニングを開始する.

　ハムストリング強化の際には，下腿の後方移動を抑制するために下腿近位部にゴムチューブを巻き，膝屈曲の抵抗運動を行う（**図22**）. この際，近位部に巻いたゴムチューブは屈曲に伴いゴムの張力が増し，膝屈曲筋力による脛骨の後方移動に対して拮抗的に作用するため安全な方法となる. ほかにも Redcord® を用いた筋力増強ト

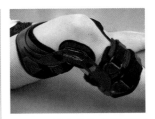

図19　前十字靱帯損傷用装具
脛骨前面に付くパッドとストラップが，脛骨の前方動揺を防ぐ.

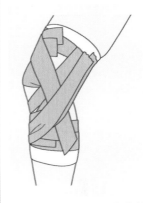

図20　脛骨の前方移動制動
大腿部と下腿部（膝関節内外側を含む）に非伸縮性テープを貼付し下地をつくる. 制動テープは，伸縮性テープを用いて，脛骨を後方へ押し込むように前方から後上方へ強く引っ張り，膝関節軸の下後方を通るように貼付する. 内外側とも同様にテープを貼付する.

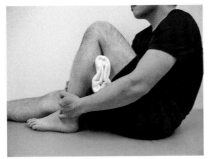

図21　脛骨の後方移動を抑制した関節可動域運動（後十字靱帯損傷時）

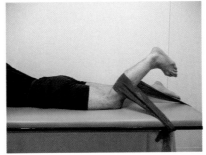

図22　ハムストリング強化のトレーニング（後十字靱帯損傷時）
近位部抵抗での膝屈曲筋強化を行う.

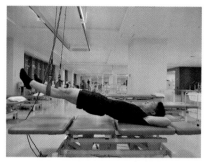
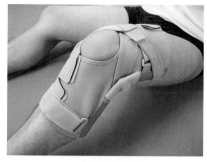

図 23 Redcord® による筋力増強トレーニング（後十字靱帯損傷時）

図 24 後十字靱帯損傷用装具
下腿近位部を後方から抑えるストラップが付き，脛骨の後方動揺を防ぐ．

固有受容感覚トレーニング
（proprioceptive exercise）

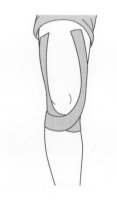

図 25 脛骨の後方移動制動
伸縮性テープのみ用いる．伸縮性テープを下腿近位後面から脛骨を前方に強く引き出しながら，テープを前方へ強く引っ張る．脛骨の前面から膝関節軸の前上方を通り，大腿骨外側テープを貼付する．

レーニングや，脛骨の後方移動を抑制したハムストリングの強化（図23）などがある．

4) 固有受容感覚トレーニング

靱帯損傷した膝は関節固有受容感覚（位置覚や運動覚）が低下し，協調性が低下する．そのため，不安定板やセラピーボールなどを用いて固有受容感覚トレーニングを行い，再学習させる．具体的な方法は前十字靱帯損傷に準じる．

5) 患部外トレーニング

前十字靱帯損傷と同様に，早期より体幹筋や股関節周囲筋群の強化ならびに体力の維持・向上といった患部外トレーニングを進める．

6) 装具・テーピング

急性期を過ぎたら装具を装着し，関節可動域運動や筋力増強トレーニングなどを行う．後十字靱帯損傷用装具は，脛骨の後方動揺を制動するために下腿近位部を後方から抑えるストラップが付くのが特徴である（図24）．また，競技復帰する際などには脛骨の後方不安定性を制動するため，必要に応じてテーピングが用いられる．後十字靱帯損傷におけるテーピングの場合，荷重位での脛骨後方偏位を抑制する（脛骨の後方移動制動）目的で用いる（図25）．効果としては，疼痛と関節の不安定性が軽減できる．

4. 内側側副靱帯損傷における理学療法の実際

内側側副靱帯損傷は単独損傷において手術療法も保存療法もその成績に差がなく，リハビリテーションにおいては早期から装具装着下での理学療法を行うことが望ましい．

1) 物理療法

炎症症状が認められる急性期は，その早期鎮静化を目的に寒冷を中心とした RICE 処置を行う．

2) 関節可動域運動

急性炎症期が過ぎれば，各靱帯損傷と同様に疼痛や防御収縮に配慮しながら徐々に進めていく．

3) 筋力増強トレーニング

内側側副靱帯損傷によって生じた膝外反不安定性には，膝屈伸筋を強化することが重要となる．疼痛が軽減すれば筋力の回復に合わせてゴムチューブやマシンでの強化を積極的に行う．また，荷重が許可されれば閉鎖性運動連鎖トレーニングを開始していく．膝関節伸筋の強化の際には，膝関節の外反・外旋での内側側副靱帯へのストレスを避けるため，股関節ならびに膝関節の内旋を伴うように意識して行うとよい（図26）．内側支持機構である内側ハムストリングの強化も重要であり，疼痛が軽減すれ

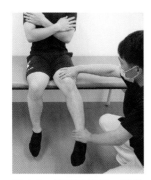

図26　膝関節伸筋の強化（内側側副靱帯損傷時）

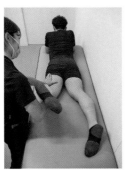

図27　膝関節屈筋の強化（内側側副靱帯損傷時）

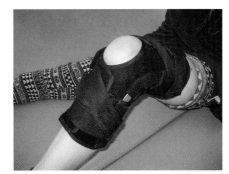

図28　内側側副靱帯損傷用装具
大腿と下腿の外側と膝関節内側の3点を支持したストラップが付き，膝の外反を防ぐ．

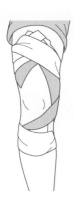

図29　膝関節の外反・外旋制動
前十字靱帯損傷時のテーピングと同様に，大腿部と下腿部（膝関節内外側を含む）に非伸縮性テープを貼付し，下地をつくる．伸縮性テープを膝関節内側に膝関節軸の直上で上下に強く引っ張るように貼付する．さらに，脛骨前面から大腿部へとらせん状に伸縮性テープを貼付する．最後に，貼付した伸縮性テープが剝がれないように上から非伸縮性テープを貼付する．

ば下腿を内旋させることで内側ハムストリングの収縮を意識させた膝関節屈筋の強化を行う（**図27**）．

4) 固有受容感覚トレーニング

靱帯損傷した膝は関節固有受容感覚（位置覚や運動覚）が低下し，協調性が低下する．そのため，不安定板やセラピーボールなどを用いて固有受容感覚トレーニングを行い，再学習させる．具体的な方法は各靱帯損傷に準じる．

5) 患部外トレーニング

各靱帯損傷と同様に，早期より体幹筋や股関節周囲筋群の強化ならびに体力の維持・向上といった患部外トレーニングを進める．

6) 装具・テーピング

急性期を過ぎたら装具を装着し，関節可動域運動や筋力増強トレーニングなどを行う．内側側副靱帯損傷用装具は，膝の外反を制動するために，大腿と下腿の外側と膝関節内側の3点を支持したストラップが付くのが特徴である（**図28**）．また，競技復帰する際などには脛骨の後方不安定性を制動するため，必要に応じてテーピングが用いられる．実際に内側側副靱帯損傷におけるテーピングの場合，荷重位での膝関節外反と外旋を制動（膝関節の外反・外旋制動）する目的で用いる（**図29**）．効果としては，疼痛と関節の不安定性が軽減できる．

5. 半月板損傷における理学療法の実際

本疾患に対しては，術後の膝関節機能の回復のみならず，切除術を行った際には荷重分散機能が低下するため，長期の経過（10〜20年）で二次性の変形性関節症が生じやすいことを念頭においた理学療法の実施が必要である．

> **ここがポイント！**
> **靱帯損傷膝の疼痛**
> 靱帯は神経線維が分布する組織であるため，損傷時には激痛が生じる．しかし，損傷後は損傷靱帯由来の疼痛は生じない．損傷後に持続する疼痛は，血腫で滑膜が刺激されることや関節が腫脹することで生じている．そのため，血腫や炎症症状を抑えることを目的に寒冷を中心とした RICE 処置を行うとよい．

> **ここがポイント！**
> **半月板損傷膝の疼痛**
> 半月板自体は線維軟骨であり，無神経支配ならびに無血管であるため，疼痛が生じたとしても腫脹や水腫といった炎症症状によって周辺の関節包や筋が刺激された結果生じるものである．したがって，半月板損傷にて疼痛が持続している場合には，炎症症状を抑えるべく，寒冷を中心とした RICE 処置を行うとよい．

LECTURE 28

図30 伸展制動，屈曲制動，回旋制動
前十字靱帯損傷時のテーピングと同様に，大腿部と下腿部（膝関節内外側を含む）に非伸縮性テープを貼付し，下地をつくる．
a. 伸展制動：伸縮性テープを下腿前面から膝関節軸の後方を通り，大腿後面へ向けてテープを貼付する．
b. 屈曲制動：大腿遠位と下腿近位にパッドを挟む．
c. 回旋制動：伸縮性テープを下腿前面よりらせん状に最も疼痛の少ない方向へ貼付する．

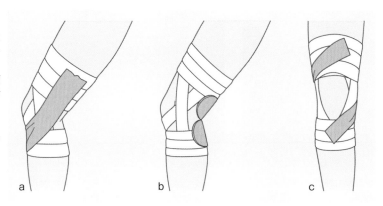

a   b   c

1) 物理療法

基本的には靱帯損傷のときと同様であり，急性期のような炎症症状が強い時期では，寒冷を中心とした RICE 処置を行う．運動後のみならず，場合によっては運動前や運動中に行う．

2) 関節可動域運動

縫合術後の関節可動域運動は，膝関節屈曲に伴う半月板の移動による縫合部への牽引力を考慮して，深屈曲（最大屈曲）は術後約3〜4週まで制限する．

また，関節水腫や腫脹が長引く場合が時折みられるが，関節可動域制限の原因ともなるため，物理療法（寒冷療法など）を併用して進めるとよい．

3) 筋力増強トレーニング

基本的には靱帯損傷後と同様であり，術後安静目的による免荷期間では，開放性運動連鎖による膝伸展抵抗運動やペダリング動作などの非荷重位もしくは半荷重位でのトレーニングが行われる．荷重が許可されれば，徐々に閉鎖性運動連鎖トレーニングを進めていく．

ただし，関節水腫や腫脹といった炎症症状が続いている場合は，閉鎖性運動連鎖での筋力強化は控えめに行い，炎症症状の沈静化に努める．特に，軟骨損傷を伴う場合は疼痛や腫脹に注意する．

4) 固有受容感覚トレーニング

半月板損傷膝も靱帯損傷後と同様にできる限り早期より，関節固有受容感覚（位置覚や運動覚）のトレーニングを行い，協調性低下の予防に努める．

5) 患部外トレーニング

靱帯損傷と同様に，早期より体幹筋や股関節周囲筋群の強化ならびに体力の維持・向上といった患部外トレーニングを進める．

6) テーピング

競技復帰する際などには，膝関節屈曲・伸展や回旋運動について疼痛の生じない方向へ，テーピングにより必要に応じて制動する．実際に半月板損傷におけるテーピングの場合，荷重位での過度な屈曲・伸展・回旋運動を制動することと，同運動時における疼痛を抑制する目的で用いる（**図30**）．

■参考文献

1) 石川　齊編：図解 理学療法技術ガイド—理学療法臨床の場で必ず役立つ実践のすべて，第4版．文光堂；2014.
2) 小柳磨毅編：実践 PT ノート，第2版 運動器傷害の理学療法．三輪書店；2011.
3) 小柳磨毅監：アスリートケアマニュアル テーピング．文光堂；2010.

MEMO
半月板損傷の関節可動域訓練の目安
術後2週まで：×
術後2週以降：屈曲 0〜30°
術後3週以降：屈曲 0〜60°
術後4週以降：屈曲 0〜90°
術後5週以降：屈曲 0〜120°

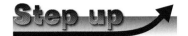

1. スポーツトレーニングの時期

　各種のスポーツ基本動作（ジャンプ，ターン，ステップ動作など）を開始する時期は，術後およそ4か月程度となることが多い．また，スポーツ基本動作開始の等速性筋力値の指標としては，健側比70%を一つの目安としている[1]．

　術後の各種スポーツ動作のなかで観察される問題点として，ストップ時の膝の不安定感，膝関節軽度屈曲位から伸展位で体重を支持する際の膝の不安定感，敏捷性の低下，走行時の膝屈曲不足などがある．これらの問題点に注意しながら大きく以下のように分けてトレーニングを行う．

①ターン系：遅い速度から早い速度へ，両脚から片脚のターン系へと進める．この際，膝が knee in しないよう注意しながら行う．

②横の動き：サイドステップ，クロスオーバーステップを膝の不安定性に注意して行う．

③減速およびストップ系：素早く細かい足踏み動作で徐々に減速することから，ダッシュしてバックする動作まで行う．

2. スポーツトレーニングの実際

　外傷，障害発生動作との関連性に配慮し，運動時の下肢回旋ストレスの回避を目的としたスポーツトレーニングを行うことで運動時の動作（動的アライメント）改善を図る．

1）ランニング

　ゆっくりとしたスピードの直線走から，徐々にランニングを始める．疼痛や不安感を聴取し，ランニングフォームの対称性などを評価しながら，徐々に負荷（速度と距離）を高める．直線走に慣れれば，円周走や8の字走，ジグザグ走などを取り入れ，難易度を上げる．

2）knee bent walk　（図1）

　両膝を屈曲位とし，腰を低くして背筋を伸ばした状態から開始する．この状態を維持したままで足をしっかりと前に出して歩行する．この際，knee in しないように注意する（図2）．

3）ツイスティング　（図3）

　踵を床から浮かし，母趾球に重心をのせた状態で，膝と足尖の方向を一致させて方向転換を行わせる．上半身はまっすぐ前を向くように意識して，下半身だけを左右へ方向転換させる．最初はゆっくりした動作から始め，徐々に速度を上げていく．膝関節に過度な回旋ストレスがかからないよう注意する．

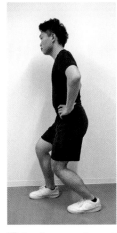

図1　knee bent walk

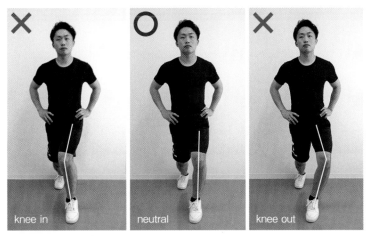

図2　knee in と knee out
スクワットやランジなどのトレーニングを行う際，膝に対して捻転ストレスがかからないよに注意する．そのため，靱帯損傷後は neutral（膝が第II趾の方向）にて行う．

LECTURE
28

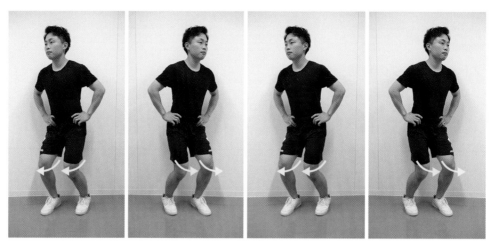

図3　ツイスティング
膝への捻転ストレスが集中しないよう，膝を屈曲した状態で母趾球に重心をのせ，膝と足尖の方向が一致するようにする．

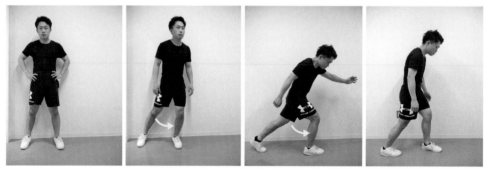

図4　クロスオーバーステップ
膝への捻転ストレスが集中しないよう，前足部で体重を支持して，膝と足尖の方向が一致した状態で方向転換するよう指示する．

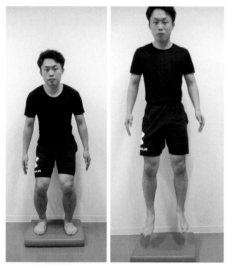

図5　跳躍運動
着地時に膝の捻転ストレスが加わらないよう注意する．

4) クロスオーバーステップ （図4）

軸足に対側の下肢を交差させて方向転換するステップである．前述のツイスティング動作の発展型としてトレーニングを進めていく．

5) 跳躍運動 （図5）

跳躍動作は支持面の広い両脚から開始し，徐々に片脚，側方へと段階的に進めていく．また，着地動作は両下肢に力を入れて膝をゆっくりと深く曲げ，膝に捻転ストレスが加わらないように注意する．こうした跳躍動作の習熟には，床反力を緩衝するミニトランポリンなどの使用が有用である．

足関節捻挫, アキレス腱損傷, ハムストリングの肉離れ (1)
総論

到達目標

- 足関節捻挫, アキレス腱損傷, ハムストリングの肉離れの病態について理解する.
- これらの疾患に起因する機能障害の評価について理解する.
- 足関節捻挫, アキレス腱損傷, ハムストリングの肉離れに対する理学療法に共通する考え方を理解する.

この講義を理解するために

この講義では, スポーツにおける外傷として頻度の高い足関節捻挫, アキレス腱損傷, ハムストリングの肉離れの病態と理学療法について学びます. それぞれの疾患が生じる機序, リスク要因, 一般的な治療方針について紹介します.

足関節捻挫, アキレス腱損傷, ハムストリングの肉離れを学ぶにあたり, 以下の項目をあらかじめ学習しておきましょう.

☐ 足関節の機能解剖を学習しておく.

☐ 股関節と膝関節の機能解剖を学習しておく.

☐ 靱帯, 腱, 筋の修復過程と, それにかかわる要因を学習しておく.

講義を終えて確認すること

☐ 病態に応じてどのようなリスク管理が必要であるかを理解できた.

☐ 保存療法と手術療法の違いを理解できた.

☐ 組織の修復の程度をどのようにして評価するのかを理解できた.

☐ 組織の修復の程度に応じてどのような治療を行うのかを理解できた.

1. 足関節および距骨下関節の靱帯損傷

足関節（ankle joint）
距骨下関節（subtalar joint）

1）足関節部の靱帯

足関節部には距腿関節と距骨下関節がある。それらのいずれにも単関節筋が存在しない。足関節の安定性の大部分は、靱帯と関節包による。そのため、足関節の靱帯を損傷することで、支持性および運動機能が大きく低下する。

靱帯損傷（ligamentous injury）

足関節部の靱帯（図1）は、脛骨と腓骨のあいだに存在する前脛腓靱帯、後脛腓靱帯、外側に存在する前距腓靱帯、踵腓靱帯および後距腓靱帯、内側に存在する三角靱帯である。三角靱帯は、前脛距靱帯、脛舟靱帯、脛踵靱帯、後脛距靱帯からなる。

そのほかの主な靱帯として、距骨下関節には外側距踵靱帯、骨間距踵靱帯があり、ショパール関節には、踵骨と舟状骨、および立方骨を結ぶ二分靱帯がある。底部には、底側踵舟靱帯、長足底靱帯、短足底靱帯があり、縦アーチの保持に関与している。

ショパール（Chopart）関節

2）足関節部における靱帯損傷の発生機序

ここで、靱帯損傷と捻挫の関係について解説する。捻挫の定義は「関節に生理的可動域を超えた外力が強制されて起こる靱帯損傷で解剖学的な乱れがないもの」である。骨のアライメントに変化はないが、靱帯が損傷されているものを捻挫という。

すべての足関節捻挫のうち約95％が外側の靱帯複合体に起こる[1]。内側の構造体に関連するものは5％にすぎない。よって、本講義では外側靱帯損傷に焦点を当てて解説する。機能解剖的な面からみて、外側の靱帯損傷が圧倒的に多い理由として、①足関節を前面からみると腓骨外果が脛骨内果より下方にあること、②距骨滑車の左右径は前方部が後方部よりも長いため、底屈位では距腿関節の噛み合いがゆるくなり、安定性が低下すること、③外返しに比べて内返し筋力のほうが強いこと、④外返し作用をもつ腓骨筋が底屈位で機能しにくいこと、があげられる（表1）。

足関節外側面の靱帯損傷は、足関節の底屈、内反、内転の複合によって引き起こされる。靱帯損傷を生じやすい状況とは、自分の身体を制動しきれなかったり、地面が予想外のかたちをしていたなどの、足関節のコントロールが不可能な場合である（図2）。

📝 MEMO
足関節の底屈，内反，内転の複合による足関節外側靱帯損傷では，足関節内足関節面の関節軟骨損傷を合併している場合がある。このため，内側の症状（腫脹，圧痛など）が持続する場合にはMRIによる検査が行われる。

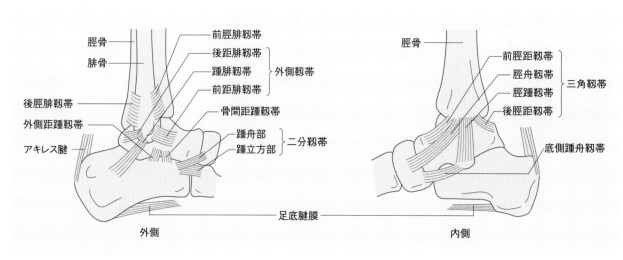

図1 足関節部の靱帯

表1　足関節の外側靱帯損傷が多い機能解剖的理由

1. 腓骨外果が脛骨内果より下方にあるため，骨性の内反制限が起こりにくい．
2. 距骨滑車の左右径は前方部が後方部よりも長いため，底屈位では距腿関節の噛み合いがゆるくなり，安定性が低下する．
3. 外返しに比べて内返し筋力のほうが強い．
4. 外返し作用をもつ腓骨筋が底屈位で機能しにくい．

表2　個々の靱帯における損傷のグレード

グレード	定義
Ⅰ度	靱帯部分断裂
Ⅱ度	靱帯部分断裂と関節包損傷
Ⅲ度	完全断裂と関節包損傷

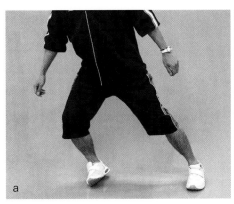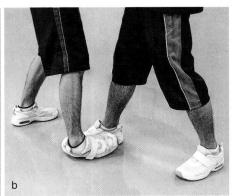

図2　足関節外側面の靱帯損傷を生じやすい状況
a. 急停止したときに身体上部を制動することができず，右足の内反が生じた状態．
b. ジャンプ後に他者の足の上に着地し，右足の内反が生じた状態．

3) 足関節外側靱帯損傷に伴う症状

　足関節外側靱帯を損傷すると，その直後に出血および炎症反応を生じる．これによって，滲出液や内出血による腫脹が足関節部に生じる．加えて，関節の不安定性が生じる．関節不安定性には，機械的不安定性と機能的不安定性の2種類がある．機械的不安定性は靱帯の弛緩によるものであり，機能的不安定性は靱帯の弛緩による影響がないにもかかわらず，主観的に関節が崩れるような感じを生じる．この機能的不安定性には，筋力および固有受容性因子（筋紡錘，腱器官，関節の運動感覚受容器）が関与する．また，炎症に伴って滑液の粘性が低下するため関節面の摩擦が増加し，円滑な関節運動が阻害される．

　全身的な影響としては，活動レベルの低下がある．これは，足関節へのストレスを軽減しようとするために生じる．よって，足関節捻挫を足関節だけの問題としてとらえるのではなく，全身に影響を及ぼす外傷としてとらえる．

4) 足関節外側靱帯損傷のグレード

　足関節外側靱帯損傷のグレードには，①個々の靱帯における損傷の程度に基づくもの（**表2**），②足関節の機能に靱帯損傷が及ぼす影響に基づくもの（Step up〈p.148〉参照），がある．

5) 足関節外側靱帯損傷の治療と予後

(1) RICE 処置

　受傷直後はRICE処置（Lecture 2参照）を1日に2～3回行い，腫脹を防ぐ．これは腫脹が過剰になると靱帯や関節包が伸張され，二次的に不安定性が生じることを予防するためである．

(2) 保存療法と手術療法の選択

　治療には保存療法と手術療法がある．一般的に，Ⅰ度とⅡ度では保存療法を行い，Ⅲ度以降で前距腓靱帯に加えて後距腓靱帯も損傷している場合は，手術療法とすることが多い．しかし，その境界は必ずしも明確ではない．前距腓靱帯の単独損傷患者，および前距腓靱帯と踵腓靱帯の複合損傷患者に1週間のギプス固定を行った後，半硬

MEMO
足関節の外側捻挫が持続する患者の約40%が慢性足関節不安定性（chronic ankle instability）を示すようになると報告されている[2]．

MEMO
RICE 処置
Rest（安静），Icing（寒冷），Compression（圧迫），Elevation（挙上）．

MEMO
前距腓靱帯の損傷後3～6週は修復期であり，それ以降1年以上かけてリモデリングが行われる（リモデリング期）．

LECTURE
29

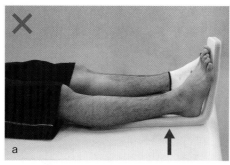 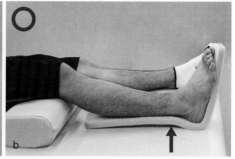

図3 足関節の外側靭帯損傷に対するシーネの当て方
a. 踵が足関節に対して前方に押されることで，損傷靭帯が伸張ストレスを受けやすい．
b. シーネを踵の形状に合わせることで，踵が前方に押されるのを防ぎ，それによる損傷靭帯への伸張ストレスを避けることができる．

性装具を5週間用いて保存的に治療した場合，2～5年経過後において無症状であったのは，単独損傷患者では88%，複合損傷患者では30%のみである[3]．前距腓靭帯の単独損傷では1週間のギプス固定と装具を用いた保存療法で好成績が得られるが，複合損傷の場合は保存療法での予後が比較的悪い．

(3) 保存療法

a. シーネによる固定

Ⅱ度およびⅢ度の損傷の直後は，足関節を底背屈0°かつ内返し外返し0°のニュートラルとして，弾性包帯やテーピングで圧迫するとともに，シーネで固定する．Ⅰ度の損傷では弾性包帯や簡易なバンド固定でよい．シーネを着けるとき，距骨が前方へ押し出されるストレスを加えないように，シーネの形状に注意する（**図3**）．固定の目的は，損傷した靭帯の断端同士を近接した状態に保つことで，初期の治癒過程が阻害されないよう保護することである．この期間における移動は，松葉杖歩行とする．シーネによる固定期間は約1週間で，その後ギプス固定を行う．

受傷直後は腫脹と疼痛が著明である．腫脹が強い場合には，テーピングや弾性包帯などによる圧迫が強すぎると，循環を阻害する場合がある．このため，腫脹の程度によって圧迫の強さを加減する．圧迫が適度であるかどうかは，圧迫部付近やその遠位部における循環の状態および表在覚などを10分ごとにチェックする．

b. ギプスによる固定

ギプスを用いて，足関節をニュートラルに固定する．このギプス固定の期間は免荷し，移動は松葉杖歩行とする．一方，靭帯の修復がコラーゲン線維の配列が整った状態で行われるためには機械的ストレスが必要である[4]．このため，ギプス固定中においても荷重させている例もある[5]．ギプス固定の期間は1週間である．

c. 装具の使用

ギプス固定終了後，機能的装具を装着して荷重状態でのトレーニングを実施する．機能的装具を用いることで，足関節の内返しおよび外返し，そして底屈を制限する．損傷の範囲と程度により，制限する運動方向と範囲は異なる．治療方針によっては，腫脹が残っている状態から装具を着用することもあり，装具の前方をすべて解放できるものがよい．また，足関節の両側の硬性支持パーツが個々の足関節果部の形状に合わせて変形できる材質であること，そして距骨の前方引き出しを制動するためのバンドを装着できるものが望ましい[6]．

d. 運動療法

受傷後早期から運動療法を開始する．主なものは，関節可動域運動，筋力増強トレーニング，神経筋協調トレーニング，スポーツ動作（スポーツ復帰が目標の場合）

シーネ（schiene, splint；副木）

MEMO
受傷直後からギプス固定をすると，腫脹が強まってきたときに，ギプス内で圧迫され，血流が阻害される．

ギプス（cast, plaster）

覚えよう！
ギプスによる強固な固定を行う期間が長くなると，靭帯の萎縮および関節可動域制限が生じる．このため，ギプス固定は約1週と，可能な限り短いほうがよく，それ以降は可動域制限付きの装具を用いる．

LECTURE 29

MEMO
外傷および受傷後早期からの運動療法によって，組織の強度，形状の改善が促される．

である（Lecture 30〈p.152〉参照）．グレードⅢ度損傷の患者が保存療法によって競技復帰するまでには 12 週を要する．

e．テーピング

スポーツに復帰する場合，治療期間中にやむをえず患者にとって大切な試合に出場することもありうる．そのような場合，テーピングによって関節の運動方向に制限を加え，かつ関節を安定させる．腫脹が残っている場合には，テーピングによる圧迫が過剰にならないように注意する．

（4）手術療法

手術療法の一つとして靱帯縫合術がある．遺残靱帯の強度が良好である場合，局所麻酔および腰椎麻酔下で手術が行われる．術後 2 週で抜糸し，3 週間のシーネ固定を行う．その後，保存療法と同様の理学療法を行う．遺残靱帯の強度が不十分であれば，自家腱（膝蓋腱，長掌筋腱，ハムストリング腱など）や同種腱，人工腱を用いて再建術が行われる．ハムストリング腱による再建術は，足関節および距骨下関節の安定性と可動域の両方について良好な成績が得られる．この方法では術直後 7～10 日間のシーネ固定を行い，エアキャスト®（**図4**）に変更して全荷重歩行が実施される．

2．アキレス腱損傷

1）アキレス腱損傷の疫学と病因・病態

アキレス腱損傷の主な原因は間接的な外力による伸張である．下腿三頭筋の収縮および膝・足関節の運動に伴って，過剰な張力がアキレス腱に加わることで生じる．一つの例として，膝が伸展している状態における足関節の急激な背屈がある．一方，直接的な外力によってアキレス腱が損傷されることもあるが，まれである[6]．患者の 60～80％はスポーツ活動において受傷しており[7]，男性での発生が多い．そのスポーツ活動は 30～40 歳代による娯楽的なスポーツが主であり，競技スポーツでの受傷は少ない[8]．アキレス腱損傷の背景に腱組織の脆弱化があげられる．これは，アキレス腱へ微小な外力が反復して加わることで，腱組織が変性して生じると考えられている．

アキレス腱が断裂した直後，明瞭な陥凹がアキレス腱部に認められる．この陥凹は，時間の経過に伴って周囲が腫脹するためわかりにくくなる．また，腱の陰影も不明瞭となり，つま先立ちは不可能となる．しかし，非荷重での足関節の自動底屈は，足底筋や長・短腓骨筋，後脛骨筋，長趾屈筋などの作用によって可能である．患者の下腿三頭筋の筋腹を握ると，健側では底屈が認められるが，患側では認められない（**図5**）．これをシモンズテスト陽性とする．このテストはアキレス腱断裂の診断において用いられる．また，治療の過程における負荷の管理にも有用である．理学療法の実施前後または途中においてテストを実施することで，過剰な負荷によって再断裂や腱の過延長が生じていないかを確認することができる．画像診断には単純 X 線，超音波，MRI が用いられる．

足関節周囲のアライメント異常がアキレス腱への過剰なストレスを生じる．足関節のアライメントの代表的な指標として，下腿-踵アライメントがあり，これは下腿の中央線と足部の中心線のなす角度であり（**図6**），正常値は約 180° である．この角度の変化は，距骨下関節が通常よりも回内および回外していることを示す．距骨下関節が回内している状態（回内足すなわち足関節外反）では，アキレス腱の内側に対するストレスが増す．この状態で背屈すると，ストレスはさらに増加する．

2）アキレス腱損傷の治療

アキレス腱断裂の治療には保存療法と手術療法がある．

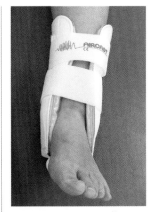

図4　エアキャスト®

📓 MEMO
陳旧性の腱損傷
陳旧性（受傷からの期間が長い）の腱損傷は，その周囲の組織の支持性低下，筋収縮による制御様式の変容が起こっているため，再建術を行っても良好な機能回復は難しい．

📓 MEMO
● 自家腱
同一患者のほかの部位から採取した腱組織のことで，損傷部位の再建に用いる．
● 同種腱
他人から採取された腱組織のことで，患者の損傷部位の再建に用いる．日本ではあまり用いられていない．
● 人工腱
人工腱の耐久性は低いが，即時的な安定性回復をすることができる．このため，スポーツ選手が大切な試合に出場するためだけに，人工腱での再建術を希望するケースがある．

アキレス腱損傷
（Achilles tend on injury）

シモンズ（Simmonds）テスト

MRI（magnetic resonance imaging；磁気共鳴画像）

下腿-踵アライメント（leg-heel alignment：LHA）

👁 覚えよう！
距骨下関節の回内・回外は，前腕と同様に考えると理解しやすい．手掌を足底に見立て，床に向けた状態から，前腕を回内・回外するのに伴う手掌の向きの変化と同様に考える．

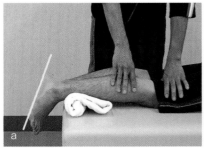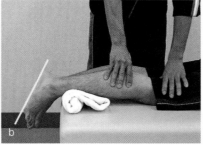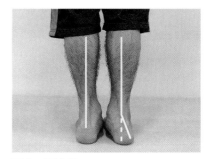

図5 シモンズテスト（陰性）
a. テスト前の状態. b. ふくらはぎをつかむことで足関節が底屈している状態（陰性）. 患者を腹臥位として，患側のふくらはぎをつかむと，正常では足関節の底屈が起こるが，アキレス腱が断裂している場合には起こらない.

図6 回内足
足部の中心線が下腿の中央線に対して外側に向かっている.

(1) 保存療法

　保存療法では，足関節を底屈位としてアキレス腱の断端同士を近接させた状態を保ち，修復を促す. 保存療法を大別すると，足関節を底屈位としてギプス固定を行う方法と，背屈制限下にて足関節運動が可能な機能的装具を用いて早期から運動療法を行う保存的装具療法がある. ギプス固定は，下腿から足部にわたって行われる. 膝関節の固定は，多くの場合において不要である. ただし，反張膝が顕著な場合には，腓腹筋の伸張に伴いアキレス腱への伸張ストレスが増すおそれがあるため，膝関節の固定が必要となる. ギプスによる平均固定期間は9週間である[9].

(2) 手術療法

　腰椎麻酔または局所麻酔下での端々縫合術が一般的であり，強固な縫合が可能である. 皮膚を切開せずに行える経皮縫合術も有効であるが，腓腹神経損傷を合併する場合がある（3%）. 手術療法には荷重が早期から行えるという長所がある. また，修復された腱の強度，筋力，筋持久力の回復の程度が保存療法に比べて有意に高い. 再断裂率は，手術療法では1.7～5.4%と低く，保存療法では12.7～20.8%と高い. 術後のギプス固定期間は，AKキャスト（大腿から足関節までのギプス）にて1～2週間，その後BKキャスト（下腿から足関節までのギプス）にて2週間が原則とされている[10]. 術側への荷重については，術後4週程度のギプス固定後から行われる場合と，術後1週間のギプス固定後から補高装具を用いて全荷重歩行とする場合がある. 補高装具とは，足関節を底屈位に保持することでアキレス腱への伸展ストレスを軽減するための装具である（**図7**）. アキレス腱の修復の程度に応じて踵の高さを1cm刻みで段階的に減少させることで背屈可動域を増していく.

　早期の競技復帰を必要とする場合は，強固な縫合とともに早期の全荷重が重要で，観血的縫合術後6日からヒール付きのギプスにて全荷重歩行を行わせる[11]. 術後12日から機能的装具に変更して関節可動域運動を開始する. また，縫合術後にギプス固定を行わずに，手術翌日から短下肢装具を装着して関節可動域運動を実施した例が多数報告されているが[12-14]，その経過における再断裂例は少ない.

(3) 保存療法と手術療法の選択

　アキレス腱断裂に対して保存療法と手術療法のいずれを用いるかについては，種々の見解があり，どちらが優れているのかは明らかでない. 理学療法では，背屈制限下にて早期に運動療法を開始することが予後を良好にする.

　一般的に，保存療法では手術療法に比べて身体活動レベルの増加を遅らせる. ジョギングの開始時期は，手術療法では術後12～16週から許可されるのに対して，保存療法では6か月頃から許可される例もある.

MEMO
ギプス固定時の足関節の底屈の程度には諸説あり，自然下垂位，最大底屈位，尖足位，底屈約55°などがある.

MEMO
保存療法にてギプス固定を8週間行った場合のアキレス腱再断裂率は2～8%である.

MEMO
端々縫合術
断端同士をつなぎ合わせる手術である. 再断裂が少なく，回復も良好である.

MEMO
経皮縫合術
皮膚の切開を行わずに断裂したアキレス腱を縫合する術式. 手術時間は10～15分である. 侵襲はごく軽度であるが，アキレス腱の近くを走行する神経や血管を損傷する可能性がある.

MEMO
補高装具使用での全荷重歩行において疼痛があれば，松葉杖を併用する.

LECTURE
29

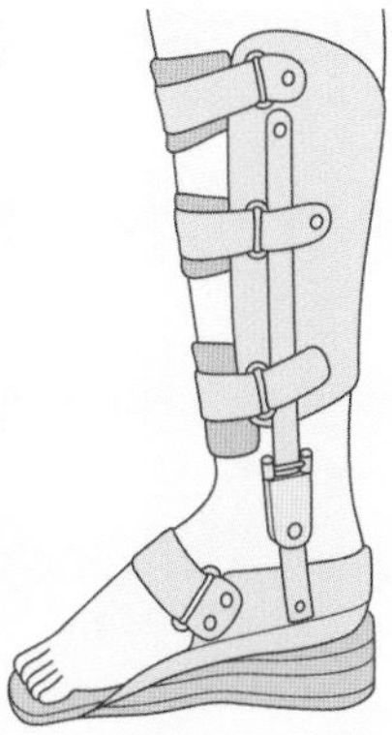

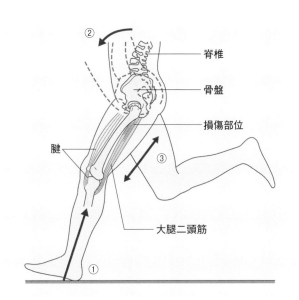

図７ 補高装具

図８ ハムストリングの肉離れの受傷機転
ストップ動作時の上体前転と骨盤前傾．足部での制動（①）により骨盤と上体が前転（②）し，それを中和するためにハムストリングに収縮が起こる（③）．走行からのストップ動作時に体幹が前傾するのを防ぐためにハムストリングに強い収縮が必要となる．
（奥脇 透ほか：指導者のためのスポーツジャーナル 2009；夏号：31-4[15]）

気をつけよう！
腱には直接血流がなく，パラテノン（アキレス腱を包んでいる疎性結合組織）から滲出する滑液が腱の栄養にかかわる．炎症が起こってパラテノンが腫脹すると，腱に行くべき栄養分がパラテノン内部に滲出してしまい，腱には栄養が供給されなくなる．この状態で激しい運動を続けると，アキレス腱断裂に至る可能性がある．このような理由で，アキレス腱の周りが腫脹している場合は，原則としてスポーツを行ってはならない．

3. ハムストリングの肉離れ

1）病態

肉離れとは，筋腱複合体の過伸張によって生じる筋の断裂である．そのような過伸張は，主に筋の遠心性収縮によって生じる．この遠心性収縮は，自らの動作時に生じるものが多い．本来，筋への負荷が過剰とならないようコントロールされているが，そのようなコントロールが不能となるような要因が肉離れの発症に関与していると考えられる．肉離れを生じやすいのは下肢の筋であり，なかでもハムストリングが圧倒的に多数を占める．

肉離れ（muscle strain）

ハムストリングの肉離れの機序として最も多いのは，陸上競技における走行時の遊脚後期，球技における急激なストップ動作（**図８**）[15]や進行方向を変えるためのステップ時の筋の過伸張である．股関節屈曲および膝関節伸展によってハムストリングが伸張された状態において筋収縮せざるをえない動作時に受傷する．

MEMO
ハムストリング（hamstring）
大腿二頭筋，半膜様筋，半腱様筋の総称．股・膝関節をまたぐ二関節筋であり，主として股伸展と膝屈曲に作用する．

症状として，急激な筋の疼痛と筋力低下が特徴的である．受傷部に限局した部位に圧痛を示し，その周囲と比較して筋緊張が低下しているように感じられる．重症例では，受傷した筋全体に顕著な腫脹や皮下血腫が認められる．

筋組織の損傷は，軽症（Ⅰ度：25％以下の断裂），中等症（Ⅱ度：25～75％の断裂），重症（Ⅲ度：完全断裂）に分けられる．MRI による観察から，肉離れは筋線維の横断損傷ではなく，筋腹よりも筋腱移行部に生じることが多いことが示されている．現在では，肉離れは**図９**[15]の３つの型に分類されている．

表３にハムストリングの肉離れのリスクファクターを示す．また，合併症として，腱付着部の裂離骨折および骨化性筋炎がある．

MEMO
皮下血腫
皮下における出血によって，皮下に血液が貯留した状態．皮膚の表面が赤くみえる．炎症時の発赤とは異なり，手指などで圧迫を加えても白色にならない．

MEMO
骨化性筋炎
筋肉のなかに形成された血腫に異所性骨化を生じたもの．

2）ハムストリングの肉離れの治療

（1）保存療法

受傷時には RICE 処置を行う．冷却は１日に２～３回，間欠的に行う．１回あたりの時間は冷却媒体によって異なり，アイスカップ（**図10**）では３～５分，コールドパッ

LECTURE 29

遅発性筋損傷
筋肉痛を主症状とする筋の微細構造が破壊された状態．これは高強度の運動や伸張性収縮を伴う運動の一定時間経過後，筋に食細胞が浸潤することで起こる．損傷のピークは通常，運動の翌日または2日後に認められる．

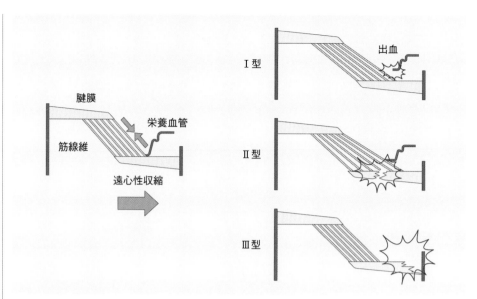

図9　肉離れの分類
Ⅰ型：筋肉内または筋間，筋膜の出血がある筋腱移行部に損傷が認められない．
Ⅱ型：筋腱移行部を含む部位に損傷が認められる．
Ⅲ型：腱または腱付着部が断裂する．
（奥脇　透ほか：指導者のためのスポーツジャーナル 2009；夏号：31-4[15])

表3　ハムストリングの肉離れのリスクファクター

1. 柔軟性の低下（ハムストリング自体の柔軟性，大腿四頭筋の柔軟性）
2. 疲労
3. 筋力の不足や不均衡（左右差，拮抗筋同士の筋力比が高すぎる）
4. 不適切なウォーミングアップ
5. 肉離れの既往
6. 身体のアライメント（骨盤の過度な前傾→ハムストリングが伸張された状態となる）
7. 動作のフォーム

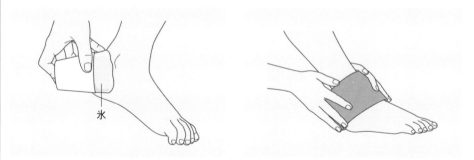

図10　アイスカップによる冷却　　　**図11　コールドパックによる冷却**

■ ここがポイント！
筋，腱，靱帯損傷後の筋力増強トレーニングは，一般的に，等張性収縮，等尺性収縮，遠心性収縮へと進める．遠心性収縮は肉離れの原因となりうるので，筋力増強トレーニングにおいては，最後の段階で用いる．

ク（**図11**）では15〜20分とする．受傷後3〜4日目において伸張負荷をかけたときに疼痛がなく伸張されている感覚があり，かつ自動収縮で疼痛がなく筋全体に均一で良好な緊張が生じる場合には，早期に運動療法を開始する．受傷後1〜2週間は腫脹の抑制，筋緊張の緩和，筋萎縮の抑制を目的とした物理療法，受傷筋の周囲筋のストレッチ，介助運動などを行う．自転車エルゴメータを使用する場合，患部へストレスを加えないようにサドルの高さを調節する．受傷後3〜4週になると，受傷筋のストレッチ，スクワットやランジ，チューブや徒手による抵抗運動による筋力増強トレーニングを段階的に実施する．この段階では等張性および等尺性の筋収縮によるトレーニングとする．受傷5週以降には，競技復帰を目指すためには，ステップ，ランニング，ジャンプなど，遠心性収縮を取り入れたトレーニングを実施する．競技復帰は，

表4　肉離れの再発予防に関する要因

1. ハムストリングの柔軟性の向上
2. ハムストリングの筋力の向上
3. ハムストリングと大腿四頭筋間における筋力のアンバランスの解消
4. ハムストリングに過剰な伸張負荷を生じない動作の修得
5. ストレッチを中心とした入念なウォーミングアップ

患側の筋力が健側の少なくとも80％以上に達し，全力での走行が不安と疼痛がなく行えるのを目安とする．柔軟性は健側とほぼ同等であるのが望ましい．さらに，競技特有のステップ動作，カット動作，急激なダッシュおよび停止を，不安と疼痛がなく行えることが不可欠である．

（2）手術療法

Ⅲ型の腱または腱付着部損傷では断端が移動するため，保存療法によって連続性を回復することが望めない．そこで，手術によって腱を骨へ縫着する．術後は安静期間を2～3週間とし，その後関節可動域の正常化に3～6週間かける．筋力増強トレーニングは初期には等尺性収縮を行い，等張性，抵抗運動へと段階的に進める．

3）ハムストリングの肉離れの再発予防

肉離れの再発予防には，**表4**に示す項目を実施することが重要である．

■引用文献

1) 川島敏生ほか：捻挫治療に対する理学療法の取り組み方．理学療法 2006；23：991-5.
2) Miklovic TM, et al.：Acute lateral ankle sprain to chronic ankle instability：a pathway of dysfunction. Phys Sportsmed 2018；46（1）：116-22.
3) Sugimoto K, et al.：Subtalar arthrography in acute injuries of the calcaneofibular ligament. J Bone Joint Surg Br 1998；80：785-90.
4) Neidlinger-Wilke C, et al.：Fibroblast orientation to stretch begins within three hours. J Orthop Res 2002；20：953-6.
5) 杉本和也：医師の立場から．足関節捻挫（外側靱帯損傷）の装具療法—新鮮例．臨床スポーツ医学 2006；23：443-8.
6) 四戸隆基ほか：スポーツによるアキレス腱皮下断裂に対する経皮的縫合術の検討．東海スポーツ傷害研究会会誌 2003；21：42-4.
7) 日本整形外科学会診療ガイドライン委員会アキレス腱断裂ガイドライン策定委員会編：疫学．アキレス腱断裂診断診療ガイドライン．南江堂；2007．p.4-16.
8) 井上　淳ほか：アキレス腱断裂に対する術後早期運動療法．中国・四国整形外科学会雑誌 2006；18：71-6.
9) Wong J, et al.：Quantitative review of operative and nonoperative management of Achilles tendon ruptures. Am J Sports Med 2002；30：565-75.
10) 黒澤　尚ほか編：スポーツ外傷学 IV 下肢．2001：医歯薬出版．
11) 内山英司：アキレス腱断裂に対する新しい手術方法について．臨床スポーツ医学 2007；24：1073-7.
12) 銅治英雄ほか：新鮮アキレス腱損傷術後の後療法．Orthopaedics 2009；22：52-8.
13) 高尾昌人：アキレス腱断裂—早期スポーツ復帰を目指すための治療方法と後療法．Orthopaedics 2007；20：97-102.
14) 高田直也ほか：アキレス腱断裂に対する double looped suture 法の経験．整形外科 1993；44：890-2.
15) 奥脇　透ほか：肉離れに対する最新の指針（上）．指導者のためのスポーツジャーナル 2009；夏号：31-4.

■参考文献

1) 井樋栄二ほか編：標準整形外科学．第14版．医学書院；2020.

MEMO

ハムストリングの遠心性筋力増強訓練
再発予防のために行われるトレーニングとして，ノルディック・ハムストリングがある．膝立ち位で足を固定し，股関節伸展位を保ちながら膝を支点に膝関節を伸展させながら徐々に前に倒し，次に元の状態に戻す．この動作を繰り返すことで遠心性筋力を効果的に増強する．

LECTURE 29

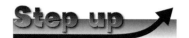

1. 足関節の機能に靱帯損傷が及ぼす影響

　足関節の機能に靱帯損傷が及ぼす影響を考慮すると，3つの靱帯（前距腓靱帯，踵腓靱帯，後距腓靱帯）のどれが損傷しているかによる分類が重要である（表1）[1]．

　加藤ら[2]は，より実践的な分類として，「軽症：前距腓靱帯のみに圧痛あり，中等症：前距腓靱帯と踵腓靱帯に圧痛あり，重症（脱臼に近い）：前距腓靱帯，踵腓靱帯，後距腓靱帯の3つに圧痛あり」という方法を提案している．

表1　足関節の機能に靱帯損傷が及ぼす影響に基づくグレード

グレード	定義
グレードI	前距腓靱帯または踵腓靱帯の部分損傷（不安定性なし）
グレードII	前距腓靱帯の断裂（前方不安定性あり）はあるが踵腓靱帯は損傷していない（内反不安定性なし）
グレードIII	前距腓靱帯と踵腓靱帯の断裂（前方および内返し不安定性あり）

2. 足部のアライメント異常が身体上部に及ぼす影響

　足部のアライメントに異常が起こると，それよりも上部のアライメントにも異常が生じる．このように，身体のある部位におけるアライメントや筋緊張の変化が他の部位のそれに変化をもたらすことを，運動学的連鎖（キネマティク・チェーン；kinematic chain）という．

　例えば，足部が回内すると，それによって膝，股関節，骨盤のアライメントが変化し，最終的には，脊柱の側方への彎曲が生じる（図1）．よって，足部における機能障害が持続している場合，足関節よりも上部のアライメントを評価し，異常が認められれば，その修正を行わなければならない．その理由は，足関節よりも上部のアライメントが不良な状態での動作を繰り返すことが，足部の機能障害および再損傷の要因となりうるからである．

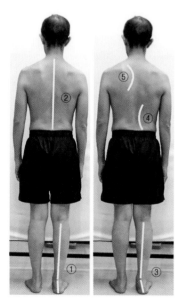

図1　足部回内と全身的アライメント変化
下腿中央の線と踵の線がなす角度は，正常では，およそ180°である（①）．このとき，脊柱のアライメントには異常が認められない（②）．
足部が回内すると（③），腰椎（④），胸椎（⑤）の順に側方への彎曲が生じる．

■引用文献

1) Beynnon BD, et al.：A prospective, randomized clinical investigation of the treatment of first-time ankle sprains. Am J Sports Med 2006；34：1401-12.
2) 加藤晴康，仁木久照：足関節靱帯損傷・三角骨障害. 整形外科 2007；58：963-71.

LECTURE
29

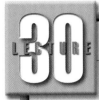

足関節捻挫, アキレス腱損傷, ハムストリングの肉離れ(2)
実習：評価と治療

到達目標

- 足関節捻挫, アキレス腱損傷, ハムストリングの肉離れにおける評価の目的を理解する.
- これらの疾患による障害に対する一般的な評価項目と治療プログラムを列挙できる.
- 回復段階別に治療プログラムを配列できる.

この講義を理解するために

　この講義では, 足関節捻挫, アキレス腱損傷, ハムストリングの肉離れについての理学療法評価と治療を学びます. 評価によって患者の機能レベルを適切に把握するとともに, 回復段階に応じた治療プログラムを立案することが大切です. 特に, スポーツ復帰を目指す患者が多いため, 各種スポーツにおける特徴的な動作についての知識も必要です.

　足関節捻挫, アキレス腱損傷, ハムストリングの肉離れの理学療法評価・治療を学ぶにあたり, 以下の項目をあらかじめ学習しておきましょう.

- □ 足関節捻挫, アキレス腱損傷, ハムストリングの肉離れの病態を学習しておく.
- □ 足関節周囲の解剖学を学習しておく（骨と筋）.
- □ 足関節周囲の骨や筋を触診できるようにしておく.
- □ 各種スポーツに特徴的な動作について調べておく（下肢を中心に）.

講義を終えて確認すること

- □ 各評価手技が何を目的としたものかを理解できた.
- □ どのようなリスクを考慮して運動療法を選択するかについて理解できた.
- □ 運動療法実施上の注意点を理解できた.

ここがポイント！
足関節の不安定性の評価は，構造面と機能面の両面から行う．

1．足関節の靱帯損傷―足関節捻挫

1）理学療法評価

（1）問診

正確な聞き取りを行い，病態の理解および予後予測に役立てる．スポーツを行っていたときなのか，移動中なのかなどの受傷時の状況を聞き取る．ストレスの方向によって損傷する靱帯をほぼ推定できるため，受傷肢位を確認する．疼痛の部位を特定することで，障害されている組織や病態を予測する．運動時，荷重時，安静時，圧迫時のように，どのようなときに疼痛が生じるのかという情報をもとに，損傷部位の状態を推察する（表1）．

FAAM（The Foot and Ankle Ability Measure）

足関節および足の機能評価において有用な質問紙法としてFAAMがある．これは，日常生活およびスポーツでの動作や運動能力についての主観的な難易度を回答し，得点化する．

（2）視診

損傷部位を中心として，その周辺の状態を観察する．

a．炎症の部位や程度

腫脹が認められると，その周辺の組織が損傷していることが示唆される．ただし，滲出液は重力の影響を受けるため，最も腫脹している部位が損傷部位と一致しているとは限らない．炎症の程度の視診では，外果および足趾の伸筋腱の陰影が，どの程度明瞭に観察できるかを目安として利用できる．

b．色調

炎症による発赤と皮下出血を区別して観察する．皮下出血の程度が大きいほど，より重症であることが疑われる．

（3）触診

a．腫脹の程度

炎症によって腫脹している部位では，圧迫からの復元にかかる時間が数秒以内と短い．腫脹部位を，母指の指腹で10秒間，5mmの深さで押し続ける．それを解除してから皮膚がもとの状態に戻るまでに要する時間が短いほど，腫脹の程度が大きい[1]．

b．陥凹

Ⅲ度の損傷では，触診によって靱帯が走行している部位が陥凹していることを確認できることがある．ただし，受傷直後に腫脹が起こるため，触診で明確に認められることは少ない．

（4）関節可動域検査（ROM-t）

自動および他動運動での関節可動域測定時に，以下のことを調べる．そして，何がその時点における制限因子であるのかを推測する．どの項目についても健側との比較を必ず行う．

①異常な制限：腫脹や疼痛，筋の異常緊張などによって，可動域が制限される．

②異常な拡大：靱帯損傷が中等度以上になると，正常ではありえない範囲や向きへの可動性が認められる．

③エンドフィール：骨性，軟部組織性，虚性（疼痛）のいずれであるかを確認する．

試してみよう
スポーツ映像をみて，選手のどの部位にどのようなストレスが生じているかを想像してみよう．また，スポーツ別にどのようなストレスが多いかも考えてみよう．

MEMO
足関節の腫脹の程度を数量化するためには，8の字法（figure-of-eight method）による足関節周径の測定が有用である（下図）．

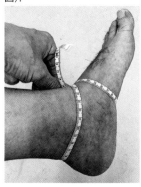

関節可動域検査（range of motion test：ROM-t）

ここがポイント！
各種テストは必ず健側との比較を行うよう習慣づける．健側におけるテスト結果は患側の受傷前状態の目安となる．ただし，左右の使い方が著しく異なる競技選手の場合のように，健側が必ずしも受傷前の手がかりにならないこともあるため，問診で得た情報と統合して考察することが重要である．

エンドフィール（endfeel）については Lecture 2 参照．

表1　疼痛の発生状況と推測される原因

運動時： 損傷部位に対する伸張や圧迫ストレス，関節などの内圧上昇による軟部組織の過伸張
荷重時： 損傷部位に対する機械的刺激（筋損傷の場合には収縮に伴う伸張ストレスもありうる），関節などの内圧上昇による軟部組織の過伸張
圧迫時： 損傷部位に対する機械的刺激
安静時： 高度の腫脹による軟部組織の過伸張や圧迫および血流阻害

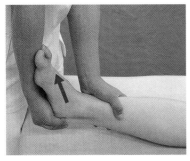

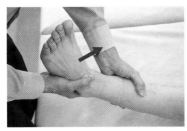

図2　距骨傾斜テスト

図1　足関節前方引き出しテスト

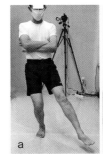

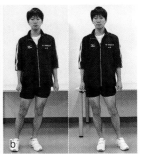

図3　立位における重心移動
a. SEBT
b. 左右への重心移動. 患者は足を両肩幅程度に開き，足底を床に着けたままで左右へゆっくりと重心移動を行う.

④疼痛：部位，程度，性質を確認する.

（5）徒手筋力検査（MMT）

足関節部における筋力低下の有無を調べる. ただし，損傷の増悪を招かないように注意する. 底屈筋力のテストは，底・背屈0°での等尺性収縮にて行い，内返しにおいても回内・回外0°での等尺性収縮にて行う. 足関節周囲の筋力低下は，腫脹と疼痛の影響によって生じる.

（6）固有感覚検査

患者は閉眼とし，他動的な足関節運動による関節角度を自動運動にて再現する. 再現された関節角度と他動運動による関節角度の差を確認する.

（7）安定性テスト

ストレスを与えることで損傷靱帯を明らかにするために行う.

a. 足関節前方引き出しテスト（図1）

患者は座位または仰臥位で，足関節軽度底屈位とする. 検者は一方の手で脛骨遠位を固定する. もう一方の手で踵骨をつかみ，足部を前方へ引き出す. 前距腓靱帯が断裂している場合，足部は前方への過剰な動きを示す.

b. 距骨傾斜テスト（内反ストレステスト，図2）

一方の手で脛骨遠位部を固定し，もう一方の手で距骨を側方へ傾斜させる. 距骨傾斜角度が6°以上では，前距腓靱帯および踵腓靱帯の損傷が疑われる.

c. X線透視下でのテストの正常値

上記2つのテストをX線透視下にて行う場合には，前方引き出し距離の規準値は約5mm以内，距骨傾斜角の正常値は6°未満である.

（8）姿勢・動作の観察および分析

a. 立位における重心移動（図3）

SEBTが，全方位への重心移動における足関節機能を評価するうえで有用である（図3a）. このテストは，床に8方向の線を45°ずつ開けて引き，患者は線の交点で片脚立ちにて反対側の足を線上のなるべく遠くまで動かす. このとき，バランスを崩さないようにする. 交点から足尖までの距離を測る. 両足を接地して行う重心移動テストでは，患者の両足を肩幅程度に開かせ，両足底を完全に接地した状態を保ったまま，左右交互にゆっくりと重心移動を行う（図3b）. この動作を円滑に行うためには，足関節部では距骨下関節の回内・回外が正常にできなくてはならない. 回外の制動には足関節部外側の靱帯を含む軟部組織の機能が重要である. 非荷重側の足底が床から離れる場合や重心移動が十分に行えない場合には，前述の軟部組織の機能異常を疑う.

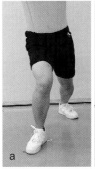
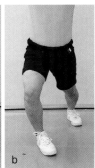

図4　ニーイン・トゥアウト（a）と
ニーアウト・トゥイン（b）

表2　足関節捻挫における理学療法の主な目的

1. 腫脹および疼痛をすみやかに軽減させること
2. 関節可動域および足関節周囲筋筋力のすみやかな回復
3. 二次的に発生する機能障害や後遺障害の軽減または予防
4. 捻挫の再発防止

徒手筋力検査（manual muscle test：MMT）

MEMO
固有感覚
身体部位の位置関係や関節の動きについての潜在的な感覚. 位置覚と運動覚に分類される.

気をつけよう！
新鮮例では，ストレステストが損傷した靱帯への過剰なストレスとなることがある. 実施にあたっては，受傷からの時期や修復段階を考慮しなくてはならない.

SEBT（star excursion balance test）

LECTURE
30

表3 足関節外側靱帯・Ⅲ度損傷に対する治療プログラム

病期	関節可動域運動	筋力増強トレーニング	荷重，その他
受傷日			RICE 処置
急性期	ギプス固定		免荷
固定期 （術後〜2週）		患部外トレーニング 足趾の自動運動 抵抗運動	ギプスヒールで荷重開始 可及的に全荷重へ 固定自転車
装具期 （2〜10週）	ギプスカット 装具装着 足関節自動運動 足関節他動運動 ストレッチングボード	腓骨筋 下腿三頭筋 前脛骨筋 後脛骨筋 足趾の筋（タオルギャザー）	部分荷重から全荷重へ バランスボード

フットワーク，各種スポーツ基本動作

	走行系	ターンや横の動き	ストップジャンプ動作
スポーツ動作開始 時期（8週〜）	ジョギング	サイドステップ	
装具除去 （10週〜） 運動時テーピング	ランニング ダッシュ	クロスオーバーステップ ランアンドターン	低い台からの着地 ジャンプ：両脚→片脚 ホップ：両脚→片脚
（12週）	競技復帰		

（川島敏生：理学療法 2008：25：300-4[2]）

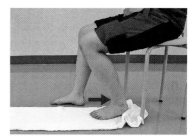

図5　ヒールスライド

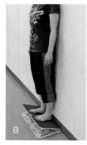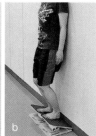

図6　ストレッチボードを用いた足関節の背屈
a. 膝伸展位，b. 膝屈曲位．

b. ニーイン・トゥアウトとニーアウト・トゥイン（図4）

一側の足を踏み出したとき，膝が内側，足尖が外側を向くことをニーイン・トゥアウト（図4a）という．一方，膝が外側，足尖が内側を向くことをニーアウト・トゥイン（図4b）という．動作や姿勢にこれらの傾向が認められると，膝および足関節の靱帯損傷を生じやすい．膝と足尖の向きが一致しているのが望ましい．

2）治療

足関節捻挫における理学療法の主な目的を**表2**に示す．以下，Ⅲ度損傷に対する川島のプログラム（**表3**）[2]をもとに，若干の変更を加えて治療の実際を解説する．

（1）固定とRICE処置

受傷直後は患部に対して固定とRICE処置を行い，炎症を必要最小限に抑える．これらの処置の実施中は，患部およびその周辺の循環障害や感覚の異常の有無を10分ごとにチェックし，問題があれば直ちに主治医に報告する．

a. 固定

テーピング，ギプス，装具などを用いて足関節部を固定する．固定時の適切な肢位は，中間位（底背屈0°かつ内反外反0°）または軽度背屈かつ外反位である．

b. 電気刺激

疼痛を軽減する目的で，経皮的電気刺激を行う．

受傷部位を挟むように電極を配置し，パルス幅：200μ秒，周波数：200パルス/秒，治療時間：30分以上（適宜延長する），頻度：1〜2回/日とする．刺激強度は快適な刺激感が得られるよう調節する[3]．

（2）関節可動域運動

a. ヒールスライド

床にタオルなどを敷き，その上に足を置く．その足を後方へ滑らせることで足関節の背屈を行う（**図5**）．

b. ストレッチボードを用いた足関節背屈ストレッチ

ストレッチボード上で立位を保持し，下腿三頭筋のストレッチを行う．腓腹筋とヒラメ筋の起始の違いを考慮して，膝伸展位と屈曲位の両方で行う（**図6**）．

💡 ここがポイント！

理学療法では，膝と足尖の向きが一致するように練習を行う．

ニーイン・トゥアウト（knee in toe out）

ニーアウト・トゥイン（knee out toe in）

📖 MEMO

RICE 処置

rest（安静），icing（寒冷），compression（圧迫），elevation（挙上）のこと．Lecture 2 参照．
安静：患部の運動を避けることで，炎症による腫脹が増悪するのを避ける．ただし，非損傷部位のトレーニングは積極的に行う．
寒冷：氷嚢を用いて，患部を1〜2時間おきに15〜20分間冷却する．
圧迫：軽症のときは，弾性包帯によって患部とその周辺を圧迫する（Lecture 2のStep up参照）．
挙上：患部を心臓よりも高い位置に保持することで，患部の血管からの滲出液を重力によって中枢側へ戻す．

経皮的電気刺激（transcutaneous electrical nerve stimulation：TENS）

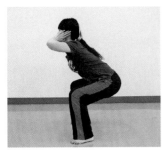

図7　両脚でのスクワット

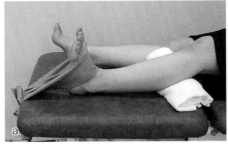

図8　ゴムチューブに抗しての背屈
ゴムチューブを足根部に装着する場合（a）よりも足趾側に装着したほう（b）が負荷は大きくなる．

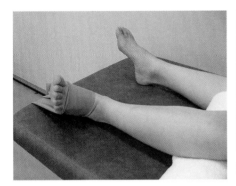

図9　ゴムチューブに抗しての外返し

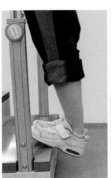

図10　足関節背屈位から底背屈0°までの　　カーフレイズ

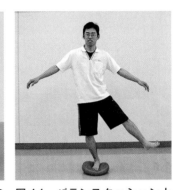

図11　バランスクッション上　　　での片脚立位保持
安定して行えるようになったら，非支持側の股関節の運動（外転，屈曲，伸展など）を行いつつバランスを保持するようトレーニングする．

（3）筋力増強トレーニング

　筋力強化は，次の3段階，非荷重期，部分荷重期，全荷重期に分けて行う．

　非荷重期には，患部へのストレスがない状態で，患部外トレーニングを積極的に実施する．リスク管理で重要なのは，患側の底屈と外反を許容範囲内に抑えながらトレーニングを行う．

a．タオルギャザー，ビー玉つまみ

　床の上にタオルやビー玉を置き，それらを足趾でたぐりよせ，つかむ．

b．両脚でのスクワット

　スクワットを行うときは，①膝が足趾よりも前方に出ないようにすること，②膝の向きが足趾の第2趾と一致すること，③脊柱を屈曲させないことに留意する（**図7**）．

c．ゴムチューブに抗しての背屈および外返し

　ゴムチューブを用いて背屈（**図8**）および外返し（**図9**）に作用する筋群を強化する．このとき，前足部のみの運動とならないよう，距腿関節と距骨下関節を確実に運動させる．ゴムチューブの装着位置や強さを変えることで負荷の大きさを調節する．

d．足関節背屈位から底背屈0°までのカーフレイズ，足部外反から内外反0°までの運動

　背屈位から0°までの範囲でカーフレイズ（**図10**）を行うことで，足関節外側靱帯への伸張ストレスを軽度に抑えつつ，下腿三頭筋を強化する．同様に，足部外反位から内外反0°までの運動を行うことで，足関節外側靱帯へのストレスを避けつつ，外反可動域を維持し，内反に作用する筋群の筋力低下を防ぐ．

e．近位関節周囲筋の強化（固有受容器のトレーニングを含む）

　片脚立位を平面上での保持から開始し，バランスボードやバランスクッション上での保持へと発展させる（**図11**）．それぞれの場合において，非支持側の股関節を屈伸・外転させることで外乱を加える．そのあいだ，ほかの部位のアライメントを可能な限り一定に保つ．

非荷重（non weight bearing：NWB）期

部分荷重（partial weight bearing：PWB）期

全荷重（full weight bearing：FWB）期

💡 **ここがポイント！**
運動器障害の理学療法では，受傷部に影響しない部位のトレーニングを積極的に行う．

カーフレイズ（calf raise）

LECTURE 30

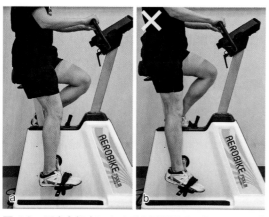

図 12　固定自転車による呼吸循環器系のトレーニング
ペダルを最も踏み込んだときに足関節が底背屈 0°となる
ようサドルの高さを調節する (a). サドルが高すぎると，
ペダルを踏み込んだときに足関節が底屈位となり，外側靱
帯にストレスが加わる (b).

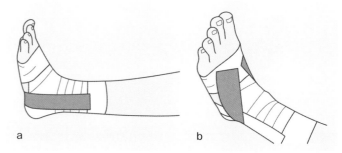

図 13　足関節部の靱帯損傷に対するテーピングの例
a. スターアップ：内外反を制限する，b. ホースシュー：内外転を制限
する.

（4）全身的なフィットネストレーニング

　理学療法の全期間を通じて，足関節の周囲以外の筋力強化と呼吸循環器系のトレーニングを行う. 呼吸循環器系のトレーニングに固定自転車を用いるときには，サドルの高さを低めにすることで，足関節の過剰な底屈を防ぐ（**図 12**）.

（5）荷重

　ギプス装着時からヒールを取り付けて荷重し，靱帯のコラーゲンの配列が，より望ましい状態で修復する.

（6）テーピング

　スポーツ活動ではテーピングを行い，過剰なストレスから靱帯を保護する（**図 13**）.

2. アキレス腱損傷

　手術療法と保存療法では，ギプス固定の期間および全荷重許可までの期間などが異なる. どちらにも共通するポイントは，①関節可動域の確保と改善，②筋力強化，③動作練習，である. これらを腱組織の修復過程の知識をもとにしたリスク管理下に行う. アキレス腱の修復の状況は超音波で確認されるため，逐次情報を得る.

1）理学療法評価

（1）情報収集

　整形外科医の立場から理学療法士が知っておくべき情報を**表 4**に示す[4].

表 4　情報収集項目

①診断時の画像として超音波検査や MRI を用いているか. 用いていればどのような断裂形態なのか（完全断裂か部分断裂か）.
②超音波で動態撮影をしているならば，断裂腱の近接化はどの程度であったのか（近接化が可能であれば保存療法で十分であり，困難であれば手術療法を選択するか固定期間を長期にする必要がある）.
③治療法は保存療法なのか手術療法なのか（保存療法は固定期間が手術療法に比べて長くなる. 合併症や理学療法も異なる）.
④保存療法であれば，ギプスでの固定角度や固定期間はどのくらいであったのか（ギプスでの固定角度が甘く近接化が不十分であると，再断裂の原因になることがある）.
⑤手術療法であれば主治医の選択した手術法は何であったのか.
⑥手術での固定時の角度は何度位であったのか.
⑦後療法で装具を用いたのであれば，術後あるいは固定開始後いつからどのくらいの期間装着したのか（機能的装具装着は固定期間や免荷期間を短くすることができる）.
⑧後療法をフォローアップするにおいて，術後の縫合部の修復を確認する目的で超音波検査をしていれば，どの程度の修復が得られているか.
⑨角度や筋力は正常に回復してきているのか.
⑩術後の合併症として神経損傷や皮膚の縫合不全や感染はないか.

（中里伸也：理学療法 2008；25：285-8[4]）

（2）問診

a. 職業およびスポーツ参加

　回復後にどの程度の身体的活動レベルが要求されるのかによって，理学療法プログラムは異なる．患者の職業における身体活動レベルが高かったり，スポーツ復帰を希望したりしている場合，より健側に近い可動域，筋力，協調性が要求される．

b. 生活環境

　家屋構造について，段差の状況，エレベーターの有無などの情報を得る．

（3）視診（足関節の自然底屈角度，断裂部の陥凹，腫脹）

　患者を腹臥位として膝関節を90°屈曲すると，正常状態ではアキレス腱の張力によって足関節は約20°底屈するが（**図14**），アキレス腱損傷によって緊張が低下すると，底屈は認められない．左右の比較も忘れずに行う．

　アキレス腱を側面から観察すると，断裂している場合には著明な陥凹が認められる．この陥凹は腫脹が進むと認められにくくなる．

（4）疼痛の評価

　圧痛，伸張痛，収縮時痛を評価する．疼痛は，足関節の自動底屈と背屈（自動・他動とも）のいずれによっても生じうる．収縮時痛についてはその様式（求心性，遠心性）を確認する．

（5）シモンズテスト

　患者を腹臥位として，患側の下腿三頭筋の中央部を検者が手でつかむ（Lecture 29〈p.143〉参照）．このときの底屈角度を測定し，健側と比較する．

（6）関節可動域

a. 底屈と背屈

　足関節背屈の可動域は二関節筋である腓腹筋の緊張を考慮し，膝関節伸展位と屈曲位にて検査する．自動でも実施し，小趾側から早期に背屈していないか（外返しが生じていないか）を観察する．その症状がみられた場合，アキレス腱の内側の線維のみに伸張ストレスが加わり，アキレス腱全体としての伸張性を評価するうえで不適切である．

b. 回内と回外

　距骨下関節の可動性を検査する（**図15**）．載距突起部および内果後方部の軟部組織における伸張性低下が生じていないかを調べる．これらの組織の伸張性が低下すると底背屈の軸が変化するため，アキレス腱へのストレスが増大する[5]．

（7）筋力

①筋力検査は治療上の背屈制限を考慮して行う．治療の段階に応じて，非荷重での徒手抵抗から立位での膝屈曲位と伸展位での踵上げへと移行する．底背屈は許可された負荷量および可動域の範囲内でテストを行う．足趾の屈曲トレーニングを行う．

②大腿および下腿周径を計測し，健側と比較することで患側における筋萎縮の程度を評価する．また，筋力回復の指標にもなる．

2）治療

（1）装具および免荷歩行

a. ギプス固定

　受傷および手術直後から，患側を底屈位としてギプス固定する．この状態にて両松葉杖歩行を行う．足趾は露出させる．荷重は，ごくわずかしか許容されない．ギプスが除去されると機能的短下肢装具を装着する．これによって背屈可動域を制限しながら，荷重および底屈運動が可能となる．手術療法の場合には，縫合方法によってはギ

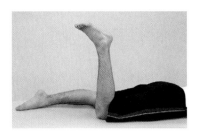

図14　アキレス腱の正常な緊張による足関節底屈

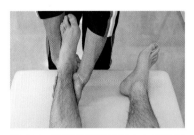

図15　距骨下関節の回内と回外テスト
下腿遠位部と距骨を把持し，距骨を回内および回外方向へ他動運動させる．

シモンズ（Simmonds）テスト

💡 **ここがポイント！**
関節の運動軸の変化は，周囲の軟部組織へ加わるストレスにアンバランスを起こす原因となる．

👁 **覚えよう！**
アキレス腱の運動性テスト
アキレス腱を把持している手指を腱の走行に沿って上下させる[5]（下図）．これによって，アキレス腱とその周囲の軟部組織が分離して運動していることを確認する．また，この方法はアキレス腱の滑動性を改善するための治療法でもある．

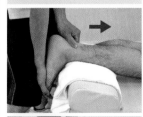

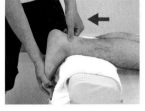

アキレス腱上の皮膚を把持し，頭側および尾側へ動かす．

LECTURE 30

プス固定が行われない場合がある[6].　この傾向は，競技スポーツへの復帰を目指して早期に理学療法を開始する場合に顕著である.

b.　足関節底屈短下肢装具

　補高パッドの付いた短下肢装具（Lecture 29〈p.144〉を参照）を用いることで，ギプス固定の場合よりも早期に全荷重にて歩行が可能となる.　このような装具では，背屈可動域の調節を容易に行える.　さらに，アーチサポートを用いることで荷重支点と荷重線が一致し，足関節背屈に作用するモーメントが小さくなるので，アキレス腱への伸張ストレスが減少する.

（2）物理療法

　患部に炎症症状がみられる場合，トレーニングの前後において寒冷療法を行う.

　炎症が鎮静化したら，温熱療法（ホットパック，渦流浴，超音波など）を用いて，アキレス腱部の血流改善，軟部組織の伸張性改善を図る.　足関節の底屈・背屈の代償運動の結果として，後脛骨筋や腓骨筋群に筋硬結を生じる場合がある.　これらに対しても温熱療法は有効である.

（3）関節可動域運動（足関節）

　術直後から自動底背屈運動を開始する.　この運動は，背屈制限下にて疼痛を生じない程度に行う.　これによって下腿三頭筋の循環が改善される.　1 週間ごとに背屈可動域を増していく.　自動背屈角度は，術直後において $-30°$，1 週後から $-20°$，2 週後から $-10°$，3 週後から $0°$ とする.　4 週以降は他動的背屈を行う.　腱組織の修復が進むにつれて，自動介助，他動運動へと段階的に移行する[7].　これらのトレーニングを実施するとき，背屈による過度なストレスがアキレス腱へ加わることによって，治癒過程にある腱組織を延長しないよう注意する.　この関節可動域運動は，膝関節屈曲位と伸展位の両方で行う.

（4）筋力増強トレーニング

　筋力増強トレーニングには以下のようなものがあり，受傷組織の治癒状況に応じて実施する.

a.　患部外の筋力増強トレーニング

　治療の初期から，股関節・膝関節周囲筋の筋力低下を防止するためのトレーニングを行う.　このとき，足関節の背屈および下腿三頭筋収縮によるアキレス腱への伸張が加わらないようにする.

b.　足趾屈筋群のトレーニング

　ギプス固定中から足趾の屈伸運動を行う.　これによって足趾屈筋群の筋力および循環，そして足趾屈筋群と下腿三頭筋のあいだにおける滑走性の維持を図る.　ギプス除去後はタオルギャザーを行い，下腿三頭筋の収縮を促通するとともに，下腿〜足部の循環の改善を図る.　免荷〜部分荷重の期間にわたって継続的に行う.

MEMO
筋硬結
筋肉が部分的に収縮して元に戻らなくなった状態のこと.　筋への過負荷および血流阻害が誘引となる.　筋硬結の部位に圧を加えると，広範囲にわたる疼痛が生じる.

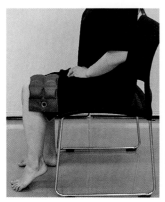

図 16　座位にて重錘バンドを抵抗として用いたカーフレイズ
座位にて患側の大腿遠位部に重錘バンドを置き，その重量に抗してカーフレイズを行う.

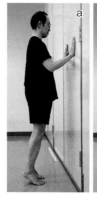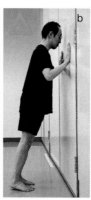

図 17　立位での両側同時のカーフレイズ
両足関節を底屈させ，踵を挙上する.　壁を触れるなどしてバランスを保持する（a）.　組織の修復が進めば，片脚でのカーフレイズを行う.　身体が前傾すると下腿三頭筋の収縮が不十分となる（b）.

c. 下腿三頭筋のトレーニング

　ギプス固定が終了し，装具使用にて部分荷重となったら，座位でのカーフレイズを行う．初めは負荷なしで行う．その後，重錘バンドを大腿遠位部に置き，この負荷に抗して行う（**図16**）．装具が除去されたら，立位でカーフレイズ（**図17**）を行う．両足同時から開始し，徐々に体重を患側へ移し，最終的には患側のみで行う．関節可動域運動と同様に下腿三頭筋の筋力増強トレーニングも膝関節屈曲位と伸展位の両方で実施する．

(5) 協調性トレーニング

　全荷重となったら，足関節のみの単関節運動ではなく，膝・股関節の運動を含む複合運動を行うことで，患側下肢の協調性回復を図る．この目的で，スケーティングボード（**図18**）や自転車エルゴメータを行う．自転車エルゴメータは，自動運動での背屈角度0°が獲得された後，装具を着けたままで行う．

(6) スポーツ復帰のためのトレーニング

　片脚カーフレイズが安定して可能となったら，ジョギングを開始する．その後，バックステップや不安定板などを用いて下腿三頭筋の反応性収縮を促す．そして，ジャンプトレーニングや各種スポーツ動作へと進める．ジャンプトレーニングは，アキレス腱への負荷が比較的小さい，平地でのジャンプから開始する．その後，平地から台へのジャンプへ移行し，最終的に最もストレスの大きい台の上から平地へのジャンプを行う．

(7) テーピング

　スポーツ復帰のためのトレーニングや，実際にスポーツを行う際には，再断裂の防止を目的としてテーピングを用いるのが有効である（**図19**）．スポーツ復帰を目指す患者には，テーピングの指導を行う．

3. ハムストリングの肉離れ

1) 評価

①受傷機転：受傷機転を可能な限り詳細に把握することで，損傷を生じた要因や合併症を推測することができる．

②競技歴（競技における動作の特徴）：競技によって損傷しやすい部位が異なる．

③既往歴（過去の受傷）：肉離れの既往がある場合には，その部位の強度がほかの部位に比べて低下していることが多い．

④圧痛：受傷部を圧迫すると，疼痛を生じる．

⑤腫脹：部位，程度を確認する．

⑥陥凹：筋の断裂部位では，その周囲よりも高さが低くなっているのが触診される．

⑦受傷部周辺の筋緊張：受傷部周辺では，筋緊張が低下しているのが触診される．

⑧伸張痛：受傷部に伸張ストレスが加わると，疼痛を生じる．

⑨筋力：健側の筋力を等速性筋力測定機器にて測定する．その値との比較によって患側における筋力の回復度合いを評価する．

⑩関節可動域：健側のハムストリングが関与する関節可動域をもとに，受傷前における患側の可動性を推定する．ハムストリングは二関節筋であるため，股関節と膝関節のいずれの可動域を測定する場合においても，相互の影響を考慮する必要がある（例：股関節屈曲の可動域を膝関節屈曲位と完全伸展位の両方で測定する）．

2) 治療

　競技スポーツ復帰を目標とした具体的な理学療法の内容を，小粥と奥脇の治療プログラム（**表5**）[10]に沿って示す．

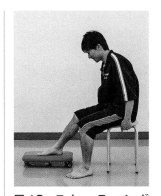

図18　スケーティングボードを用いた下肢関節の複合運動
座位にて患側をスケーティングボード上に乗せ，ボードを前後に動かす．

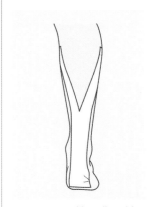

図19　足関節の背屈制限のためのテーピング
踵から下腿背面に向けてテープを貼る．

MEMO
損傷した腱では，永続的に引っ張り強度が30%以上低下することが報告されている[8]．

覚えよう！
下肢伸展挙上テスト（straight leg raising〈SLR〉test）
仰臥位にて患側下肢を挙上すると，ハムストリングが伸張されて疼痛を生じる．そのときの股関節屈曲角度を測定する（下図）．

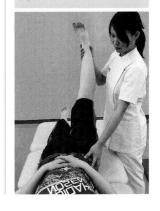

表5 ハムストリングの肉離れ患者に対する競技スポーツ復帰を目標とした治療プログラム

内容＼経過		急性期	回復期初期 1〜2週	回復期中期 3〜4週	回復期後期 5週以降→競技復帰
患部のストレッチ		×（RICE）	×（物理療法）	静的 ——————————————→　　動的 ——————————————→　　　　　PNF ——————————→	
患部の筋力トレーニング		×	腹臥位 　介助→膝屈曲位→膝伸展位 ——————————————→		
	股伸展系　ブリッジ系		両脚 —→ 片脚 —→ 膝屈曲角度浅く —→ バランスボール ——————→		
	股伸展系　荷重系		スクワット —→ ランジ —→ プライオメトリック（徐々にステップ大きく）——→		
	股伸展系　片脚荷重系		チューブ（近位抵抗 —→ 遠位抵抗）—→ 補助なし ——————→		
	膝屈曲系　レッグカール		徒手抵抗→両脚→片脚（コンセントリック→エキセントリック）→膝角度浅く ——→		
患部関連部位のトレーニング	体幹		腹圧強化 —→ 各種トレーニング —→ スタビライゼーション，バランスボール ——→		
	股関節周囲		側臥位→側臥位支持 —→ スイング —→ バランスボール ——→ 立位（膝伸展位）—→ 立位（膝屈曲位）——→		

受傷直後から RICE 処置を行う．回復期初期においてもテーピングおよびトレーニング後の寒冷を行う．

（小粥智浩，奥脇　透：整形外科と災害外形 2005；48：597-604[9]）

PNF（proprioceptive neuromuscular facilitation；固有受容性神経筋促進法）

👁 覚えよう！

伸展制限に基づく重症度の推定
腹臥位にて膝関節を 90°屈曲した状態からリラックスさせた状態で検者が下腿を支え，自重のみで徐々に伸展させる（下図）．痛みが悪化しない最大の伸展角度を計測する．伸展制限の程度で重症度を判定する．軽症は 20°以下，中等症は 20°〜45°，重症は 45°以上の伸展制限である[10]．

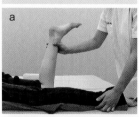

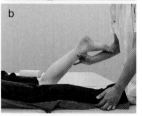

被検者を腹臥位として患側の膝関節を屈曲位とする（a）．検者は被検者の下腿を支えながら，ゆっくりと降ろす（b）．

（1）回復期初期（1〜2週）

①物理療法（温熱療法，干渉波）：血流の改善および浮腫の軽減．

②ハムストリング周囲の筋群のストレッチ：受傷したハムストリング以外の筋の柔軟性を維持・改善する．受傷部の周囲や拮抗筋の柔軟性が低い場合は，受傷部が伸張されやすく再損傷しやすい．

③腹臥位・膝屈曲位での股関節伸展運動：患部に疼痛を生じない範囲で，段階的に，膝を伸展位として行う．

④水中歩行：患部へのストレスを軽減した状態での歩行ができる．また，浮腫の軽減も期待できる．

⑤自転車エルゴメータ：患部へのストレスがないように，サドルの高さを低めにして開始する．筋の修復が進めば，徐々に高くしていく．

⑥患部関連部位へのトレーニング：

● 体幹筋力増強トレーニング：骨盤の前傾によって，ハムストリングに伸張ストレスが加わりやすくなるのを防ぐ．

● 股関節周囲の筋力増強トレーニング：受傷直後はハムストリングの収縮が十分に行いにくいことが予想される．そのストレスを軽減することを目的として，股関節周囲の筋力を強化する．

（2）回復期中期

a. ハムストリングのストレッチ

①下肢伸展挙上による伸張（遠位の伸張）：膝関節伸展位にて股関節を他動的にゆっくりと屈曲させる．ハムストリングを伸張する．

②仰臥位での股・膝屈曲位から膝伸展：ハムストリングの近位を伸張する．

b. ハムストリングと股関節周囲筋（特に伸筋と外転筋）の複合的筋力強化

①ブリッジ動作：両脚でのブリッジ→膝関節を徐々に伸展して実施→片脚（患側）でのブリッジというように，患側ハムストリングへの負荷を段階的に高めていく（図20）．

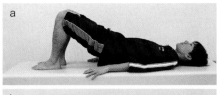
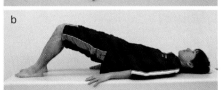

図20 膝関節の屈曲角度別のブリッジ動作

最初の膝屈曲角度が小さいほう (b) が, ハムストリングに対する負荷が大きい.

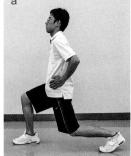
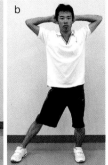

図21 フォワードランジ (a) とサイドランジ (b)

② スクワット：浅い角度から開始する. 両脚で均等な体重支持が可能となったら, 深い角度へと移行する.

③ ランジ：はじめは短いステップから開始し, 徐々に広げていく. 膝の向きと足趾の第II趾の向きを一致させて行う（図21）.

④ バランスボール：患側下腿をボールに乗せる. 下腿が左右にずれないようにしながら, 膝・股関節の屈伸によってボールを近位および遠位に転がす（図22）.

⑤ ゴムチューブを用いてのトレーニング

c. ハムストリングに特異的な筋力強化（回復期中期の後半から開始）

腹臥位での膝屈曲運動として, はじめは膝屈曲位からの徒手抵抗運動を行う. 収縮時痛が軽減してきたら, 重錘バンドなどを用いて膝屈曲運動を追加する. 重錘バンドを用いてのトレーニングは, 最初両脚でのカール（膝屈曲）を行う. 屈曲するときは患側のみで, 伸展するときは患側を健側で支えながら行うというように, 遠心性収縮に伴う負荷を段階的に実施する（図23）.

(3) 回復期後期（5週～競技復帰）

① ランニング：ゆっくりとしたランニングから始め, 徐々にスピードや時間を増加させる.

② ストップ, ターン, ジャンプ動作：小さな動きから開始する.

■引用文献

1) 葛川 元編著：フィジカルアセスメント完全攻略 Book. 慧文社；2014. p.158-9.
2) 川島敏生：足関節捻挫の理学療法プログラム. 理学療法 2008；25：300-4.
3) 伊藤義広：反射性交感神経性ジストロフィー. 木村貞治編. 理学療法士のための物理療法臨床判断ガイドブック. 文光堂；2007. p.115-8.
4) 中里伸也：アキレス腱断裂の病態と整形外科的治療. 理学療法 2008；25：285-8.
5) 大工谷新一：アキレス腱断裂の理学療法プログラム. 理学療法 2008；25：289-94.
6) 銅冶英雄ほか：新鮮アキレス腱損傷術後の後療法. Orthopaedics 2009；22：52-8.
7) 高尾昌人：アキレス腱断裂―早期スポーツ復帰を目指すための治療方法と後療法. Orthopaedics 2007；20：97-102.
8) Wool S L-Y, et al.：Anatomy, biology, and biomechanics of tendon and ligament. In：Buckwalter JA, et al (eds). Orthopaedic Basic Science, Biology and Biomechanics of the Musculoskeletal System. 2nd edition. Rosemont：American Academy of Orthopaedic Surgeons；2000. p.581-616.
9) 小粥智浩, 奥脇 透：肉離れと受傷後のリハビリテーション. 整形外科と災害外科 2005；48：597-604.
10) Nicholas JA, Hershman EB：The lower extremity and spine in sports medicine. 2nd edition. Mosby-Year Book；1995. p.45.
11) Heiderscheit BC, et al.：Hamstring strain injuries：recommendations for diagnosis, rehabilitation, and injury prevention. J Orthop Sports Phys Ther 2010；40：67-81.

MEMO

Heiderscheitら[11]による軽度～中等度のハムストリング肉離れに対するリハビリテーション（以下, リハ）のガイドでは, 小粥と奥脇のパス（表5）と同様に, リハを3つのフェーズに分けている. 次のフェーズへ移行する基準は以下のようである.

フェーズIからIIへの移行：以下が疼痛なく可能
- 正常なストライドでの歩行
- 非常に低速でのジョギング
- 腹臥位において膝屈曲90°を最大の50～70%の抵抗に対して保持（ハムストリングの等尺性収縮）

フェーズIIからIIIへの移行：以下が疼痛なく可能
- 腹臥位において膝屈曲90°を最大の抵抗に対して保持
- 最大速度の50%での前方および後方へのジョギング

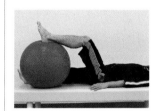

図22 バランスボールを用いたトレーニング

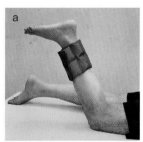
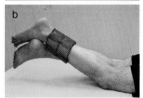

図23 下腿遠位部に装着した重錘バンドに抗しての膝屈曲運動

屈曲するときは患側のみで行う (a). 伸展は, ハムストリングに遠心性収縮による過剰なストレスが加わるのを避けるため, 健側で支持を加えながら行う (b).

LECTURE 30

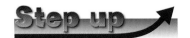

1. ウィンドラス（windlass）現象

　ウィンドラス現象とは，縦アーチを維持するのに作用する腱および腱膜の伸張に伴って，内側縦アーチが高まることをいう（ウィンドラスとは，船の錨を巻き上げる仕組みのことである）．ここでウィンドラス現象を体験してみよう（図1）．被検者の足関節角度を一定として，母趾を他動的に伸展する．最初は中足骨を固定せずに行い，そのときの伸展可動域を確認する（図1a）．次に，もう一方の手で中足骨を足背から下方へ圧迫しながら母趾を他動的に伸展させる（図1b）．このときの伸展可動域は，中足骨を圧迫しない場合よりも少ない．

　次に治療への応用を考える．長母趾屈筋は距骨の後方を走行している．このため，長母趾屈筋の伸張性が低下すると，足関節背屈時に距骨滑車が後方移動することを妨げる可能性がある．母趾中足趾節関節の伸展に伴って内側縦アーチが高まると，長母趾屈筋腱の張力が低下するため，効果的な伸張ができない．効果的に伸張するためには，ウィンドラス現象を抑制する必要がある[1,2]（図2）．長母趾屈筋を伸張するときは，中足骨の上方移動を抑制した状態で行う．

　ウィンドラス現象は，アキレス腱との機能とも関係する．歩行のターミナルスタンスからプレスイングにおいて，アキレス腱の張力が高まることで踵骨が底屈する．これに伴い足底腱膜の緊張が高まり，内側縦アーチが挙上し，足部の剛性が上昇して前足部へ荷重を移す効率が高まる．このように，アキレス腱はウィンドラス現象を介して toe off 時の推進力発生に関与している．

2. 足関節捻挫の予防を目的とするバランス練習の有効性

　足関節捻挫による靱帯および関節包の緩みによって固有受容器の感度が低下し，足関節の制御能低下が生じる．減少した固有受容器からの情報を補うために，足関節の制御にかかわる筋活動を高めることで筋紡錘の感度を上昇させ，外乱に対する伸張反射を利用した関節の安定性向上が図られている．その代表的な方法として，床面（整および不整）やバランスボード上での片脚立位保持練習，そして片脚立位を保持しながら上肢での動作（キャッチボールなど）を行う練習がある．しかし，足関節捻挫の既往がない者であっても，床面が突然傾斜することで足関節に加わる外乱へ対抗するのに十分な速さ（タイミング）かつ必要な大きさの力を出せないことが示されており，バランス練習による足関節捻挫の予防効果は，筋力および筋と靱帯の硬さ（stiffness）の増加によるものと考えられる[3]．

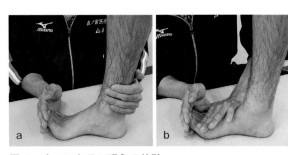

図1　ウィンドラス現象の体験
a. 中足骨を固定せずに母趾を伸展させる，b. 中足骨を足背から圧迫しながら母趾を伸展させる．

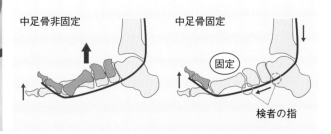

図2　中足骨の非固定と固定状態での長母趾屈筋の伸張
中足骨を固定した状態で母趾を伸屈させつつ，長母趾屈筋腱を検者の指で圧迫する．
（大工谷新一：理学療法 2008；25：289-94[1]）

■引用文献
1）大工谷新一：アキレス腱断裂の理学療法プログラム．理学療法 2008；24：289-94.
2）黒田晴香，舟坂浩史：アキレス腱断裂後の理学療法を経験して．みんなの理学療法 2009；21：34-6.
3）Hung Y：Neuromuscular control and rehabilitation of the unstable ankle. World J Orthop 2015；18：434-8.

LECTURE
30

到達目標

- 各 Lecture で学んだ知識について，自分自身の理解度や到達度を知る．
- 各 Lecture で学んだ要点について，試験を通じて理解する．
- 試験の結果を再検証するなかで，各 Lecture の内容や解説について再度復習する．

この試験の目的とするもの

　これまでの講義では，まず疾患の病態と疾患にかかわる多くの医学的知識を学習し，治療として理学療法が何を担当しているのかを学びました．また，疾患にまつわる医学的知識を学習したのち，引き続き，それを実施できるように実習を行い，より実践的な学習を行いました．

　この章は試験問題と解答から成ります．学んだ内容のなかでポイントとなることがらについて問い，末尾に簡単な解説を付記しました．

　問題は，Ⅰ：国家試験と同様の5択の選択式問題，Ⅱ：かっこ内に適切な用語を書き込む穴埋め式問題，Ⅲ：記述式問題の3つの形式から成ります．

　これまで学んだ内容をどこまで理解しているのか「力試し」として，挑戦してみてください．試験問題で問われていることはどれも，教える側が「ここはポイント，是非とも理解してほしい」と認識している内容です．しかし，試験内容はあくまで膨大な講義内容からの抜粋であり，キーワードを示してはいても，「運動器障害」について網羅しているわけではありません．試験後，解答と照らし合わせ，該当する本文を読み，関連内容を復習することで，系統的な理解を深めて下さい．

試験の結果はどうでしたか？

☐ 自分自身の理解度や到達度を知ることができた．
☐ 復習すべき内容がわかった．
☐ 運動器障害患者に対する理学療法の概要がわかった．
☐ 理学療法を行ううえでどのような情報が重要であるのかがわかった．

---

comment

理学療法士には，この科目だけではなく，たくさんの知識が必要とされます．運動器障害について学んだ内容は，決して運動器障害の患者を診るためだけのものではありません．すべての理学療法の対象患者に接するうえで生かすことができる知識です．運動器障害の理学療法は比較的内容を理解しやすく，ほかの理学療法の基本となる内容が数多く含まれています．これまで学習し，得られた知識を再確認してみましょう．

問題 I　選択式問題

以下の問いについて，該当するものをそれぞれ 2 つ選びなさい．

問題 1

頸椎疾患について，正しいものはどれか．

1. 頸椎症は加齢による退行変性として椎間板変性の進行とともに発症する．特に，上位頸椎に生じやすい．
2. 頸椎症により生じる神経症状は，手指の巧緻性障害や下肢の痙性麻痺を生じる脊髄症と，デルマトームに一致する感覚障害や上肢の筋萎縮を生じる神経根症がある．
3. 頸椎椎間板ヘルニアの好発年齢は 60 歳代で男性に多い．症状は，ヘルニア高位の疼痛が主体で，痙性麻痺を生じることはない．
4. 後縦靱帯骨化症は，日本人の発生頻度が高く，脊柱管前後径の占有率が 50％を超えると脊髄症状を発症しやすくなる．
5. 後縦靱帯骨化症と黄色靱帯骨化症は合併頻度が高く，後縦靱帯骨化症は脊髄の後方から，黄色靱帯骨化症は前方から圧迫を加える．

問題 2

頸椎の障害を評価するうえで，誤っているものはどれか．

1. 頸部疾患では，神経根症状・脊髄症状ともに関節可動域の制限を生じることはなく，特に下肢の可動域制限を生じることはきわめてまれである．
2. 神経根症状からの感覚障害で，障害部位を判定するには，表在感覚は痛覚の二重支配（オーバーラップ）が大きいため，触覚を検査するほうがよい．
3. 脊髄症でよくみられる錐体路障害手（ミエロパチーハンド）は母指が外転しやすく，また，スピードテストでは握った手を開くときにぎこちなさがみられる．
4. 脊髄症による痙性歩行では，歩行時の膝の屈伸がぎこちなくなる．特に階段昇降では降段が困難となり，膝折れもしやすくなる．
5. C5 神経根障害では肩関節の外転が，C6 神経根障害では手関節の背屈が，C7 神経根障害では肘関節の伸展が困難となる．

問題 3

腰部疾患について，正しいものはどれか．

1. 椎間板内圧は，背臥位＜座位＜立位の順番で増大し，それぞれの姿勢で前屈位をとるとより内圧が増大する．
2. 骨盤傾斜が増大すると腰椎の前彎が軽減され，脊柱管の拡大が生じるため，腰部脊柱管狭窄症のような疾患では症状が軽減される．
3. 腰椎椎間板ヘルニアでは，症状が高度でない限りは，ヘルニア塊が後縦靱帯を穿破し，硬膜外腔にまで達しているもののほうが保存療法に反応する．
4. 神経緊張徴候として下肢伸展挙上テストでは L2〜L4 の障害で坐骨神経に一致する下肢後面の痛みを生じ，大腿神経伸張テストでは L4〜S1 の障害で大腿前面に痛みを生じる．
5. 姿勢矯正運動として行われる骨盤傾斜運動は，骨盤を後傾させることにより腰椎の前彎を軽減する．また，多裂筋の強化ともなり，脊柱の安定化に重要な運動といえる．

問題 4

肩関節とその障害について，誤っているものはどれか．

1. 上腕二頭筋腱は肩関節を外転するときに結節間溝内で滑動するが，肘関節屈曲の際にはほとんど滑動しない．
2. 肩関節周囲炎の急性期には，安静とリラクセーションが必要である．そのため，コッドマン体操のような運動は亜急性期に入ってから開始される．
3. 有痛弧徴候やドロップアームサインは，どちらも腱板断裂の際にみられる徴候で，肩関節の外転位で痛みを生じたり上肢を保持できない症状を示す．
4. Cuff-Y エクササイズは，腱板の機能を代償するためアウターマッスルを鍛える方法で，Y 字型に両上肢を挙上する運動である．
5. 外傷性肩関節脱臼の治療は，再脱臼を避けるため若年者では固定期間を長くする．

問題 II　穴埋め式問題

かっこに入る適切な用語は何か答えなさい．

1) 頸椎症性脊髄症の診断基準として，四肢のしびれ感，手指の（1.　　　　），歩行障害，膀胱障害のいずれかを認めるとされている．

2) 頸椎疾患に対する頸椎牽引療法では，牽引力は（2.　～　）kg，時間は（3.　～　）分実施する．

3) 腰椎分離症・腰椎すべり症では，症状は腰椎の（4.　　　　）で改善し，（5.　　　　）で増悪する．

4) ウィリアムズの体操は腰椎の（6.　　　　）で症状が悪化するものに対して開発されたもので，対象疾患に（7.　　　　）がある．マッケンジーの体操は腰椎の（8.　　　　）を保持する運動が主体となる．

5) 脊椎手術の目的は，最も基本となるものが（9.　　　　）で，そのほか（10.　　　　），整復または矯正がある．

6) 脊髄症や神経根症に対する除圧術後の筋力増強トレーニングでは，（11.　　　　）と（12.　　　　）が回復を妨げるので，負荷量に注意する．

7) 肩関節の腱板は 4 つの筋で形成されており，それは（13.　　　　），（14.　　　　），（15.　　　　），（16.　　　　）である．

8) 肩関節周囲炎での滑車運動（プーリー体操）の目的は，（17.　　　　）の再獲得，関節可動域拡大である．

9) 腱板断裂において，腱板の連続性が絶たれ，肩関節腔と（18.　　　　）が交通したものを完全断裂という．

10) 腱板機能の評価（筋力）で，棘上筋検査は肩関節外転（19.　　　　）°，上腕（20.　　　　）°外旋位にて上方から抵抗を加える．

11) 前十字靱帯損傷では（21.　　　　）の筋収縮，後十字靱帯損傷では（22.　　　　）の筋収縮で不安定性が増大する．

12) 前十字靱帯損傷のような膝関節（脛骨）の前方不安定性をみる特殊テストとして，（23.　　　　）や（24.　　　　）がある．

13) 膝関節の不安定性に対し能動的安定性要素である膝屈伸筋を強化することは重要で，前十字靱帯損傷では（25.　　　　）を，後十字靱帯損傷では（26.　　　　）を強化することが重要である．

14) 足関節捻挫はその構造上，足関節外側面で多く，足関節の（27.　　　　），（28.　　　　），（29.　　　　）の複合により引き起こされる．

15) 足関節前方引き出しテストが陽性の場合，（30.　　　　）の断裂が考えられる．

問題 Ⅲ　記述式問題

問いに従って答えなさい.

問題 1

頸椎症性頸髄症に対する除圧手術後の歩行トレーニング（平行棒～独歩まで）について注意すべき点を述べよ.

問題 2

前十字靱帯および後十字靱帯の発生機序について述べよ.

問題 3

ハムストリングの肉離れの発生機序と回復期初期の治療について説明せよ.

解答

Ⅰ　選択式問題　　　配点：1問（完答）10点　計40点

問題1　2，4

　1．頸椎症は，中・下位頸椎での発生頻度が高く，出現頻度はC5/6間，C6/7間，C4/5間の順となるが，最終的には全頸椎に起こりうる．2．脊柱管が狭窄して起こる脊髄症では，脊髄自体が圧迫を受ける中枢神経障害であるため，痙性による手指の巧緻性障害（ミエロパチーハンド）や下肢の痙性歩行が生じる．椎間孔部での圧迫では神経根が圧迫を受ける神経根症となる．これは，末梢神経の障害のため，脊髄高位（デルマトーム）に一致する感覚障害や弛緩性麻痺，筋萎縮を生じる．3．頸椎椎間板ヘルニアは30～50歳代の男性に多い．症状は，ヘルニアの突出による圧迫部位により変わり，頸椎症と同様に神経根部であれば脊髄高位と一致する神経障害，脊髄（頸髄）であれば中枢神経障害となるため痙性麻痺を生じる．4．後縦靱帯骨化症は，欧米人に比べ脊柱管が狭い日本人に多くみられ，特に50歳前後の男性に多発する．脊柱管内で後縦靱帯が骨化・肥厚することにより脊髄を圧迫するが，それは脊柱管の前後径の50％を超える占拠率でハイリスクとなる．5．後縦靱帯は椎体の後方で脊柱管の前方に位置する．黄色靱帯は椎弓間に存在し脊柱管の後方に位置する．したがって，それぞれの骨化症では後縦靱帯は脊髄の前方から，黄色靱帯は脊髄の後方から圧迫することとなる．

問題2　1，3

　1．神経根症状では弛緩性の運動麻痺により関節の不動から上肢の可動域制限を生じやすい．脊髄症状では痙性による筋の過緊張から可動域制限を生じやすく，また，下肢の症状も出やすい．2．各髄節レベル間の境界領域は，痛覚でオーバーラップが広く，触覚で小さい．したがって，触覚を検査するほうが障害部位を判定するには都合がよい．3．錐体路障害手は指を伸展内転したときに尺側（特に小指）の指が外転しやすい．スピードテストでは指の握り開きがぎこちなく，特に開く（伸展）のが困難になる．4．痙性歩行では，膝関節のスムーズな屈伸ができず二重膝作用も欠如し，立脚期には膝が曲がらなかったり，逆に急な膝折れが生じたりする．階段昇降では特に降段が困難となり，膝がスムーズに曲がらず，急な膝折れを生じやすい．5．C5神経根障害では三角筋の障害により肩関節の外転が困難となり，C6神経根障害では手関節背屈筋群の障害により手関節背屈が，C7神経根障害では上腕三頭筋の障害により肘関節の伸展が困難となる．

問題3　3，5

　1．椎間板内圧は臥位で最も軽減し，立位，座位の順で上昇する（ただし，今後変わる可能性があるため，最新の情報に留意してほしい）．これは，座位が腰部椎間板にとって決して安楽な肢位でないことを示している．また，座位や立位姿勢で前屈したり，手に重りを持ったりすると内圧は急激に上昇する．2．骨盤傾斜は正常では30°の前傾がみられるが，これが増大すると脊柱を直立させるために腰椎の前彎が大きくなる．腰椎の前彎は椎間板の後方突出の増大，黄色靱帯の椎孔内へのたわみを生じ，脊柱管が狭窄する．また，椎間孔も狭小化するために，腰部脊柱管狭窄症では症状の悪化がみられる．3．椎間板ヘルニアのヘルニア塊は，硬膜外腔にまで達したほうが貪食細胞に貪食されるので，保存療法が有効である．ただし，疼痛が激烈であったり，麻痺が急速に進行しているものでは手術療法の適応となる．4．下肢伸展挙上テストはL4～S1の障害で坐骨神経に一致する下肢後面に痛みを生じ，大腿神経伸張テストではL2～L4の中位腰髄神経の障害で大腿前面の疼痛を生じやすい．5．骨盤傾斜運動は，背臥位・膝立て位で骨盤を後傾させる運動で，腰椎を平低化（前彎軽減）し，過度の前彎による障害を軽減する．

問題4　2，4

　1．上腕二頭筋腱が結節間溝内で滑動するのは肩関節外転時のように上腕骨を挙上するときで，これは固定されている上腕二頭筋腱に対して上腕骨頭が移動するため生じる．逆に肘屈曲の際は，収縮要素である上腕二頭筋筋腹は短縮しても腱の長さは固定されており，また，それを取り囲む上腕骨頭（結節間溝）も移動しないため，滑動が

生じない．2．肩関節周囲炎の急性期には，安静とリラクセーションが必要である．そのためにコッドマン体操のような前屈位での脱力した上肢下垂は，腱板筋が最もリラックスし，また上肢の重みが関節周囲の軟部組織に対して適当なストレッチ効果をもたらすため，よく使用される．3．有痛弧徴候は肩関節の自動外転の際に，60°〜120°の範囲で疼痛が出現・増強するもの．ドロップアームサインは，外転90°に他動的に支持した上肢から支持を取り去り自力で保持しようとした際に，保持できず落下してしまう状態をいう．どちらも腱板断裂でよくみられる．4．Cuff-Yエクササイズはアウターマッスルに対し弱化したインナーマッスルである腱板を強化するために，低負荷での自動あるいは抵抗運動を行うもの．Cuffは腱板を意味しており，また肩甲骨を側方からみた際にY字型にみえることからこの名称が付けられている．5．外傷性肩関節脱臼では，再脱臼を避けるためには固定期間を長くしたほうがよい．そのため，拘縮が生じにくい若年者のほうが長期間固定されることが多い．

Ⅱ　穴埋め式問題　　　配点：1問（完答）2点　計30点

1. 巧緻運動障害	Lecture 16 参照
2. 7〜20	Lecture 17 参照
3. 15〜25	Lecture 17 参照
4. 屈曲（または前彎軽減）	Lecture 18 参照
5. 伸展（または前彎増大）	Lecture 18 参照
6. 伸展（または前彎増大）	Lecture 19 参照
7. 腰部脊柱管狭窄症（あるいは腰椎すべり症）	Lecture 19 参照
8. 伸展（または前彎増大）	Lecture 19 参照
9. 除圧	Lecture 20 参照
10. 固定	Lecture 20 参照
11. 過負荷（解答 12. と逆でも可）	Lecture 21 参照
12. 疲労（解答 11. と逆でも可）	Lecture 21 参照
13. 棘上筋（解答 13〜16. は入れ替わっても可）	Lecture 22 参照
14. 棘下筋（解答 13〜16. は入れ替わっても可）	Lecture 22 参照
15. 小円筋（解答 13〜16. は入れ替わっても可）	Lecture 22 参照
16. 肩甲下筋（解答 13〜16. は入れ替わっても可）	Lecture 22 参照
17. 肩甲上腕リズム	Lecture 23 参照
18. 肩峰下滑液包	Lecture 24 参照
19. 90	Lecture 25 参照
20. 45	Lecture 25 参照
21. 大腿四頭筋	Lecture 26 参照
22. ハムストリング	Lecture 26 参照
23. 前方引き出しテスト（解答 24. と逆でも可）	Lecture 27 参照
24. ラックマンテスト（解答 23. と逆でも可）	Lecture 27 参照
25. ハムストリング	Lecture 28 参照
26. 大腿四頭筋	Lecture 28 参照
27. 底屈（解答 27〜29. は入れ替わっても可）	Lecture 29 参照
28. 内反（解答 27〜29. は入れ替わっても可）	Lecture 29 参照
29. 内転（解答 27〜29. は入れ替わっても可）	Lecture 29 参照
30. 前距腓靱帯	Lecture 30 参照

Ⅲ 記述式問題　　　　　配点：1問（完答）10点　計30点

問題1

以下の内容をおおむね記載できれば，正答とする．

平行棒内歩行において介助する場合，歩行が不安定な際には，後方から骨盤を支持し安定させるほうがよい．また，手の持ち替えを頻繁にしなくてはならないため，上肢の感覚障害がある場合には困難な場合がある．この場合は，歩行器歩行のほうがよい．

歩行器歩行で不安定な場合，砂袋などを用いて重くすると安定しやすい．

独歩までには，杖や壁伝いの歩行など，家庭での実用性の獲得も考慮しておくほうがよい．

独歩を開始したら，足下が見えにくいことが多いので，段差や階段などに注意する．また，頸部の回旋も制限されており，転倒もしやすいことから，曲がり角ではいったん停止し，人が来ないかを確認することも必要である．

問題2

以下の内容をおおむね記載できれば，正答とする．

前十字靱帯は非接触型損傷と接触型損傷に分けられ，非接触型損傷はジャンプの踏切や着地，急停止や急な方向転換時などに膝関節軽度屈曲位で大腿四頭筋を急に収縮させたことにより，脛骨が前方に引き出され生じる．接触型損傷では，タックルやスライディングなどの接触外力が膝関節の外反や下腿の外旋を強制した際に生じる．

後十字靱帯損傷は，ほとんどの場合接触損傷で，膝関節屈曲位で脛骨前面より外力を受け発生する．柔道やアメリカンフットボールなどのコンタクトスポーツやバイクでの転倒，ダッシュボード損傷とよばれる脛骨をダッシュボードで強打するなどの交通外傷でよくみられる．

問題3

以下の内容をおおむね記載できれば，正答とする．

走行時の遊脚後期や急停止あるいは方向転換の際に，股関節屈曲と膝関節伸展によりハムストリングが伸張された状態で筋収縮を強制された場合に発生しやすい．特に遠心性収縮での発生頻度が高い．また，疲労や柔軟性の低下，不適切なウォーミングアップや拮抗筋との筋力の不均衡などが存在するとより肉離れのリスクが高くなる．

回復期初期の治療は，物理療法としては温熱療法や干渉波による血流改善と浮腫の軽減．運動療法としては，ハムストリングのストレッチ，膝屈曲位での股関節伸展運動，サドルを低めにした自転車エルゴメータなどが施行される．また，体幹筋力増強や股関節周囲筋力の増強も開始される．

索引

中山書店の出版物に関する情報は，小社サポートページを御覧ください．
https://www.nakayamashoten.jp/support.html

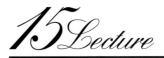　　15レクチャーシリーズ

理学療法テキスト
（り がくりょうほう）
（うんどう き しょうがい り がくりょうほうがく）　　（だい）　（はん）
運動器障害理学療法学II　第2版

2011 年 11 月 21 日	初　版第 1 刷発行
2013 年 2 月 28 日	第 2 刷発行
2013 年 4 月 15 日	第 3 刷発行
2014 年 2 月 20 日	第 4 刷発行
2014 年 10 月 1 日	第 5 刷発行
2015 年 3 月 5 日	第 6 刷発行
2017 年 1 月 27 日	第 7 刷発行
2018 年 6 月 5 日	第 8 刷発行
2020 年 3 月 3 日	第 9 刷発行
2021 年 9 月 7 日	第 2 版第 1 刷発行 ©〔検印省略〕

総編集 ·············· 石川　朗
（いしかわ）（あきら）

責任編集 ··········· 河村廣幸
（かわむらひろゆき）

発行者 ·············· 平田　直

発行所 ·············· 株式会社　中山書店
〒 112-0006　東京都文京区小日向 4-2-6
TEL 03-3813-1100（代表）　振替 00130-5-196565
https://www.nakayamashoten.jp/

装丁 ················· 藤岡雅史

印刷·製本 ········ 株式会社　真興社

ISBN978-4-521-74495-7

Published by Nakayama Shoten Co., Ltd.　　　　　　Printed in Japan
落丁・乱丁の場合はお取り替えいたします

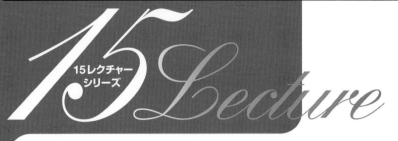